国家卫生健康委员会"十四五"规划教材

全国中医药高职高专教育教材

U0276283

供护理、助产类专业用

精神科护理

第4版

主　编　吴学华　李正姐

主　审　李小麟

副主编　于丽丽　曾　艳

编　委　（按姓氏笔画排序）

于丽丽（山东中医药高等专科学校）

王定玺（四川大学华西医院）

吕文艳（南阳医学高等专科学校）

李正姐（安徽中医药高等专科学校）

李作为（绵阳市第三人民医院）

吴学华（四川中医药高等专科学校）

张　融（长沙卫生职业学院）

张要珍（山西中医药大学护理学院）

林　琳（四川中医药高等专科学校）

胡高俊（四川护理职业学院）

徐含秀（江西中医药高等专科学校）

龚　超（赣南卫生健康职业学院）

梁清芳（成都中医药大学）

曾　艳（黑龙江护理高等专科学校）

学术秘书　林　琳（兼）

人民卫生出版社

·北　京·

图书在版编目（CIP）数据

精神科护理 / 吴学华，李正姐主编 . — 4 版 . — 北京：人民卫生出版社，2023.10（2025.4重印）

ISBN 978-7-117-34950-5

Ⅰ . ①精… Ⅱ . ①吴… ②李… Ⅲ . ①精神病学 – 护理学 – 教材 Ⅳ . ① R473.74

中国国家版本馆 CIP 数据核字（2023）第 197261 号

| 人卫智网 | www.ipmph.com | 医学教育、学术、考试、健康，购书智慧智能综合服务平台 |
| 人卫官网 | www.pmph.com | 人卫官方资讯发布平台 |

精神科护理

Jingshenke Huli

第 4 版

主　　编：吴学华　李正姐

出版发行：人民卫生出版社（中继线 010-59780011）

地　　址：北京市朝阳区潘家园南里 19 号

邮　　编：100021

E - mail：pmph @ pmph.com

购书热线：010-59787592　010-59787584　010-65264830

印　　刷：北京铭成印刷有限公司

经　　销：新华书店

开　　本：850×1168　1/16　印张：11

字　　数：310 千字

版　　次：2010 年 5 月第 1 版　2023 年 10 月第 4 版

印　　次：2025 年 4 月第 4 次印刷

标准书号：ISBN 978-7-117-34950-5

定　　价：49.00 元

打击盗版举报电话：010-59787491　E-mail：WQ @ pmph.com

质量问题联系电话：010-59787234　E-mail：zhiliang @ pmph.com

数字融合服务电话：4001118166　E-mail：zengzhi @ pmph.com

《精神科护理》
数字增值服务编委会

修订说明

为了做好新一轮中医药职业教育教材建设工作，贯彻落实党的二十大精神和《中医药发展战略规划纲要（2016—2030 年）》《教育部 国家卫生健康委 国家中医药管理局关于深化医教协同进一步推动中医药教育改革与高质量发展的实施意见》《教育部等八部门关于加快构建高校思想政治工作体系的意见》《职业教育提质培优行动计划（2020—2023 年）》《职业院校教材管理办法》的要求，适应当前我国中医药职业教育教学改革发展的形势与中医药健康服务技术技能人才培养的需要，人民卫生出版社在教育部、国家卫生健康委员会、国家中医药管理局的领导下，组织和规划了第五轮全国中医药高职高专教育教材、国家卫生健康委员会"十四五"规划教材的编写和修订工作。

为做好第五轮教材的出版工作，我们成立了第五届全国中医药高职高专教育教材建设指导委员会和各专业教材评审委员会，以指导和组织教材的编写与评审工作；按照公开、公平、公正的原则，在全国 1 800 余位专家和学者申报的基础上，经中医药高职高专教育教材建设指导委员会审定批准，聘任了教材主编、副主编和编委；确立了本轮教材的指导思想和编写要求，全面修订全国中医药高职高专教育第四轮规划教材，即中医学、中药学、针灸推拿、护理、医疗美容技术、康复治疗技术 6 个专业共 89 种教材。

党的二十大报告指出，统筹职业教育、高等教育、继续教育协同创新，推进职普融通、产教融合、科教融汇，优化职业教育类型定位，再次明确了职业教育的发展方向。在二十大精神指引下，我们明确了教材修订编写的指导思想和基本原则，并及时推出了本轮教材。

第五轮全国中医药高职高专教育教材具有以下特色：

1. **立德树人，课程思政** 教材以习近平新时代中国特色社会主义思想为引领，坚守"为党育人、为国育才"的初心和使命，培根铸魂、启智增慧，深化"三全育人"综合改革，落实"五育并举"的要求，充分发挥思想政治理论课立德树人的关键作用。根据不同专业人才培养特点和专业能力素质要求，科学合理地设计思政教育内容。教材中有机融入中医药文化元素和思想政治教育元素，形成专业课教学与思政理论教育、课程思政与专业思政紧密结合的教材建设格局。

2. **传承创新，突出特色** 教材建设遵循中医药发展规律，传承精华，守正创新。本套教材是在中西医结合、中西药并用抗击新型冠状病毒感染疫情取得决定性胜利的时候，党的二十大报告指出促进中医药传承创新发展要求的背景下启动编写的，所以本套教材充分体现了中医药特色，将中医药领域成熟的新理论、新知识、新技术、新成果根据需要吸收到教材中来，在传承的基础上发展，在守正的基础上创新。

3. **目标明确，注重三基** 教材的深度和广度符合各专业培养目标的要求和特定学制、特定对象、特定层次的培养目标，力求体现"专科特色、技能特点、时代特征"，强调各教材编写大纲一定要符合高职高专相关专业的培养目标与要求,注重基本理论、基本知识和基本技能的培养和全面素质的提高。

4.能力为先,需求为本　教材编写以学生为中心,一方面提高学生的岗位适应能力,培养发展型、复合型、创新型技术技能人才;另一方面,培养支撑学生发展、适应时代需求的认知能力、合作能力、创新能力和职业能力,使学生得到全面、可持续发展。同时,以职业技能的培养为根本,满足岗位需要、学教需要、社会需要。

5.规划科学,详略得当　全套教材严格界定职业教育教材与本科教育教材、毕业后教育教材的知识范畴,严格把握教材内容的深度、广度和侧重点,既体现职业性,又体现其高等教育性,突出应用型、技能型教育内容。基础课教材内容服务于专业课教材,以"必需、够用"为原则,强调基本技能的培养;专业课教材紧密围绕专业培养目标的需要进行选材。

6.强调实用,避免脱节　教材贯彻现代职业教育理念,体现"以就业为导向,以能力为本位,以职业素养为核心"的职业教育理念。突出技能培养,提倡"做中学、学中做"的"理实一体化"思想,突出应用型、技能型教育内容。避免理论与实际脱节、教育与实践脱节、人才培养与社会需求脱节的倾向。

7.针对岗位,学考结合　本套教材编写按照职业教育培养目标,将国家职业技能的相关标准和要求融入教材中,充分考虑学生考取相关职业资格证书、岗位证书的需要。与职业岗位证书相关的教材,其内容和实训项目的选取涵盖相关的考试内容,做到学考结合、教考融合,体现了职业教育的特点。

8.纸数融合,坚持创新　新版教材进一步丰富了纸质教材和数字增值服务融合的教材服务体系。书中设有自主学习二维码,通过扫码,学生可对本套教材的数字增值服务内容进行自主学习,实现与教学要求匹配、与岗位需求对接、与执业考试接轨,打造优质、生动、立体的学习内容。教材编写充分体现与时代融合、与现代科技融合、与西医学融合的特色和理念,适度增加新进展、新技术、新方法,充分培养学生的探索精神、创新精神、人文素养;同时,将移动互联、网络增值、慕课、翻转课堂等新的教学理念、教学技术和学习方式融入教材建设之中,开发多媒体教材、数字教材等新媒体形式教材。

人民卫生出版社成立70年来,构建了中国特色的教材建设机制和模式,其规范的出版流程,成熟的出版经验和优良传统在本轮修订中得到了很好的传承。我们在中医药高职高专教育教材建设指导委员会和各专业教材评审委员会指导下,通过召开调研会议、论证会议、主编人会议、编写会议、审定稿会议等,确保了教材的科学性、先进性和适用性。参编本套教材的1 000余位专家来自全国50余所院校,希望在大家的共同努力下,本套教材能够担当全面推进中医药高职高专教育教材建设,切实服务于提升中医药教育质量、服务于中医药卫生人才培养的使命。谨此,向有关单位和个人表示衷心的感谢!为了保持教材内容的先进性,在本版教材使用过程中,我们力争做到教材纸质版内容不断勘误,数字内容与时俱进,实时更新。希望各院校在教材使用中及时提出宝贵意见或建议,以便不断修订和完善,为下一轮教材的修订工作奠定坚实的基础。

人民卫生出版社有限公司

2023 年 4 月

前　言

党的二十大报告强调：推进健康中国建设，重视心理健康和精神卫生。国家卫生健康委员会《"十四五"卫生健康人才发展规划》指出：加强精神卫生专业人才培养培训，加强医务人员精神心理服务能力培训，提升医务人员自身心理健康管理和精神卫生服务能力。精神障碍在我国疾病总负担中位居首位，因此加强精神障碍的防治、护理和康复是现代社会面临的重要课题。精神科护理是护理专业学生的专业课和必修课，为增强高等职业院校护理人才培养的适用性，培养更多符合社会发展的护理人才，特组织编写了国家卫生健康委员会"十四五"规划教材、全国中医药高职高专教育教材《精神科护理》。

在吸取和借鉴上一版教材经验的基础上，本版教材主要围绕三个原则进行修订。一是对接标准，适时更新：对接护士执业资格考试大纲，数字资源补充编写了近年考试试题；对接国际疾病分类第十一次修订本（International Classification of Diseases version-11，ICD-11）中文版，调整部分章节内容，如把"器质性精神障碍患者的护理"更改为"神经认知障碍及相关疾病患者的护理"、把"心理因素相关生理障碍患者的护理"更改为"进食障碍患者的护理"和"睡眠-觉醒障碍患者的护理"，在精神分裂症、心境障碍、人格障碍等部分融入ICD-11内容，在心理治疗部分增加新兴的虚拟现实技术内容。二是融入中医，传承文化：增加了中医精神科护理的相关知识，使学生了解中医学在精神科护理中的作用，为促进中医药传承创新发展打下基础。三是课程思政，立德树人：突出护理职业素养与人文素质教育，融入课程思政元素。

本教材共16章，包括精神科护理的基本概念、基本知识、基本技能及常见精神障碍患者的护理等，涵盖了精神科护理的经典内容，同时配有数字增值服务。本教材主要适用于中医药高职高专护理、助产类专业，亦可供临床医护人员学习参考。

本教材由长期从事精神科护理教学和临床工作的一线专家学者编写，编写分工如下：第一章由吴学华编写；第二章由曾艳编写；第三章由李正姐编写；第四章由胡高俊、梁清芳编写；第五章由张融编写；第六章由徐含秀编写；第七章由李作为编写；第八章由王定玺编写；第九章、第十章由于丽丽编写；第十一章、第十二章、第十六章由张要珍编写；第十三章由龚超编写；第十四章由吕文艳编写；第十五章由林琳编写。数字增值服务内容的编写分工同纸质教材，均由吴学华统稿。

在教材修订过程中，各位编者均付出了大量努力，尽心尽责，精益求精，且得到了各参编单位的大力支持，在此一并致谢。书中难免存在不足之处，恳请使用本教材的师生、护理同仁和读者们批评指正。

《精神科护理》编委会

2023年9月

目 录

第一章　绪　论

学习目标

掌握精神科护理的相关概念。熟悉精神科护理的主要任务、工作内容。了解精神医学与精神科护理的发展概况。

随着社会经济的发展和竞争压力的增大，各类精神障碍患病率总体呈上升趋势。2019年世界卫生组织（World Health Organization，WHO）统计显示，全球约有3.33亿抑郁障碍患者，约3.01亿焦虑障碍患者。2019年公布的我国首次全国性精神障碍流行病学调查结果显示，我国焦虑障碍患病率约4.98%，心境障碍患病率约4.06%，酒精及药物使用障碍患病率约1.94%，精神分裂症及其他精神病性障碍患病率约0.61%，65岁及以上人群老年痴呆患病率约5.56%。精神障碍还存在致残率高、识别率低、就医率低、疾病负担重等特点，给我国精神卫生事业带来了巨大挑战。所以，学习精神科护理具有很强的现实意义。

第一节　精神科护理的相关概念

一、精　神

精神，有时称心理，是人脑对客观事物的主观能动反映。精神是通过精神活动表现出来的，它是人的意识、思维活动和心理状态的总称。精神活动的物质基础是大脑。

二、精神健康

精神健康是一种舒适状态，个体能够认识到自己的潜能，处理生活中的常见应激现象，工作效率高，能为社区（社会）创造价值。

三、精神卫生

精神卫生又称心理卫生，主要研究精神疾病的社会防治、服务对象的心理健康，以及处理和预防各类精神问题的发生。最终目的是提高服务对象的心理健康和生活质量。

四、精神障碍/精神疾病

精神障碍/精神疾病又称心理障碍/心理疾病，指由各种原因引起的感知、情感和思维等精神活动的紊乱或异常，导致患者有明显的心理痛苦或社会适应等功能损害。目前多使用精神障碍一词取代传统的、单一的生物医学模式的精神疾病概念。精神障碍含义广泛，包括严重精神障碍及临床症状和社会功能受损较轻的精神障碍（如焦虑障碍等）。

五、严重精神障碍/精神病

严重精神障碍/精神病指疾病症状严重，导致患者社会适应等功能严重损害、对自身健康状况或客观现实不能完整认识，或者不能处理自身事务的精神障碍。

六、精 神 医 学

精神医学是现代医学科学的一个重要分支，是主要研究精神障碍的病因、发病机制、临床表现及预防、诊断、治疗和康复等的一门学科。

七、精神科护理

精神科护理是以一般护理学为基础，以护理心理学为导向，以人类异常精神活动与行为的护理、保健、康复为研究对象，对精神障碍患者实施整体护理的一门独立学科。它既是精神医学的一个重要组成部分，又是护理学的一个分支。精神科护理旨在有效运用护理程序，帮助患者认识疾病、对待疾病，恢复并维持身心健康，保障患者自身及社会安全。

第二节　精神医学及精神科护理的发展

随着精神医学的发展及政治、经济、宗教、社会文化等因素的转变，精神科护理由单纯的身体照顾发展到兼顾生物、心理、社会文化的整体护理，护理范围也由精神障碍防治拓展到社区心理卫生方面。

一、西方精神医学的发展

精神医学是作为医学的一部分发展起来的，直到近百年来，它才成为医学中独立的一门分支学科。古希腊医学家希波克拉底（Hippocrates，前 460—前 370）将各种病态的精神兴奋归于一类，称为躁狂症，将相反的情况归于一类，称为忧郁症，这是精神病理现象最早的概括和分类。尤为重要的是，当时他就认为精神现象是人脑的产物，而非鬼神作祟。与希波克拉底同时代的另一位著名哲学家柏拉图（Plato）认为，精神病患者应当在家里受到亲属很好的照顾，而不应当任由其在外游荡，如果家属不这样做，则应处以罚金。这一时期，在古希腊和古罗马等国，精神医学已积累了相当多的资料，对某些精神障碍的原因也有了初步的了解，并广泛开展各种措施治疗精神障碍。

现代科学的发展引发了第一次工业革命，第一次工业革命的浪潮引发了欧美精神医学普遍而深刻的革新运动。以法国精神医学家比奈（Pinel，1745—1826）为代表的先驱主张去除精神病患者身上的铁链，要求人道地对待患者，被视为精神医学的首次革新运动。精神病患者开始被集中到疗养院，由经过训练的护士进行看护。19 世纪末 20 世纪初，一大批卓越的精神医学家脱颖而出，如克雷丕林（Kraepelin，1855—1926），运用科学的方法对精神障碍进行分类及详细描述，明确区分了两种精神病，即躁狂忧郁性精神病（现称心境障碍）与早发性痴呆（现称精神分裂症），因此,他被认为是现代精神医学之父。

进入 20 世纪后,以犹太裔奥地利人弗洛伊德(Freud,1856—1939)为代表的精神医学家创立了精神分析学派,利用自由联想和梦的解析等方法研究人类精神活动,奠定了精神动力学的基础,并将"精神医学"带入"心因性病因论"的研究范畴,被认为是精神医学的第二次革新运动。

第三次精神医学的革新,是生物化学、心理学、社会学的理论被综合运用到精神医学领域,以及社区精神卫生运动的广泛开展。为提高政府部门、社会各界、广大群众对精神卫生重要性和迫切性的认识,普及精神卫生知识及促进人民群众心理健康,世界精神病学协会(World Psychiatric Association,WPA)于 1992 年提出,每年 10 月 10 日为世界精神卫生日。这一天,世界各国都会开展形式多样的活动,包括拍摄促进精神健康的宣传片、开设 24 小时服务的心理支持热线、开展精神障碍义诊、播放专题片等。

20 世纪中期前,精神障碍的治疗方法十分有限,治疗效果也不明显。1953 年,氯丙嗪抗精神病作用的发现和应用开创了精神病化学治疗的新局面,极大改善了精神病患者的预后,使精神病患者从医院回归社区和家庭成为真正的可能,由此诞生的生物精神医学成为第四次革新。

知识链接

现代精神医学发展的四次革新
第一次革新:比奈主张人道地对待精神障碍患者。
第二次革新:弗洛伊德创立精神分析学派,将精神医学带入"心因性病因论"。
第三次革新:社区精神卫生运动的开展。
第四次革新:生物精神医学的发展。

二、我国精神医学的发展

(一)中医经典中的精神医学

1. 精神障碍的中医理论基础　《黄帝内经》奠定了精神障碍的理论基础,将人的精神意识思维活动高度概括为"神""神明""精神",提出"心者,君主之官,神明出焉",其中的"神"包含了丰富的心理活动。《素问直解》曰:"其在于人,有五脏化五气,心气主喜,肝气主怒,脾气主悲,肺气主忧,肾气主恐,以生喜怒悲忧恐",表现了人的情绪情感。《难经》提出:"重阳则狂,重阴则癫",为区别癫与狂提供了根据。

2. 精神障碍的中医病因与发病机制　中医有许多关于精神障碍的病因与发病机制研究结果。早在春秋战国时期,扁鹊就提出生病并非鬼神降灾所致,认为信巫不信医的人无法治好精神障碍。《医碥·狂癫痫》中记载:"狂为阳证……病为火邪无疑……然伤寒乃暴病,不过一时火热乘心,心神狂越……若经年累月病况不省者,则岂徒火之为哉?必有痰涎迷留心窍……癫亦同此,而痰火不甚,不似狂之火盛而暴也……皆属于热。"《丹溪心法·癫狂》曰:"癫属阴,狂属阳……大率多因痰结于心间",提出了癫狂的发病与"痰"有关的理论,并提出了"痰迷心窍"的发病机制。

3. 精神障碍的中医症状学　许多中医典籍对精神障碍的症状有翔实的记载。如精神障碍中的狂病,《素问·阳明脉解》曰:"甚则弃衣而走,登高而歌,或至不食数日,逾垣上屋,所上之处,皆非其素所能也。"东汉张仲景所著《伤寒杂病论》创立了辨证论治体系。他对外感热病或传染性疾病所引起的精神障碍做了深入细致的观察，提出了"如狂""发狂""郑声"等症状名称，首次提出了"惊悸""脏躁""奔豚""百合病"等病名。

4. 精神障碍的中医治疗　对于精神障碍的治疗，《黄帝内经》多以针刺治之，其中的生铁落饮开创了用清热泻火、醒神开窍之法治疗精神障碍的先河。晋代葛洪的《肘后备急方》收集了大量民间简便验方，其中治疗精神障碍的方剂和针灸方法达20余种，并在书中介绍了用水淋喷的方法治疗精神障碍，这是最早的对精神障碍的物理疗法。

5. 精神障碍的中医预防　精神障碍的预防方面，如《素问·上古天真论》曰："恬淡虚无，真气从之，精神内守，病安从来？是以志闲而少欲，心安而不惧，形劳而不倦，气从以顺，各从其欲，皆得所愿。"《灵枢·本脏》曰："志意者，所以御精神、收魂魄、适寒温、和喜怒者也。志意和则精神专直，魂魄不散，悔怒不起，五脏不受邪矣。"

（二）现代中医精神医学

发展到现代，中医开始采用一些现代科学研究方法，如精神障碍病理机制的实验研究：赵益业等以束缚小鼠四肢设立肝郁证动物模型，选用溶血素、脾淋巴细胞转化率、白细胞介素-2为指标，检测小鼠的免疫功能，结果提示肝郁证小鼠免疫低下。

（三）现代西医精神医学

19世纪末20世纪初，西方精神医学开始传入我国，早期外国教会在广州、上海、成都等地创建了第一批精神病院与收容所，并培养了第一批神经精神科医生。中华人民共和国成立后，我国精神医学事业取得了很大发展，精神科医师超过2万人、精神科病床超过14万张，在北京、上海、成都、长沙、南京等地形成了几个著名的精神医学临床及学术中心。目前我国精神卫生资源状况已明显改善。截至2020年底，全国共有5 900余家精神卫生医疗机构，精神科开放床位79.8万余张（5.65张/万人），高于全球平均水平（1.7张/万人），低于中高收入国家水平（7张/万人）；精神科执业（助理）医师5万余人（3.55名/10万人），达到中高收入国家水平（2.7～9.0名/10万人），注册护士近14万人（9.89名/10万人），达到中高收入国家水平（5.3～31.8名/10万）。

三、精神科护理的发展历史

在中世纪，许多精神病患者遭受捆绑和监禁，许多患者被害，更谈不上有任何护理。

1814年，希区在精神病疗养院聘用受过专门训练的女护士进行专门的看护工作。继之南丁格尔在《人口卫生与卫生管理原则》一书中强调注意患者的睡眠与对患者的态度，防止精神障碍患者伤人、自伤。从此开始要求护理人员在临床各科工作中不能忽视对精神问题的关注。1873年，美国的琳达·理查兹女士主张精神病患者应与内科患者一样得到完善的照顾，确定了精神科护理的基本模式，因此她被称为美国精神科护理的先驱。

20世纪30—40年代，精神障碍的治疗学有了惊人的进步，如深度睡眠疗法、胰岛素休克疗法、精神外科疗法、药物治疗和电休克治疗等方法的出现，对精神科护理提出了新的要求，强调专科护理，注重心理护理技能的学习和提高。1954年苏联出版的《精神病护理》详细阐述了精神病房的组织管理、对医护人员的要求、精神障碍患者的基础护理和症状护理，强调尊重患者、爱护患者，恢复患者的权利，废除约束，开展工娱治疗等，从此精神科护理走上正轨。1977年，恩格尔提出生物-心理-社会医学模式，现代精神科护理也逐渐发展到生物、心理、社会三方面的整体护理模式，罗伊、奥瑞姆等是这一护理模式的代表人物。当代临床护理路径模式的出现满足了患者对高效优质服务的需要，被迅速应用于精神障碍护理。这种模式要求在非精神科也要重视精神方面的护理，以及在精神科要注重躯体方面的护理，同时更要关注患者社会功能的康复。

我国古代的精神障碍患者虽然有机会得到依据中医理论做出的诊断与相应治疗，但是关于精神障碍专科护理的记载极少。清末民初,精神医学随传教士传入我国,修女们提供了大量非专业的护理服务;随着广州、天津、上海、长沙等城市逐渐建立专门的护士培训机构与精神障碍患者收容机构,逐渐过渡到由经过专门培训的护士进入收容机构提供专业的护理服务。中华人民共和国成立后,精神科护理事业逐渐受到重视,全国各地相继建立了各级精神病医院,部分地区(如上海、南京)陆续建立了系统的精神障碍防治网。1958年我国各主要精神病医院实行开放式和半开放式管理制度;1990年成立了中华护理学会精神卫生专业委员会,定期举行全国性精神护理工作的学术交流;我国精神科护理界与国际护理界的交流日益增多,精神科护理理念、临床实践及基础研究逐渐与国际接轨,先后引进了责任制护理、整体护理、临床路径护理模式,并取得了丰硕成果。

四、精神科护理的发展趋势

(一)以预防为主
目前,精神障碍的预防工作主要包括预防精神障碍的发生,早发现、早诊断、早治疗,争取完全缓解和良好的预后,防止复发,减少和延缓精神障碍导致的功能衰退。

(二)社区-家庭化护理
精神障碍是一种慢性疾病,患者长期住院易出现"住院综合征",加速其社会功能的衰退。20世纪80年代以来,WHO提倡精神卫生服务应从以精神病院为中心转向以社区家庭化为中心,使精神障碍患者回归家庭和社会,尽量与家人及正常人群一起生活,促进患者更好地康复。

(三)精神科会诊-联络护理
精神科会诊-联络护理是一种护理业务模式,指由具有精神科护理专业知识与技能的护理人员对有特殊需要的群体提供协助,以解决该群体所面临的心理行为问题。如其他科室住院患者有精神行为问题而出现护理困难时,应主动邀请与其有持续关系的精神科资深护理人员前来指导并协助解决困难。

(四)开放型护理
开放型护理指精神障碍患者在住院期间,根据不同病情状态,可实行自由进出病区,或周末、节假日回家等开放式管理,使患者保持与社会的接触、与家人团聚,增加患者与社会的联系,减少住院恐惧感,消除自卑心理,提高治疗依从性,对促进患者的精神康复和重返社会具有积极的作用。

(五)康复护理
精神障碍对患者造成社会功能损害及精神残疾,严重影响患者的生活质量。加强患者社会功能的康复、减少精神残疾是精神卫生工作的重要内容。康复护理的任务是指导和帮助精神障碍患者训练和恢复生活能力、社交能力、学习认知能力等,延缓衰退,将精神残疾降到最低,最大限度地恢复其社会功能。

第三节 现代精神科护理的主要任务与工作内容

一、现代精神科护理的主要任务

1. 研究与实施对精神障碍患者科学管理的方法和制度,确保患者安全,使其在舒适、愉快、安全的环境中生活,成为社会生活中的一员。

2. 研究与实施接触、观察精神障碍患者的有效途径，通过各项护理工作及护理人员的语言、行为与患者建立良好的护患关系，保证护理措施的有效实施。

3. 研究与实施不同种类精神障碍患者各种治疗的护理，确保医疗任务的顺利实施；培养和训练患者的生活能力、社会交往能力，在疾病好转后能及时重返社会。

4. 研究与实施精神障碍患者护理过程中相关的伦理和法律问题，维护患者的权利与尊严，使其得到应有的尊重与合适的治疗。

5. 研究与实施密切观察有关精神方面病情变化的方法，详细记录，协助诊断，防止意外事件的发生，并为医疗、教学、科研、法律和劳动能力鉴定等积累重要资料。

6. 研究与实施在患者家庭、社区中开展精神卫生宣传教育工作，探讨护理人员在预防精神障碍方面的作用，对精神障碍患者做到防治结合、医院与社区结合，为患者回归社会做出贡献。

7. 研究与实施针对精神科护理人员的教育、培养工作，尤其是职业道德和业务素质的培养，使其具备高尚的人文关爱情怀、扎实的专业理论知识和精湛的专业护理技能。

二、现代精神科护理的工作内容

精神科护理的工作内容一般包括基础护理、特殊治疗的护理等，在第三章予以详述，此处仅介绍精神科护理的几项特殊内容。

（一）心理护理

心理护理的重点是启发和帮助患者以正确的态度认识疾病和对待疾病，护理人员不仅要了解哪些表现是异常的，还要通过各种心理护理技术让患者认识到哪些是异常表现、为什么会有这些异常表现、如何以坚强的意志和乐观的精神去战胜疾病过程中出现的各种困难。对于有躯体疾病的患者，还要通过心理护理减少疾病对心理的影响，预防精神障碍的发生。

（二）睡眠护理

睡眠障碍在临床各科都是常见的问题，夜间睡眠的护理不仅要有安全意识，还要掌握科学睡眠的基本知识。为患者入睡创造良好的环境。对于有睡眠障碍的患者要耐心开展睡眠卫生健康教育，如睡眠不好时不要烦躁，尽可能稳定情绪，白天尽量不睡，以免影响夜间睡眠，不躺在床上看电视等。

（三）保证医嘱的执行

有些精神障碍患者缺少对疾病的自知力，不认为自己患病而无治疗要求，甚至强烈反对接受必要的治疗；还有一些患者可能因为意识障碍或智力问题而无法处理自己的生活。因此，保证医嘱得以执行、让患者得到及时必要的治疗是精神科护理的一项重要内容。

服药是最常用的治疗方法，必须时刻关注并保证患者按医嘱服药，在治疗效果不佳时要考虑患者是否按医嘱服药。给患者发药后要确保患者服下药物，严防患者吐药或藏药，服药后要检查口腔并观察患者饮水后才能离开。对拒不服药者，应及时报告医师，更换给药途径或治疗方法。

（四）安全护理

安全护理是精神科护理的核心技术，贯穿于护理活动的全过程，应随时警惕各种可能的安全隐患，防止意外事件发生。精神障碍的复杂性、多变性和不确定性可能造成精神科风险，需防范受症状支配的危机事件，如冲动、伤人、自伤、自杀、出走、木僵，以及精神药物不良反应导致的吞咽困难、噎食、直立性低血压而出现的意外；注意特殊治疗（如保护性约束、电休克治疗等）过程中的安全护理。

思政元素

天使之爱为精神障碍患者驱走阴霾

张桂英，吉林省神经精神病医院精神科护士长，第42届南丁格尔奖章获得者。

自1990年工作以来，张桂英数十年如一日地扎根在精神科病房，以一片爱心对待患者。她说："护理好患者是我们的职责，如果我们不管，他们的病情会更严重。"精神科患者多受幻觉、妄想等精神症状的影响，认为其他人对自己有威胁才会有攻击行为，经过治疗和护理，患者蓬头垢面地住进来，整洁利落地走出去，每当这时，张桂英便感到一切付出都是值得的。

张桂英倡导举办了精神科健康教育系列讲座及学员培训班，惠及近万个精神病患者和家庭。在她的倡导下，2012年在吉林省脑科医院建立了全国首个省级精神科护士培训基地，让更多年轻护士更专业。

为精神障碍患者的康复，她不惧危险；为精神卫生事业的发展，她不改初心。她的付出和奉献是南丁格尔精神最好的传承和延续。

（吴学华）

? 复习思考题

1. 简述精神障碍、精神科护理的概念。
2. 简述精神科护理的主要任务。
3. 作为一名护士，你准备以什么样的态度面对一个言行古怪、精神紊乱的患者？

ER-1-3

扫一扫，测一测

第二章　精神障碍的基本知识

> ## 学习目标
>
> 　　掌握临床常见精神症状的名称、概念、特点等。熟悉精神障碍的主要病因。了解精神障碍的诊断与分类。

　　人的精神活动包括认知、情感、意志及行为活动等,这些活动过程相互联系,密切协调,共同维持着精神活动的完整和统一。在一些因素的影响下,精神活动的完整性和协调性被破坏,表现出具有临床诊断意义的精神症状,其原因是复杂的,表现是多样的,需要及时给予足够的重视。积极开展病因预防,早期发现、早期诊断、早期治疗,科学康复,对于改善患者的预后、提高生存质量具有非常重要的意义。

第一节　精神障碍的病因

　　精神障碍的病因是复杂的,目前比较一致的观点认为精神障碍与躯体疾病一样,是生物、心理、社会等因素综合作用的结果。

一、生物学因素

　　与精神障碍有关的生物学因素主要有遗传、神经发育、神经生化、感染、躯体疾病、创伤、毒物等。

(一)遗传因素

　　家系研究结果表明精神分裂症、心境障碍、孤独症、神经性厌食、注意缺陷多动障碍、焦虑障碍、阿尔茨海默病等都具有明显的家族聚集性。目前绝大多数的精神障碍不能用单基因遗传来解释,而是多个基因相互作用,使患病风险增加,加上环境因素的作用,从而导致了疾病的发生。单个基因所起的作用有限,遗传和环境因素的共同作用决定了个体是否患病,其中遗传因素所产生的影响程度称为遗传度(heritability)。即使有较高的遗传度,个体是否发病仍与环境因素有关,如精神分裂症同卵双生子同病率不到50%,这提示虽然基因不能改变,但通过调控环境因素可能达到预防精神分裂症的目的,从而也让精神分裂症的防治有了光明的前景。精神障碍存在遗传性只是说明有家族史者与无家族史者相比,个体患病的风险增加,但并非一定发病。

(二)躯体因素

　　颅脑外伤、急慢性躯体感染和颅内感染,或某些内脏器官、内分泌系统、代谢系统、营养、结缔组织和血液系统等疾病,直接或间接地影响脑功能或出现脑器质性病变,如肝性脑病、肺性脑病、肾性脑病、脑膜炎等,均可导致精神障碍。如梅毒螺旋体是最早记载的能导致精神损害的病原体，麻痹性痴呆就是由梅毒螺旋体侵犯大脑而引起的一种晚期梅毒的临床表现。

（三）理化因素

精神活性物质（如镇静药、催眠药、阿片类物质）的应用、有毒物质（如一氧化碳、农药）的接触与使用均可影响中枢神经系统，导致精神障碍。酒、大麻、吗啡、海洛因、可卡因等精神活性物质导致的精神障碍是一个世界性问题，在我国近年来有升高的趋势，应引起高度重视。

（四）其他生物学因素

性别、年龄与精神障碍的发生均有密切关系。某些精神障碍男女性别比例差异明显，如酒精依赖好发于男性，女性抑郁障碍、分离障碍等发病率较高。不同年龄可发生不同的精神障碍，某些精神障碍在不同年龄发病率也不同。某些儿童期发生的精神障碍（如注意缺陷多动障碍）在成年期可能好转，而阿尔茨海默病则多发于老年期。一些神经生化因素也可能参与精神障碍的病理生理过程，如多巴胺功能异常与精神分裂症密切相关，5-羟色胺紊乱与心境障碍、焦虑障碍密切相关，中枢乙酰胆碱与大脑的学习及记忆功能密切相关，还有一些临床研究提示神经内分泌紊乱与精神障碍的发生与发展可能相关。

二、心理学因素

（一）个性因素

个性是在先天的禀赋素质和后天环境因素共同作用下形成的。现代研究认为，病前的性格特征与精神障碍的发生密切相关，如部分精神分裂症患者病前的人格特点表现为孤僻少友，生活缺少动力，缺少热情或情感冷淡，不仅自己难以体验到快乐，对他人亦缺少关心，过分敏感，怪癖，趋向白日梦，缺少进取心等。而具有强迫型人格的人，表现为做事犹豫不决，按部就班，求全完美，事后反复检查，穷思竭虑，对自己过于克制、过分关注等，易患强迫症。

（二）精神应激因素

精神应激通常指生活中某些事件引起个体精神紧张和感到难以应对而造成的心理压力。精神应激可以是精神障碍的直接致病因素，某些强烈的精神刺激（如灾难灾害性事故、亲人突然死亡等）可能引起心因性精神障碍；有时精神应激在疾病的发生中所起的作用很小，至多是诱发因素，如慢性躯体疾病、长期人际关系紧张等，可能与心境障碍、心身疾病有关。

三、社会学因素

自然环境（如污染、噪声、生存空间过小）、社会环境（社会动荡、大的社会变革、紧张的人际关系、移民）等都可能增加精神压力，诱发精神障碍。不同的文化环境，亚文化群体的风俗、信仰、习惯也都可能影响人的精神活动而诱发疾病，或使发生的精神障碍打上文化的烙印。如某些精神障碍只见于某些特定的民族、文化或地域之中；又如来自城市的患者，妄想、幻觉的内容常与电波、电子、卫星等现代生活内容有关，来自偏远农村地区的患者，妄想与幻觉的内容多简单、贫乏，常与迷信内容有关。

简言之，生物学因素和心理学、社会学因素即内因与外因，在精神障碍的发生中共同发挥作用。在不同的精神障碍中，不同的致病因素所起的作用大小不同，许多精神障碍的发生是多种因素共同作用的结果。

第二节　精神障碍的诊断分类

国际疾病分类(International Classification of Diseases,ICD)在国际上有非常广泛的影响。国际疾病分类第十一次修订本(ICD-11)中关于精神、行为或神经发育障碍的主要分类如下:

7A00-7A43	神经发育障碍
7A50-7A53	精神分裂症及其他原发性精神病性障碍
7A60-7A73	心境障碍
7B00-7B05	焦虑与恐惧相关性障碍
7B10-7B15	强迫及相关障碍
7B20-7B25	应激相关障碍
7B30-7B36	分离障碍
7B40-7B42	躯体忧虑障碍
7B50-7B55	喂养及进食障碍
7B60-7B61	排泄障碍
7B70-7D61	物质相关及成瘾障碍
7D70-7D73	冲动控制障碍
7D80-7D81	破坏性行为及品行障碍
7D90-7D92	人格障碍
7E00-7E06	性欲倒错障碍
7E10-7E11	做作性障碍
7E20-7E21	神经认知障碍
7E30	与其他疾病相关的精神和行为障碍

第三节　精神障碍的症状学

异常的精神活动通过人的外显行为(如言谈、书写、表情、动作等)表现出来,称为精神症状。研究精神症状及其发生机制的学科称为精神障碍的症状学,又称精神病理学(psychopathology)。

精神障碍的症状学是精神障碍分类和诊断的主要依据,正确识别精神症状是精神科护理工作的重要基础。

知识链接

异常精神状态的判定

　　判定某一种精神活动是否属于病态,一般应从 3 个方面进行对比分析:①纵向比较:即与被评估者过去的一贯表现相比较,精神状态的改变是否明显;②横向比较:即与大多数正常人的精神状态相比较,差别是否明显,持续时间是否超出了一般限度;③结合被评估者的心理背景和当时的处境进行具体分析和判断。

　　每一种精神症状均有明确的定义,并具有以下特点:①症状的内容与周围客观环境不相符合,如疑病妄想患者各项躯体检查并未发现器质性疾病证据,但患者仍坚信自己患了不治之症;②症状不受患者意志的控制,一旦出现,难以通过转移使之消失;③症状给患者带来不同程度的社会功能损害。通常按心理过程来归类与分析精神症状,一般分为认知障碍、心境障碍、意志障碍、动作行为障碍、意识障碍。

一、认 知 障 碍

(一)感知障碍

　　感觉(sensation)是人脑对直接作用于感觉器官的客观事物的个别属性的反映,如光、声、形、色、温度、气味等。知觉(perception)是客观事物的各种属性在人脑中经过综合,并借助于过去的经验所形成的一种完整的印象,是在感觉的综合基础上产生的。感知障碍主要包括感觉障碍、知觉障碍和感知综合障碍。

　　1. 感觉障碍(sensory disorder)　常见的感觉障碍有以下几种:

　　(1)感觉过敏(hyperesthesia):个体感觉阈值降低,对外界一般强度的刺激感受能力增高。如感到阳光耀眼、对微小的声音感到震耳欲聋、对普通的气味感到异常浓郁刺鼻、皮肤的触觉和痛觉异常敏感。临床多见于焦虑障碍患者。

　　(2)感觉减退(hypoesthesia):个体感觉阈值增高,对外界一般刺激的感受能力减低。患者对强烈的刺激感觉轻微,严重时对外界刺激不产生任何感觉,称为感觉缺失(anesthesia)。临床多见于神经认知障碍、抑郁状态和木僵等。

　　(3)内感性不适(senestopathia):又称体感异常,指躯体内部产生性质不明确、部位不具体的不舒适感或难以忍受的异常感觉,如牵拉、挤压、游走、蚁爬感等,这种异样的感觉性质难以表达,定位描述相对模糊,患者往往伴有焦虑情绪。多见于精神分裂症、抑郁状态、神经认知障碍、分离障碍等。

　　2. 知觉障碍(perception deficit)　知觉障碍在精神科临床上很常见,对精神障碍的诊断与鉴别诊断、治疗与护理决策、病情观察具有重要意义。知觉障碍有以下形式:

　　(1)错觉(illusion):指对客观事物歪曲的知觉。正常人在光线较暗时或在疲惫、恐惧、紧张、期盼的心理状态下也可产生错觉,但通过验证可很快被纠正和消除,如将路旁的树看成人、把电线看成蛇等。病理性的错觉常见于神经认知障碍。

　　(2)幻觉(hallucination):指没有现实刺激作用于感觉器官时出现的虚幻感知。幻觉是常见的知觉障碍,是精神科临床重要的精神病性症状之一,常与妄想合并存在。

　　根据涉及的感官,可将幻觉分为幻听、幻视、幻嗅、幻味、幻触、内脏幻觉。

1）幻听（auditory hallucination）：最常见，患者可听到实际不存在的各种不同种类和不同性质的声音，如讲话声、物体的声响、鸟鸣等，常影响患者的情绪和行为，使其苦恼、不安或洋洋自得、独自微笑。幻听可见于多种精神障碍，特别是精神分裂症。

2）幻视（visual hallucination）：患者可看见一些不存在的景象或事物，如人、动物、鲜花等，内容多样，形象可清晰、鲜明和具体，有时也比较模糊，常有恐怖性质。多见于精神分裂症、神经认知障碍。

3）幻嗅（olfactory hallucination）：没有相应嗅觉刺激时，患者能闻到一些特别的、多为令人不愉快的气味，如腐败的尸体气味、浓烈刺鼻的药物气味等。可见于精神分裂症、颞叶癫痫或颞叶器质性损害。

4）幻味（gustatory hallucination）：没有相应味觉刺激时患者能尝到饮食中有某种异常的特殊味道，常拒食。多见于精神分裂症。

5）幻触（tactile hallucination）：患者感到皮肤或黏膜上有某种异常的感觉，如虫爬感、针刺感、触电感等。可见于精神分裂症或神经认知障碍。

6）内脏幻觉（visceral hallucination）：患者对躯体内部某一部位或某一脏器产生异常的知觉体验，对病变的定位比较明确，如感到肠扭转、肺断裂、肝破裂、心脏压缩、脑晃动等。多见于精神分裂症、抑郁障碍。

此外，根据幻觉体验的来源还可以将幻觉分为：①真性幻觉：幻觉表象清晰生动，存在于外部空间，通过自己的感官感受到，如患者听见外面有人骂自己；②假性幻觉：幻觉表象不够清晰、不够鲜明且不完整，存在于主观空间，患者常描述此种幻觉是自己体内的，不需要通过感觉器官就能感受到，如听到肚子里有人说话，但自述不是通过耳朵听到的，多见于精神分裂症。

🌐 **知识链接**

常见幻觉举例

1. 幻听　某精神分裂症患者入院后常对医生说经常有人在其耳边讲话，说："我（指患者）这个女人不正经，作风不正派，我在家炒菜时放'白粉'（海洛因），公安局要来抓我，叫我立即离开。"

2. 幻视　某阿托品中毒患者某日傍晚突然大叫："不得了了，我哥哥被刺得稀烂，这儿尽是戴铁帽子的人，正在刺我哥……"说着就向床下躲。

（3）感知综合障碍（psychosensory disturbance）：指患者能感知客观事物，但对个别属性（如大小、形状、颜色、距离、空间位置等）产生歪曲感知，多见于精神分裂症、抑郁障碍、癫痫所致的神经认知障碍。

1）视物变形症（metamorphopsia）：患者对某个客观物体的形状、大小、颜色产生错误的感知，如视物显大症、视物显小症。

2）时间感知综合障碍：患者对时间的快慢出现不正确的知觉体验。如感到时间在飞逝，或感到时间停滞。

3）空间感知综合障碍：患者感到周围事物在大小、方位、距离等方面发生变化，但不能准确地判断。如想将杯子放在桌上，桌子实际距离很远，由于距离判断失误使杯子落在地上。

4）运动感知综合障碍：同时有空间和时间两种感知综合障碍，患者对外界物体运动或静止状态有歪曲的知觉体验。如觉得运动的物体静止不动，或静止的物体正在运动。

5）现实解体：患者感到周围事物和环境发生了变化，变得不鲜明、不生动、不真实，患者具有自知力。

（二）思维障碍

思维（thinking）是人脑对客观事物间接概括的反映，是人类认识活动的最高形式。正常人的思维具有目的性、连贯性、逻辑性和实践性。思维障碍是精神科常见的临床症状，主要通过患者的语言表现出来，主要分为思维形式障碍和思维内容障碍。

1. 思维形式障碍　　主要表现为思维过程的联想和逻辑障碍。常见的临床表现有：

（1）思维奔逸（flight of thought）：指思维联想的速度加快、量增多和转变快速。表现为言语增多，语速加快，滔滔不绝，说话的主题易随环境改变（随境转移），也可有音韵联想（音联）或字意联想（意联）。多见于躁狂发作。

（2）思维迟缓（inhibition of thought）：即联想抑制。表现为思维活动显著减慢，联想困难，思考问题费力，语量少，语速慢，语音低沉，应答迟钝。多见于抑郁发作。

（3）思维贫乏（poverty of thought）：以思想内容空虚且概念词汇贫乏为主要特征，表现为沉默少语，交谈时内容空洞、单调，常常以"不知道""没有什么"作答，因而难以进行正常的交流。患者自觉"脑子空虚，既没有什么可想的，也没有什么可说的"。多见于精神分裂症。

（4）思维松弛（loosening of thinking）：又称思维散漫。患者意识清晰，但思维内容散漫、缺乏主题，对问题的叙述不够中肯，也不切题，联想内容之间缺乏一定的逻辑关系，使人感到交谈困难。多见于精神分裂症。

（5）思维破裂（splitting of thought）：指在意识清晰的情况下，概念之间联想断裂，单独语句在结构和语法上正确，但词句之间缺乏内在意义的联系，使人无法理解。如问患者："你叫什么名字？"患者答："鸡叫了，我非人，雨后彩虹，举手发言，看见他了。"多见于精神分裂症。

（6）思维不连贯（incoherence of thought）：指在意识障碍的情况下出现类似思维破裂的表现，但是言语上更为杂乱，语句呈片断样，毫无主题。多见于谵妄状态。

（7）病理性赘述（circumstantiality）：指思维活动迂回曲折，枝节繁杂，拘泥于细节，停滞不前，做不必要的过分详尽的累赘描述，无法简明扼要。多见于神经认知障碍。

（8）思维中断（blocking of thought）：又称思维阻滞，在既无意识障碍又无外界干扰时，思维过程突然出现中断。表现为说话时突然中断，停顿片刻后再开口，但内容已不是原来的话题。

（9）思维被夺（thought deprivation）：指患者感到自己的思想被某种外力夺走，不受自己的意志支配。多见于精神分裂症。

（10）思维插入（thought insertion）：指患者感到有某种不属于自己的思想被强行塞入其脑中，不受自己的意志支配。多见于精神分裂症。

（11）思维云集（pressure of thought）：又称强制性思维，指患者体验到强制性地涌现大量无现实意义、不属于自己的联想。这些联想往往突然出现，迅速消失，内容多变。多见于精神分裂症。

（12）象征性思维（symbolic thinking）：属于概念转换，以无关的具体概念代替某一抽象概念，不经患者解释，别人无法理解。如患者走路一定要走左边，声称自己是"左派"。常见于精神分裂症。

（13）语词新作（neologism）：指概念的融合、浓缩及无关概念的拼凑。患者自创一些新的符号、图形、文字或语言来表达离奇的概念，如"%"代表离婚。多见于精神分裂症。

（14）逻辑倒错性思维（paralogic thinking）：主要特点为推理缺乏逻辑性，既无前提也无根据，或因果倒置，推理离奇古怪，不可理解。如患者说："因为计算机感染了病毒，所以我要死了。"可见于精神分裂症。

（15）强迫观念（obsessive idea）：又称强迫思维，指在患者脑中反复出现某一概念或相同内容的思维,明知没有必要,但又无法摆脱。患者可表现为反复回忆、反复思索无意义的问题,脑中总是出现一些对立的思想,总是怀疑自己的行动是否正确。强迫观念常伴有强迫动作,多见于强迫症,也可见于精神分裂症。

2. 思维内容障碍   主要表现为妄想(delusion),是一种病理性的歪曲信念,其特征为:①妄想内容与事实不符,缺乏客观现实基础;②患者坚信不疑,不能被事实与理性所纠正;③妄想的内容与患者自身密切相关;④妄想的内容为个人所独有,与某些群体的共同信念(如迷信观念)并不相同。

妄想是精神科临床常见且重要的精神病性症状之一,种类多样。按其起源可分为原发性妄想(primary delusion)和继发性妄想(secondary delusion),按其结构可分为系统性妄想(systematized delusion)和非系统性妄想(unsystematized delusion)。临床上常按妄想的内容加以归类,分为被害妄想、夸大妄想、罪恶妄想等。

(1)被害妄想(delusion of persecution):是最常见的一种妄想。患者坚信周围某些人或某些集团对其进行跟踪、监视、诽谤、投毒等,患者受妄想的支配可出现控告、逃跑、自伤、伤人、拒食等行为。常见于精神分裂症。

(2)关系妄想(delusion of reference):患者将环境中实际与其无关的事物坚定地认为与其有关。如看到别人在一旁谈话,就认为是在议论他;看到别人在路旁吐痰,就认为冲他而来。关系妄想常与被害妄想伴随出现,主要见于精神分裂症。

(3)物理影响妄想(delusion of physical influence):又称被控制感。患者觉得自己的精神活动(思维、情感、意志、行为等)不受自己支配,而受到外界某种力量的控制。此症状是精神分裂症的典型症状。

(4)夸大妄想(grandiose delusion):指自我评价异乎寻常地增高。患者坚信自己有非凡的才智、至高无上的权力、巨额的财富、是伟大的发明家或是名人的后裔。多发生在情绪高涨的情况下。可见于躁狂发作、精神分裂症及某些神经认知障碍。

(5)罪恶妄想(delusion of guilt):又称自罪妄想。患者毫无根据地坚信自己犯了严重的、不可宽恕的错误,甚至认为自己罪大恶极、死有余辜。可见于抑郁发作、精神分裂症。

(6)疑病妄想(hypochondriacal delusion):患者毫无根据地坚信自己患有严重的躯体疾病或不治之症。此妄想多继发于幻触或内感性不适。多见于抑郁发作、精神分裂症等。

(7)钟情妄想(delusion of love):患者坚信自己被异性钟情爱恋,虽无证据但可能会做出回应而采取相应的行为整日追求纠缠对方,即使遭到对方严词拒绝仍毫不质疑,认为对方是在考验自己对爱情的忠诚度。主要见于精神分裂症。

(8)嫉妒妄想(delusion of jealousy):患者毫无根据地坚信自己的配偶对自己不忠实、移情别恋。可见于精神分裂症等。

(9)被洞悉感(experience of being revealed):患者认为他人不是通过言谈或观察,而以某种莫名其妙的方式洞悉自己的思想。见于精神分裂症。

 知识链接

幻觉妄想综合征

幻觉妄想综合征(hallucinatory-paranoid syndrome)是以幻觉为主并在幻觉的基础上产生相应的妄想,幻觉与妄想紧密联系并互相影响。如一位患者在进食时突然尝出一股难以形容的怪味(幻嗅),立即怀疑有人在自己的食物中投毒欲加害自己。多见于精神分裂症等。患者受此影响可出现拒食、伤人等行为。

（三）注意障碍

注意（attention）指心理活动集中地指向于一定对象的过程。注意过程与感知觉、记忆、思维和意识等活动密切相关。注意有被动注意和主动注意之分。主动注意称为有意注意，是由外界刺激引起的定向反射，是对既定目标自觉的、有目的的注意，与个人的思想、情感、兴趣和既往体验有关。被动注意称为无意注意，是没有自觉的目标而由外界刺激被动引起的注意。通常所谓的注意多指有意注意。常见的注意障碍如下：

1. 注意增强（hyperprosexia）　主动注意增强，表现为过分关注某些事物，有指向外界和自身两种情况。如被害妄想患者过分地关注别人的一举一动，疑病妄想患者过分地注意自己身体的细微变化。见于精神分裂症、焦虑障碍等。

2. 注意涣散（divergence of attention）　主动注意明显减弱、被动注意兴奋性增强和注意稳定性降低，即注意力不集中。多见于精神分裂症、注意缺陷多动障碍、焦虑或恐惧相关性障碍等。

3. 注意减退（hypoprosexia）　为主动注意及被动注意弱化的状态。注意的广度缩小，稳定性亦显著下降。多见于焦虑或恐惧相关性障碍、神经认知障碍及意识障碍时。

4. 注意转移（shifting of attention）　主要表现为主动注意不能持久，注意稳定性降低，注意的对象很容易受外界环境的影响而不断转换。多见于躁狂发作。

5. 注意狭窄（narrowing of attention）　指注意的广度和范围显著缩小，表现为当注意集中于某一事物时，无法再注意与之有关的其他事物。见于意识障碍等。

（四）记忆障碍

记忆（memory）指大脑对学习经验的积累、信息的储存和在必要时能被检索再现。记忆是在感知觉和思维基础上建立起来的精神活动，包括识记、保持、再认/回忆3个基本过程。识记是事物或经验在大脑留下痕迹的过程，是反复感知的过程；保持是使这些痕迹免于消失的过程；再认是现实刺激与以往痕迹的联系过程；回忆是痕迹的重新活跃或复现。临床常见的记忆障碍如下：

1. 记忆增强（hypermnesia）　指病态的记忆增强，患者对不重要的事情及病前不能够回忆的事情都能回忆。主要见于躁狂发作和妄想性障碍。

2. 记忆减退（hypomnesia）　指识记、保持、再认或回忆普遍减退。见于躯体忧虑障碍、神经认知障碍，也可见于正常老年人。

3. 遗忘（amnesia）　指部分或全部地不能回忆以往经历的事件，即主要指回忆过程障碍。根据对事件遗忘的程度可分为完全性遗忘与部分性遗忘；根据遗忘与疾病的时间关系可分为顺行性遗忘、逆行性遗忘、界限性遗忘和进行性遗忘。

知识链接

不同形式的遗忘

1. 顺行性遗忘　不能回忆起疾病发生后一段时间内所经历的事件。遗忘与疾病发生同时开始。如某脑挫伤患者对如何被送入医院等情况不能回忆。多见于颅脑损伤伴有意识障碍者、老年性精神障碍及一氧化碳中毒者。

2. 逆行性遗忘　不能回忆起疾病发生前某一阶段的事情。如头部受到撞击致脑震荡的患者对于受伤经过不能回忆。多见于脑外伤、脑卒中发作后。

3. 界限性遗忘　指严重而强烈的心理创伤性情感体验引起的对某一特定阶段的遗忘，遗忘的内容多与该特定阶段内的不愉快事件相关。多见于分离障碍，又称游离性遗忘、心因性遗忘、选择性遗忘。

4. 进行性遗忘　遗忘日趋严重，由近事遗忘发展到远事遗忘，同时伴有日益加重的痴呆和淡漠。主要见于阿尔茨海默病。

4. 记忆错构（paramnesia）　指在遗忘的基础上，对过去经历过的事件在地点、情节、特别是时间上出现错误回忆。由于患者有过亲身经历，所以对错误的回忆坚信不疑。多见于各种原因引起的痴呆和酒精所致精神障碍。

5. 虚构（confabulation）　指在遗忘的基础上，以想象的、未曾亲身经历过的事件来填补记忆的缺损。其内容生动多变，带有荒诞色彩，常瞬间即忘。多见于各种原因引起的痴呆及酒精所致精神障碍。

（五）智力障碍

智力（intelligence）是运用既往获得的知识和经验，解决新问题、形成新概念的能力，是复杂的综合精神活动的功能，涉及感知、记忆、注意、思维等一系列认知过程，反映个体在认知活动方面的差异。智力可表现为计算力、理解力、综合力、分析力、判断力、推理力、创造力等。智力障碍可分为智力发育障碍及痴呆两大类型。

1. 智力发育障碍（intellectual developmental disorder）　指先天或 18 岁以前的大脑发育阶段，由于各种致病因素（如遗传、感染、中毒、头部外伤、内分泌异常或缺氧等）使大脑发育不良或受阻，智力发育停留在一定阶段。随着年龄增长，患者智力明显低于正常的同龄人。

2. 痴呆（dementia）　指智力发育成熟以后，由于各种原因损害原有智力所造成的智力减退状态。临床表现为创造性思维受损，抽象、理解、判断推理能力下降，记忆力、计算力下降，后天获得的知识丧失，工作和学习能力下降或丧失，甚至生活不能自理。根据大脑病理变化的性质、所涉及的范围及智力损害的广度，可将痴呆分为全面性痴呆、部分性痴呆和假性痴呆。

（1）全面性痴呆：大脑的病变主要为弥散性器质性损害，智力全面减退，常出现人格改变、定向障碍、自知力缺乏。见于阿尔茨海默病。

（2）部分性痴呆：大脑器质性病变仅限于局部区域。患者只产生记忆力减退、理解力削弱、分析综合困难等。人格保持良好，定向力完整，有一定自知力。可见于脑部疾病所致的神经认知障碍。

（3）假性痴呆：指由强烈的精神创伤导致的一种类似痴呆的表现，脑组织结构无任何器质性损害。治疗后，痴呆样表现很容易消失。可见于分离障碍及应激相关障碍等。有以下特殊类型：

1）甘瑟综合征（Ganser syndrome）：又称心因性假性痴呆，表现为对简单问题给予近似而错误的回答。如问患者"2 加 1 等于几"时，患者回答"等于 4"，给人以故意做错或开玩笑的感觉；再如将梳子反过来梳头、把裤子当作上衣穿等。但在生活中却能解决较复杂的问题，如下象棋、打扑克牌，一般生活也能够自理。

2）童样痴呆（puerilism）：以行为幼稚、模仿幼儿的言行为特征。成人患者表现为类似儿童一般的稚气，学幼童讲话的声调，自称是"小宝宝，才 3 岁"，逢人叫"阿姨""叔叔"等。

（六）定向障碍

定向力（orientation）指对时间、地点、人物及自身状态的认识能力。前者称为对周围环境的定向力，后者称为自我定向力。对环境或自身状况的认识能力丧失或认识错误称为定向障碍（disorientation）。定向障碍多见于器质性精神障碍伴有意识障碍时。定向障碍是意识障碍的一个重要标志，但有定向障碍不一定有意识障碍。

（七）自知力障碍

自知力（insight）又称领悟力或内省力，指对自己精神障碍认识和判断的能力。神经症患者有自知力，主动就医诉说病情，但精神病患者一般有不同程度的自知力缺失，往往拒绝治疗。通常若患者精神症状消失，并认识到自己的精神症状属于病态，即为自知力恢复。临床将有无自知力及自知力恢复的程度作为判断病情轻重和疾病好转程度的重要指标。自知力缺乏是精神病特有的表现。

二、心 境 障 碍

情感（affection）和情绪（emotion）在精神医学中常作为同义词使用，指个体对客观事物的态度和因之而产生的相应内心体验。心境（mood）指一段时间内持续保持的某种情绪状态。心境障碍又称情感障碍，必定涉及情绪和心境。

心境障碍通常表现为3种形式，即情感性质的改变、情感稳定性的改变及情感协调性的改变。

（一）情感性质的改变

1. 情感高涨（elation）　指正性情感活动显著增强，表现为与周围环境不相称的病态喜悦，患者自我感觉良好，兴高采烈，语音高昂，表情丰富生动。具有一定的感染性，易引起周围人的共鸣。常见于躁狂发作。

2. 欣快（euphoria）　是在智力障碍基础上出现的与周围环境不协调的愉快体验，表现为患者自得其乐，面部表情有满意和幸福愉快的表现，但给人以呆傻、愚蠢的感觉，且难以引起正常人的共鸣，同时患者自己也说不清高兴的原因。多见于神经认知障碍或醉酒状态。

3. 情绪低落（hypothymic depression）　与情感高涨相反，是负性情感活动明显增强，表现为忧心忡忡、表情沮丧、愁眉苦脸，患者常自卑自责自罪，感到自己一无是处，常伴有思维迟缓、动作减少。多见于抑郁发作。

4. 焦虑（anxiety）　指在缺乏相应的客观因素刺激下，患者出现过分担心和紧张恐惧的情感，可伴有心悸、出汗、手抖、尿频等自主神经功能紊乱表现。多见于焦虑障碍。

5. 恐惧（fear）　指面临不利或危险处境时出现的情绪反应。病态的恐惧指与现实威胁不相符的恐惧反应，表现为过分害怕、提心吊胆，伴有明显的自主神经功能紊乱症状，如心悸、气急、出汗、四肢发抖，甚至大小便失禁等。恐惧常伴有回避行为。多见于焦虑或恐惧相关性障碍。

（二）情感稳定性的改变

1. 情绪不稳（emotional instability）　表现为情感反应（喜、怒、哀、愁等）极易变化，从一种极端迅速转到另一极端，显得喜怒无常，变幻莫测。常见于分离障碍、神经认知障碍。

2. 情感淡漠（apathy）　指对外界任何刺激缺乏相应的情感反应，即使对与自身有密切利害关系的事情也如此。患者对周围发生的事无动于衷，面部表情呆板，内心体验贫乏。可见于慢性精神分裂症及脑部疾病所致的神经认知障碍。

3. 情感脆弱（emotional fragility）　指细微的外界刺激即引起明显的情绪波动。情感反应的变化强烈而迅速，常因无关紧要的事件而伤心流泪或兴奋激动，不能自制。常见于分离障碍、神经认知障碍等。

4. 易激惹（irritability）　指轻微刺激迅速引起强烈的恶劣情绪，如愤怒、激动等。常见于疲劳状态、人格障碍、焦虑障碍、精神分裂症、躁狂发作、妄想性障碍等。

5. 病理性激情（pathological affect）　指突然、强烈而短暂的情感暴发，常伴有意识模糊。往往表现为残酷的暴行，以至严重伤害他人。患者不能控制和认识自己的暴发性情感和行为，事后不能完全回忆。多见于脑外伤所致的神经认知障碍、精神分裂症和人格障碍等。

（三）情感协调性的改变

1. 情感倒错（parathymia）　指情感反应与内心体验或处境不协调，甚至截然相反。如患者在叙述自己受人迫害的妄想体验时却表现出愉快的表情。多见于精神分裂症。

2. 情感幼稚（affective infantility）　指成人的情感反应如同小孩，变得幼稚，没有理性控制，反应迅速、强烈而鲜明，缺乏节制和遮掩。见于分离障碍、人格障碍和痴呆。

3. 矛盾情感（ambivalent feeling）　指在同一时间内对同一人或事物体验到两种完全相反的

情感，患者既不感到两种情感的对立和矛盾，也不为此苦恼和不安，而将此相互矛盾的情感体验同时流露于外表或付诸行动，使人不可理解。常见于精神分裂症。

三、意志障碍

意志（volition）指自觉确定目标，并根据目标调节自身行动，克服困难，实现目标的心理过程。意志与认知活动、情感活动及行为密切联系、互相影响。意志障碍的主要表现有：

1. 意志增强（hyperbulia）　指意志活动增多。表现为在病态情感或妄想的支配下，持续坚持某些行为，表现出极大的顽固性。如疑病妄想患者到处求医；在夸大妄想的支配下，患者夜以继日地从事无效的发明创造；嫉妒妄想患者长期对配偶进行跟踪、监视、检查；躁狂状态时，患者对周围环境中的一切都感兴趣，终日忙忙碌碌，精力充沛，没有疲劳感。多见于精神分裂症、妄想性障碍和躁狂发作等。

2. 意志减退（hypobulia）　指病理性意志活动减少。表现为动机不足，缺乏积极主动性及进取心，对周围一切事物无兴趣以致意志消沉，不愿进行社交活动，严重时懒于料理日常生活。工作学习感到吃力，即使开始做某事也不能坚持到底。常见于抑郁发作及精神分裂症。

3. 意志缺失（abulia）　指意志活动缺乏。表现为对任何活动都缺乏动机和要求，对生活没有激情，对工作、学习缺乏责任心，处处需要别人督促和管理，严重时行为孤僻、退缩，甚至没有进食、饮水等本能要求，常伴有情感淡漠和思维贫乏。多见于精神分裂症、智力发育障碍及痴呆。

4. 矛盾意向（ambivalence）　表现为对同一事物同时出现两种完全相反的意向，但患者并不感到这两种意向的矛盾和对立，没有痛苦和不安。如患者遇到朋友时，想去握手却把手缩回来。多见于精神分裂症。

四、动作行为障碍

简单的随意和不随意行动称为动作（movement），如招手、点头等。有动机、有目的而进行的复杂随意运动称为行为（behavior）。两者既有区别又有联系，常联用，称为动作行为。正常人的动作行为与认知、情感和意志活动保持协调一致。动作行为障碍主要有以下表现：

1. 精神运动性兴奋（psychomotor excitement）　指整个精神活动增强，表现为动作行为和言语显著增多。可分为协调性精神运动性兴奋和不协调性精神运动性兴奋两类。

（1）协调性精神运动性兴奋：指动作行为及言语的增加与思维、情感、意志等精神活动协调一致，并与环境密切联系。患者的行为有目的、可理解，整个精神活动协调。多见于躁狂发作。

（2）不协调性精神运动性兴奋：指动作行为及言语的增多与思维、情感、意志等精神活动不相协调。动作行为杂乱无章，无动机及目的性，使人难以理解，与外界环境也不协调。可见于精神分裂症和谵妄状态。

2. 精神运动性抑制（psychomotor inhibition）　指动作行为和言语活动减少。主要包括木僵、蜡样屈曲、缄默症和违拗症。

（1）木僵（stupor）：指动作行为和言语活动减少或完全抑制，并经常保持一种固定姿势。轻时表现为少语、少动、表情呆滞，在无人时能自主进食，能自行大小便。严重时患者不言、不动、不食，面部表情固定，肌张力增高，对刺激缺乏反应，大小便潴留。如不予治疗，可维持很长时间。可见于精神分裂症、严重抑郁发作、应激障碍、脑部疾病所致的神经认知障碍等。

（2）蜡样屈曲（waxy flexibility）：在木僵的基础上，患者的肢体任人随意摆布，即使姿势不舒服，也较长时间似蜡像一样维持不动。如将患者头部抬高好似枕着枕头，此姿势可维持很长时间，称为"空气枕头"，此时患者意识清楚，病好后能回忆。多见于精神分裂症。

（3）缄默症（mutism）：指言语活动明显抑制。患者缄默不语，不回答问题，有时可以以手势示意或通过书写交流。见于分离障碍及精神分裂症。

（4）违拗症（negativism）：指对他人所提要求拒绝执行（被动性违拗）或做出相反动作（主动性违拗）。多见于精神分裂症、孤独症等。

3. 刻板动作（stereotyped act）　指持续单调地重复某一毫无意义的动作，常与刻板言语同时出现。多见于精神分裂症。

4. 模仿动作（echopraxia）　指无目的地模仿别人的动作，常与模仿言语同时存在。见于精神分裂症。

5. 作态（mannerism）　指患者做出古怪、愚蠢、幼稚做作的动作、姿势、步态与表情，如做怪相、扮鬼脸等。多见于精神分裂症。

6. 强迫动作（compulsive act）　指明知没有必要，却难以克制地重复某种动作行为，否则便焦虑不安。强迫动作常由强迫思维引发，如强迫性洗涤、强迫性检查等。多见于强迫症。

五、意 识 障 碍

意识（consciousness）指个体对周围环境及自身状态的认识和反应能力。大脑皮质及网状上行激活系统的兴奋性对维持意识起着重要作用。定向障碍是判断意识障碍的重要指标。当意识障碍时，精神活动普遍抑制，可分为周围环境意识障碍和自我意识障碍两种。周围环境意识障碍可表现为意识清晰度降低、意识范围缩小及意识内容变化。

（一）周围环境意识障碍

根据意识清晰度受损的严重程度，依次分为嗜睡、意识混浊、昏睡和昏迷。以意识内容变化为主的意识障碍包含朦胧状态、谵妄、梦样状态等。分述如下：

1. 嗜睡（drowsiness）　指意识清晰度降低较轻微，患者经常处于睡眠状态，轻声呼叫或推动其肢体可立即清醒，并能正确地进行简单交谈或动作，停止刺激后又进入睡眠状态。

2. 意识混浊（clouding of consciousness）　指意识清晰度轻度受损，患者对外界刺激反应阈值明显增高，思维缓慢，内容贫乏，注意、记忆、理解均困难，表情迟钝、反应迟钝，能回答简单问题，但对复杂问题则表现茫然。存在周围环境定向障碍。此时吞咽、对光反射存在，可出现原始动作，如吸吮、强握等。

3. 昏睡（sopor）　指意识清晰度进一步降低，呼叫、推动患者已不能引起反应，但强烈的疼痛刺激（如针刺手足或压眶）可引起疼痛躲避反应。可有震颤和不自主运动，角膜反射、睫毛反射等减退，对光反射、吞咽反射迟钝但仍存在，可有深反射亢进、手足震颤及不自主运动和病理反射。周围环境定向力及自我定向力均丧失。

4. 昏迷（coma）　指意识完全丧失，以痛觉反应和随意运动消失为特征。患者无自发动作，对任何刺激没有反应，防御反射、吞咽反射、睫毛反射、角膜反射、对光反射等各种反射均可消失，并可出现病理反射。

5. 朦胧状态（twilight state）　指一种意识范围明显缩窄和意识清晰度明显降低的状态。患者在缩窄的意识范围内可有相对正常的感知觉及协调连贯的复杂行为，但不能正确感知此范围以外的事物，定向障碍明显，表情呆板或茫然，联想困难，有片段错觉、幻觉和妄想，可在幻觉、妄想支配下产生攻击他人的行为，常忽然发生，突然中止，反复发作，持续数分钟至数小时，事后有不同程度的遗忘。

6. 谵妄状态（delirium）　指在意识清晰程度明显下降的状态下，出现不协调性精神运动性兴奋和感知障碍，常为大量恐怖性错觉和幻觉，引发紧张、恐惧的情感反应，语言不连贯，喃喃自语或喊叫，行为冲动杂乱无章。此时定向障碍明显，发作历时较短，一般为数小时，偶可至数天，有昼轻夜重的特点,发作后陷入深睡,醒后有不同程度的遗忘。

7. 梦样状态(oneiroid state)　指在意识清晰度降低的同时有梦境及幻想体验,并且常为梦境遭遇的直接参与者,其内容形象模糊不清,以假性幻觉为主,对外界刺激反应迟钝或无反应,与周围环境缺乏联系,患者可有梦呓样自语,偶尔可出现兴奋不安。一般持续数日或数月,恢复后对梦样内容能部分回忆。见于神经认知障碍。

上述症状中,前四种意识障碍以意识清晰度降低为特征,后三种意识障碍以意识清晰度下降伴意识范围缩小或意识内容变化为特征。

(二)自我意识障碍

1. 人格解体(depersonalization)　是对自身的不真实体验。此时患者可觉察不到自身躯体或精神活动的存在,如说自己的躯体和灵魂已不在世界上了、自己的大脑已不存在等。

2. 交替人格(alternating personality)　指在不同时间可交替体验和表现两种不同的人格。

3. 双重人格(dual personality)及多重人格(multiple personality)　指同时可体验和表现两种或多种不同的人格,如同时在一方面以甲的身份而另一方面又以乙的身份、思想和言行的精神活动方式出现。

4. 人格转换(transformation of personality)　指患者否认原来的自身,自称已变为另一个人或动物,但其思想、言行等精神活动方式不变。

上述症状中,人格解体属于存在性意识障碍,交替人格、双重人格、人格转换属于意识同一性障碍。

(三)其他意识障碍

1. 梦游症(somnambulism)　指患者处于一种睡眠到觉醒的过渡状态,多在入睡后1～2小时发生,表现为突然起床,进行简单而无目的的活动。持续数分钟后回到床上重新安静入睡,醒后完全遗忘。多见于儿童或癫痫患者。

2. 神游症(fugue)　指患者在白天处于一种睡眠到觉醒的过渡状态,无目的地外出漫游,或旅行,一般持续数小时或数天,有时更长。常突然清醒,对发作中的经历有不同程度的遗忘。

（曾　艳）

扫一扫,测一测

? 复习思考题

1. 试述错觉和幻觉的概念。
2. 试述思维形式障碍的主要类型。
3. 试述妄想的定义、主要特征及临床意义。
4. 试述常见记忆障碍的类型。
5. 试述痴呆的分类及具体表现。
6. 试述周围环境意识障碍的主要临床表现。
7. 试述情绪低落及情感淡漠的概念及两者的区别。
8. 阐述精神运动性兴奋和精神运动性抑制的主要临床表现。

第三章 精神科护理技能

> ## 学习目标
>
> 掌握治疗性护患关系建立的要求和过程;掌握精神科专科监护技能。熟悉精神障碍的护理观察与记录;熟悉精神科康复护理。了解精神科患者的组织与管理。

在精神科护理工作中,运用沟通技巧、加强疾病观察与记录、正确应对患者的危机事件、对患者进行针对性康复训练是护理人员必须具备的技能。

第一节 治疗性护患关系的建立

治疗性护患关系是一种以护理人员和患者及家属人际关系建立的过程为基础,以提高患者最佳利益和结果为目的的关系。有效的护理有赖于护理人员对患者的了解,是所有护理实践的中心。建立互相信任、开放、良好的护患关系,是有效护理的前提条件。

一、建立治疗性护患关系的要求

(一)了解患者的基本情况

护理人员与患者接触时,首先应了解患者的基本情况,选择恰当的沟通方式,确定适当的交谈内容,为患者提供其所需要的帮助。

1. 了解患者的姓名、性别、年龄、民族、籍贯、宗教信仰、文化程度、职业、个性特征、兴趣爱好、生活习惯、婚姻家庭情况、经济状况等。

2. 了解患者的精神症状、发病经过、诊断、主要治疗、护理要点、特殊注意事项、患者及家属对疾病的认识及关注情况等。

(二)正确认识精神障碍

精神障碍是一类具有诊断意义的精神方面问题,特征为认知、情绪、情感、意志、行为和人格等精神活动出现异常表现,可伴有痛苦体验和/或功能损害,严重时会损害个体的生物及社会功能,影响正常的生活、工作、学习及人际交往等。许多患者不主动就医而延误了治疗。

(三)尊重并理解患者

护理人员要接纳患者,平等对待不同患者,不进行道德评判,不能因其出现特殊的症状而嘲笑或愚弄患者;尊重患者的知情权,以取得其合作;尽量满足患者的合理需求;对于患者的隐私和病史要保密。

(四)确保态度持续一致

护理人员应保持持续性与一致性的态度和行为。护理人员相对固定,形成一种循序渐进的持续性沟通方式。对同一患者的态度应前后一致,对不同患者以同样的真诚,维持一致性的态度,使患者有安全感,减轻焦虑。

(五)加强护理人员自身修养

护理人员良好的形象会使患者感到愉快、舒适、亲切;和蔼的态度可以增加患者的安全感;高度的预见性和敏锐的观察力有利于护理人员掌握疾病的症状及发展规律,及时做好防范及应对措施。因此,护理人员要加强自身修养。

二、建立治疗性护患关系的过程

护理人员与患者建立治疗性护患关系的过程分为介绍期、认同期与工作期和结束期 3 个阶段。各阶段可有重叠,无明显界限,无时间限制,但有一定的顺序。

(一)介绍期

介绍期是护理人员与患者接触的最初阶段,是建立相互信任的关键时期。护理人员应了解患者就医的原因,做好入院评估,介绍环境及医护人员,拟定沟通会谈计划,制定护理计划,建立良好的护患关系。

(二)认同期与工作期

主要的治疗工作在认同期与工作期,此期目标是确认和解决患者的问题。在此阶段,护患共同制定治疗目标,达成达标协议。护理人员鼓励患者分享自己的想法、行为和感受,协助患者找到压力源,处理焦虑。护理人员可以有针对性地提出问题,深入地讨论患者的感受、期望,帮助其制定相应的护理计划,肯定患者的能力,帮助其恢复自信,达到治疗目的。

(三)结束期

结束期是治疗性护患关系的最后阶段,患者的症状或问题得到缓解,社会功能改善,自知力增强,达到预期目标。护理人员应根据此时的护理诊断调整护理措施,如缩短会谈时间,使患者慢慢回归社会,独立面对社会。护理人员主动与患者沟通,帮助患者尽早回归社会,减少患者因出院产生不适甚至焦虑情绪。

三、建立治疗性护患关系的技巧

护患沟通是护理人员与患者及其家属之间的信息和感情交流,良好的护患沟通可以提高患者的依从性,增强其康复信心,减少和避免护患纠纷。

(一)沟通的要求

1. 保密 护理人员与患者及家属的接触时间较其他医务人员多,发现患者生活及疾病隐私的机会较多,应当秉承保密原则,不在医疗护理范围之外进行扩散。

2. 以患者为中心 以患者的利益为中心,最大程度地保护患者的利益。

3. 制定相应的护理目标 制定完整的护理目标,并以目标为导向完成治疗性沟通。

4. 接纳患者 沟通时,护理人员要理解患者因受精神症状的影响而产生的行为,不批判,以防阻碍治疗性沟通的进行。

5. 避免过多的自我暴露 鼓励患者进行自我暴露,以增强患者对自身疾病的认识及解决问题的能力。护理人员可适当地自我暴露,但不能过多,以免将沟通的焦点转移到护理人员身上。

(二)切题会谈

切题会谈是精神科重要的沟通方式,分为准备与计划、开始交谈、引导交谈和结束交谈 4 个阶段:

1. 准备与计划阶段 主要是熟悉资料、准备环境、安排时间及确定目标。护理人员应做好自身准备,举止稳重,态度温和,衣着得体,调整好心理状态。了解交谈的任务,制定提纲,阅读病历以了解患者的病史、治疗经过及本次入院的诊治情况。根据交谈的性质和目的选择合适的时间和环境。注意提供"隐秘性"的环境并保护患者的隐私。

2. 开始交谈阶段　主要以给患者一个良好的首次印象、促进有效沟通为目的。护理人员应礼貌地介绍自己,并向患者说明本次交谈的目的和大致需要的时间,给患者留下良好的印象,使患者处于相对轻松的环境,从而使交谈顺利地进行。

3. 引导交谈阶段　此阶段是治疗性沟通的重要部分,是会谈成败的关键所在,也是治疗性护患关系能否形成和发展的关键。

(1)共情:也称同理心,指从对方的角度来认识其思想、体验其情感,并产生共鸣。通俗地讲就是"换位思考""将心比心"。护理人员与患者之间的心理距离越小,关系就越亲密。

(2)提问:是交谈的基本方式,可以快速地围绕主题进行信息收集与核实,其有效性将决定收集资料的有效性。可分为:

1)封闭式提问(有方向的提问):患者的应答限制在特定的范围之内,回答问题的选择性很小,有时只要求回答"是"或"不是"。

2)开放式提问(没有方向的提问):问题范围较广,不限制患者的回答,可引导其开阔思路,鼓励其说出自己的观点、意见、想法和感觉。

(3)倾听:倾听是交流的基础,在人际交往中占有非常重要的位置。通过倾听,护理人员能了解患者存在的问题,从而有针对性地提供帮助。

(4)阐释:常用于解答患者的疑问,消除患者心存的问题或疑惑,如诊断依据、治疗反应、病情严重程度、预后及各种注意事项等。

(5)理解、支持:护理人员运用共情技巧,理解患者的处境,体察患者的心情,针对不同的患者选用不同的安慰性语言。

(6)沉默:恰到好处地运用沉默可以促进沟通。如面对偏激的患者时,以沉默化解紧张气氛效果更好。

(7)与不同精神症状患者沟通的技巧

1)对于妄想患者,护理人员要引导并启发患者述说,护理人员以倾听为主,不评价、不争辩,以免成为患者妄想的对象,待患者病情稳定时再帮助其认识。

2)对于缄默不语的患者,护理人员可坐其身边,表示理解和重视。

3)对有攻击行为的患者,护理人员应避免与其单独共处,避免激惹性语言,不要站在患者正面,而应站在其侧面或1米之外。如果发现患者有攻击行为,可以迅速组织人员控制现场,用坚定而温和的态度劝说,暗示其局面已得到控制。

4)对于有抑郁情绪的患者,护理人员要诱导患者述说内心的痛苦,多用积极的语言安慰鼓励,并使其在护理人员的视线范围内活动。

5)对于木僵或分离障碍患者,忌在其面前谈论病情,防止其突然转为冲动而伤害他人。

6)对于异性患者,护理人员的态度要自然、谨慎、稳重,以免患者把正常的关心当作恋情,产生误会。

7)与兴奋患者沟通时应冷静,语言温和。

4. 结束交谈阶段　顺利地结束交谈可以为下一次交谈及建立治疗性护患关系打下基础,由于开始交谈时已告知了交谈大致需要的时间,所以接近尾声时应给予适当的提醒,同时暗示本次交谈很顺利,相处很融洽。不能突然终止谈话,无故离开。

5. 与家属交谈　护理人员应有礼貌地向患者家属介绍自己,告知收集资料的目的是为患者制定护理计划,同时了解家属对患者的态度及对精神障碍的认识程度,便于对患者家属开展健康教育。

四、影响治疗性护患关系的相关因素

（一）护理人员自身问题

护理人员缺乏与沟通相关的理论知识和技巧、自身个性不成熟均会阻碍交流的进行。

（二）交谈前缺少计划

交谈中，患者感觉到护理人员不了解其基本情况，对交谈目的不明确，缺乏针对性，会认为自己不受重视而不愿接受谈话。

（三）护患双方的认知差异

护患双方在价值观、知识层面、处事态度、语言技巧、经历及经验方面存在着较大差异，也会影响沟通的顺利进行。

（四）使用非治疗性沟通技巧

尽量避免不切合实际的保证、与事实不符的形容和赞美、批评指责患者的想法和行为、过度提问、与患者争辩或对患者进行说教等。

（五）其他

交谈环境杂乱、泄露患者隐私、不同护理人员对待患者的态度不一致等都是不利于治疗性沟通的因素。

第二节　精神障碍的护理观察与记录

密切观察病情、及时掌握病情变化并书写护理记录是护理工作的重要内容。护理人员通过对患者病情变化及行为表现的观察及时发现问题，对护理计划进行修订，确保护理活动的目的性、客观性和全面性，对提高护理质量有重要意义。

一、护　理　观　察

精神症状的表现通常很难在很短的时间内完全表露出来，除依靠病史及各种辅助检查外，还需全方位地观察，才能做出明确的判断。

（一）观察的内容

1. 一般情况　患者的仪容仪表、修饰、个人卫生情况、衣着和步态；全身有无外伤；个人生活自理能力；饮食、睡眠、排泄及月经情况；参加文娱活动情况；接触是主动还是被动；对医护人员及周围环境的态度。

2. 精神症状　患者有无自知力；有无意识障碍；有无幻觉、妄想；有无自杀、自伤、伤人、毁物、强迫行为、刻板行为、模仿行为等病态行为；情感稳定性和协调性如何；有无思维中断、思维不连贯、破裂思维和强迫观念；症状有无周期性变化等。

3. 躯体情况　患者的生命体征是否正常；有无躯体疾病或症状；有无水肿、脱水、呕吐或外伤等。

4. 治疗情况　患者对治疗的合作程度如何；治疗效果及药物不良反应如何；有无藏药、拒绝治疗的行为及药物过敏等。

5. 心理需求　患者目前的心理状况和心理需求；目前急需解决的问题及心理护理的效果评价。

6. 社会功能　包括学习、工作、人际交往能力，以及生活自理能力等。

7. 环境观察　基本设施有无安全隐患，周围环境中有无危险物品；病房环境是否安静、安全、卫生、整洁、舒适。

（二）观察的方法

1. 直接观察法　是护理工作中最重要的、最常用的观察方法。护理人员与患者直接接触，面对面地进行交谈或护理评估，以了解患者的思维内容、应答是否切题、注意力是否集中、情感是否淡漠。同时通过观察患者的动作、表情和行为了解患者的症状、思想情况和心理状态。此方法获得的资料相对客观、真实、可靠，对制定符合患者自身特点的护理计划非常重要。这种方法适用于意识相对清晰、交谈合作的患者。

2. 间接观察法　护理人员通过患者的亲朋好友、同事及病友了解患者的情况，或通过患者的书信、娱乐活动、日记、绘画及手工作品，从侧面观察患者独处或与人交往时的精神活动表现，了解患者的思维内容和病情变化。此方法获得的资料是直接观察法的补充，适用于不肯暴露内心活动或思维内容、不合作、情绪激动的患者。

大多数精神障碍患者不会主动诉说，或将自己的不适归为错误的认知，护理人员需要主动、有意识地观察患者的病情。在观察、评估患者的病情时，两种方法应共同使用，相互补充。

（三）观察的要求

1. 观察要具有目的性、计划性、客观性　护理人员需要知道哪方面的信息要作为重点观察内容，并客观记录。

2. 观察要有整体性

（1）对某一患者的整体观察：护理人员应从健康史、躯体情况、心理社会状况等方面对患者住院期间各个方面的表现进行全面的观察，充分评估，制定护理计划。

（2）对病房所有患者的整体观察：掌握每个患者的主要特点，由于精神障碍具有特殊性，患者的行为存在突发性和不可预料性。对于重点观察的患者或特殊患者做到心中有数，亦要顾及一般患者，特别是平时不说不动的患者，要更加注意，此类患者主诉少，关注不足容易出现意外。

（3）对疾病不同阶段的观察：对新入院患者，从一般情况、心理情况、躯体情况等全面观察；治疗初期重点观察患者对治疗的态度、治疗效果和不良反应；缓解期主要观察患者的精神症状及心理状态；恢复期重点观察症状消失的情况、自知力恢复的程度及对出院的态度。有心理问题的患者重点观察其心理反应与需求；平时沉默的患者突然多语兴奋、平时积极参加活动的患者突然不愿活动等，应及时发现患者与以往的不同，找到原因，帮助患者解决问题，预防意外发生。

3. 在患者不知不觉中观察　在治疗护理过程中或轻松的交谈中患者的表现比较真实。交谈过程中不记录，避免患者感到紧张与焦虑。有自杀观念的患者如厕时，为防止意外，护理人员应入内查看，为不引起怀疑，可以关切地问"需要手纸吗"等，让患者感到自己是被关心而不是被监视。

知识链接

中医学中的"四诊合参"

望、闻、问、切四诊在病史采集和诊断中意义重大。《素问·五过论》中指出，四诊时，须先问清患者所经历的人事变迁、情绪波折等，诊疗过程中所犯的五种过失"皆受术不通，人事不明"，往往是导致诊断差错的主要原因。《素问·征四失论》肯定了人的贫富、勇怯等在诊断上的意义，医生若不明白人事变化、社会变迁等心理因素对疾病的影响，就不可能对疾病做出正确诊断。历代医家不断补充、丰富和发展了中医心理诊断的思想。皇甫谧在《针灸甲乙经》中指出，疾病观察除包括脏腑经络、血气色候外，还须注意天时、地理等自然的变化，以及人情、事物、心理、社会等因素的影响。沈括在《苏沈良方》中指出，除诊气口六脉之外，"必察其声音、颜色、举动、肤理、性情，问其所为，考其所行"。张景岳在《类经》中明确指出心理诊断的注意事项，并对心理诊断做了具体的阐述。

二、护 理 记 录

护理记录是护理人员对患者进行病情观察和实施护理措施的原始文字记载,能及时反映患者的健康状况、病情变化及护理过程。为保证其正确性、完整性和原始性,书写必须规范并妥善保管。及时、准确、完整、简要和清晰是书写的基本原则。

(一)记录的方式与内容

1. 入院护理评估单(又称护理病历或护理病史)　入院评估一般在患者入院 8 小时内完成,记录方式有表格式填写、叙述式填写。记录内容包括一般资料、简要病史、精神症状、基本情况、心理社会情况、日常生活与自理程度、护理体检、疾病诊断、护理诊断、护理要点和入院宣教等。

2. 交班报告　按照整体护理的要求,记录患者的住院时间、入院诊断、入院方式、生命体征、主诉、主要病情、精神症状及躯体情况,以便护理人员全面掌握患者的病情变化。由当班护理人员完成,向下一班交班。部分医院交班报告已经简化,只需记录患者的姓名、诊断、入院时间等简单项目,作交班提示用。

3. 临床护理记录单　把护理诊断、护理措施、效果评价融为一体,便于记录。包括患者的病情(或病情变化、特殊生命体征)、治疗、饮食、睡眠、出入量和治疗护理要点等。

4. 护理观察量表　是以量表方式作为观察病情、评定病情的一种记录方法。

5. 其他

(1)健康教育评估:评估患者接受入院、住院、出院的健康教育后,对良好生活习惯、精神卫生知识、疾病知识及对自身疾病的认识程度。

(2)出院指导:对患者出院后的服药、饮食、作息、社会适应能力、定期复查等进行具体的指导。

(3)护理小结与效果评价:主要对患者在住院期间护理程序实施的效果与存在问题做总结记录,最后经护理人员全面了解后做出评价记录。

(二)记录的要求

记录时客观、真实、及时、准确、具体、简明,不可随意杜撰。书写项目齐全,字迹清晰,不可涂改,书写过程中出现错别字时,应当用双线划在错别字上,保持原错别字清晰可见,并将正确字写在上方并签名、签修改时间。记录完整后签全名及时间。如果记录为电子版,需打印并签名,不可在打印的护理记录单中涂改。

第三节　精神科康复护理

精神障碍病程迁延,易复发。长期患病使患者的躯体功能和神经功能发生退行性变,复发次数越多,恢复到原来功能的机会越小。精神障碍的康复与躯体疾病康复相一致,即运用一切可采取的手段,尽量纠正精神障碍的病态表现,最大限度地恢复适应社会生活的精神功能。主要对象包括各类精神病及精神障碍的残疾者,其中大部分为重性精神病患者,且主要是慢性精神病患者。目的是提高患者的生活质量,增强适应社会的能力,改善职业功能水平。康复有三项基本原则,即功能训练、全面康复、回归社会。功能训练是康复的方法和手段,包括各种功能活动,如心理活动、躯体活动、语言交流、职业活动等方面的能力训练;全面康复是康复的准则和方针,使患者生理、心理和社会功能实现全面的康复;回归社会是康复的目标和方向。

一、康 复 措 施

精神康复贯穿于精神障碍急性期和慢性期的全过程。各类急性和慢性精神障碍患者都存在不同程度和形式的功能障碍，从急性期演变到慢性期又是功能障碍发展的过程。因此，应尽可能从疾病的急性期开始采取改善功能障碍的措施，才能收到更好的康复效果。目前，精神康复服务主要面向大量具有功能缺陷的慢性患者，对其采取各种有效的康复措施以最大限度地恢复社会功能。

（一）急性治疗期的康复措施

康复工作开始越早，预防残疾发生的机会就越大。精神障碍患者确诊后，护理人员应当根据患者的具体病情对患者进行技能训练，包括鼓励患者参加集体活动、教会患者应对症状的技巧、提高和恢复人际交往能力等。

（二）巩固治疗期的康复措施

当急性期症状缓解后，患者便进入了巩固治疗期，护理人员可以根据患者情况给予独立生活技能训练，如药物治疗自我管理能力的训练，以提高患者药物治疗的依从性，为出院后的康复做准备。

（三）维持治疗期的康复措施

维持治疗期疾病已处于缓解状态，以后的重点是预防，帮助患者恢复和提高社会功能。具体康复措施有生活、学习、就业行为的康复技能训练，以及社会交往、业余活动安排等训练。

在精神障碍的康复中，要重视对患者家属的支持和帮助，同时也要防止患者产生依赖，不要对患者的一切事务包办代替。

二、康　复　步　骤

精神康复工作的开展及完成，按照以下程序和步骤进行：

（一）精神康复的评估

评估是精神康复工作的关键。评估患者的既往经历、目前社会功能水平、所处的社会环境、躯体和精神状况及其对疾病和未来的态度和希望。

1. 精神障碍的诊断和目前的主要症状，以及其对患者行为影响的评估　精神症状的类型和严重程度会对精神障碍患者的社会行为和康复干预及治疗产生极大的影响，因此，评估非常重要。尤其是对患者行为的评估，利于建立和巩固良好的行为。同时，注意评估行为与环境条件、个人情况、知识水平、年龄、性别等的密切关系，根据行为出现的时间、地点、频度和不同文化背景等来判断患者的行为是否正常。临床常用的症状评定量表有简明精神病量表（BPRS）、阴性症状评定量表（SANS）、阳性症状评定量表（SAPS）等。

2. 社会功能评估　这是康复过程的最基本环节，对制定康复计划十分重要。常用的评定工具有用于住院患者评估的霍尔（Hall）和贝克（Baker）的康复评估量表、评定社会适应能力的独立生活技能调查表、评定精神疾病康复效果的 Morning Side 康复状态量表（MRSS）和社会功能评定量表（DAS/WHO）。评估时不能只注重患者的缺陷和异常而忽略了其能力和本身条件，应避免过高或过低评估，因此，应在不同的观察背景下进行多次评估。

3. 躯体状况和人际关系评估　在康复过程中一定要注意评估精神障碍患者是否存在躯体疾病。同时，在康复评估的过程中需要对患者的人际关系进行评估，包括家庭关系和其他社会关系。

4. 优势评估　优势评估的框架为生理、物质、心理及社会优势层面。如发现患者的优势资源，应以优势为核心，利用优势转移其对存在问题的过度注意，通过优势进行自我帮助和发展。

（二）制定康复计划

康复计划包括所要达到的目标及具体实施步骤。目标要根据家庭、社会对患者的要求及患者实际存在的能力来确定，并且要明确，不能含糊不清，如长期住院的精神障碍患者不会洗脸、刷牙，则其康复目标应是学会料理自己的生活，如洗脸、刷牙。在制定康复计划时，要与患者就最终目标达成共识。

（三）确定康复进程

1. 制定康复干预措施 针对患者的功能损害，制定最适宜并符合实际情况的干预措施。康复措施不宜过多，以不超过4～5项较为合适。康复内容主要包括生理、心理、职业和社交康复。

2. 确定具体康复步骤 制定实现短期和长期康复目标的时间表。

3. 康复疗效评估 康复疗效的观察是一个动态连续的过程。通过临床观察、量表复评和阶段性小结，判断康复目标、计划是否合理，是否需再次修订或进行完善等，从而保证整个康复过程的客观、真实、有效。

4. 确定新的康复目标，制定新的康复进程。

三、康 复 内 容

（一）始动性缺乏的行为训练

始动性缺乏指患者能够完成却从不主动去做的行为，要在护理人员的督促或要求下被动完成。患者受疾病影响逐渐出现生活懒散、孤僻退缩、精神衰退等始动性缺乏表现。始动性可分为两类，第一类为自我服务性行为，即个人生活行为，包括起床、洗漱等技巧；第二类为社会活动的始动性，如职业活动、运用各种社会设施等。

1. 独立生活技能训练 针对病程较长的慢性衰退患者，护理人员设置实际的生活技能训练内容，督促和指导患者完成各种活动。

2. 文体娱乐活动训练 如唱歌、跳舞、看书、读报等，重点在于培养患者的社会活动能力，增强社会适应能力，改善社交能力。

（二）药物治疗的自我管理

1. 药物治疗的自我管理程式 美国加利福尼亚大学洛杉矶分校（UCLA）著名精神康复专家李伯曼（Robert P.Liberman）等编制了药物治疗的自我管理程式，共分以下6个部分：运用行为矫正疗法矫正始动性缺乏；再进行眼神接触、姿势、体态、面部表情、说话声音、语言流畅等方面的社交技能训练；康复师或护理人员告知患者训练的目的，了解患者对服药的看法；让患者掌握药物的一般常识，了解急性期、症状控制后用药的原因；让患者学习正确的服药技术或方法，学会评估药物对自己所起的作用，并记录；识别并处置药物副作用，与医务人员商讨药物作用有关的问题。

2. 药物治疗的自我管理训练方法 包括7个方面。①介绍即将进行训练的主题，鼓励患者积极参加；②通过播放录像示范应掌握和使用的各种技能，用提问和回答的方法复习所学技能；③角色扮演；④讨论要使用这些技能时所需要具备的条件；⑤解决使用这些技能时出现的问题；⑥运用所学的技能，与医务工作者在实际环境中进行练习；⑦完成课后作业。

（三）社会技能康复训练

1. 社会角色技能训练 对于慢性精神障碍患者，设置一个与社会交往方面需要解决的问题相关的情景，护理人员帮助其在角色扮演过程中尽量处理好各种现实问题。患者通过扮演其中的角色，使自己胜任其正确的社会角色。

2. 人际交往训练 教会患者怎样主动与朋友、同事打招呼，怎样称呼、关爱对方并有效交谈。进行交谈技巧训练，交谈时目光对视，注意姿势、表情、语调变化是否正常、语速快慢是否适度及精力是否充沛等。教会患者适当利用公共设施，如与亲戚朋友看电影、逛公园等。

（四）学习行为技能训练

首先训练患者遵守时间，如按时起床、上课、读报等。其次训练其要坐得住、听得进、多实践、积极参与讨论。对慢性精神障碍患者的学习训练可采用两种方式：一种是住院期间较为普遍进行的各种类型的教育性活动,如卫生知识教育等,教学形式、内容、时间要适当,一般不超过 1小时;另一种培训方式是定期开办学习班对患者进行培训,可教授一些简单的文化知识、简单的算术和绘画等,时长 1~2 小时。

(五)职业技能康复训练

根据患者原有职业的特点、兴趣爱好及目前状态选择合适的职业技能培训。培训的形式在国外有寄宿公寓、日间住院或夜间住院等,我国一般在精神病防治站或残疾人职业培训中心进行。

1. 简单作业训练　是对患者进行就业行为训练的初级阶段,根据病情特点对各类患者进行分组训练,给予不同的数量与质量要求,以期取得较好的效果。

2. 工艺制作训练　又称为工艺疗法,训练患者进行手工操作,对象以精神残疾程度较轻且有志于学习技艺者为主。工艺制作训练大致有串珠、陶艺、服装剪裁等。

3. 就业前训练　是患者回归社会就业前的准备活动,在此期间仍有护理人员照料,工作时间较短,但劳动性质及数量与一般工厂相近,以利于患者恢复工作。护理人员根据患者患病前的工作能力,帮助其在职业训练中调整心态,适应这种有规律的生活,对患者的不适应行为和工作中遇到的压力给予及时处理,缓解职业技能训练过程中的种种矛盾。

第四节　精神科患者的组织与管理

一、开放式管理

(一)开放式管理的目的及适应类型

开放式管理的目的是锻炼和培养稳定期患者的社会适应能力,提高患者生活的自信心,早日回归社会。适用于病情稳定、康复期待出院及安心住院、配合治疗并能自觉遵守医院各项管理规定的患者。

(二)开放式管理的类型

1. 半开放式管理　住院患者在病情允许的情况下,由医生开具医嘱,在完成每天的常规治疗后可以在家属陪同下外出活动,周末可由家属陪伴回家,周一返院。通过社会交往活动使患者不脱离社会,增强生活的自信心,早日回归社会。

2. 全开放式管理　病房环境是完全开放的,患者在家属陪同下可以随时外出,有自我管理的权力。患者多数是自愿接受治疗,希望有更多的知情权,对于生活和物品的管理也是以自我管理为主。

(三)开放式管理的实施办法

1. 患者收治及病情评估　是做好安全管理工作的前提,收治的患者经精神科门诊医生初步诊断后登记住院,病房医生与患者及其家属或监护人签署"入院告知书"和各种知情协议书,并对其进行评估后收入病房。若患者存在严重的冲动、出走、伤人毁物、自杀自伤等风险则不宜收入开放式病房。同时,通过签订入院知情协议书,让患者了解住院期间应承担的责任和义务,提高其依从性,从而减少医疗纠纷的发生。

2. 强化制度管理　建立完善的开放式病房管理制度,包括住院知情同意书、陪护管理制度、外出请假制度、药品及个人物品管理制度、患者住院期间的权利与义务等。

3. 加强患者行为管理,做好健康宣教　定期举办有针对性的健康教育讲座,指导患者正确处理不良生活事件的技巧;对患者存在的不遵医行为给予说服教育以保证治疗的正常进行。

二、封闭式管理

（一）封闭式管理的目的及适应类型

封闭式管理模式便于组织管理、观察和照顾精神障碍患者，可以有效防止意外事件的发生。适用于精神障碍急性期及严重的冲动、伤人、毁物、自杀自伤、病情波动、无自知力的患者。

（二）封闭式管理的实施办法

1. 制定相关制度　包括患者作息制度、住院休养制度、探视制度等。

2. 注重心理护理，倡导人文关怀　帮助患者正确认识疾病；对有一定特长的患者，应引导其发挥特长，让其认识到自身存在的价值，从中感受到快乐。

3. 严密观察病情，增强责任心　护理人员在工作中要有高度的责任心，严密观察病情，防范自伤、自杀、冲动、伤人等意外事件的发生。

4. 安排丰富的工娱活动　可根据患者的病情，结合患者的爱好，在病房或院内安排各种活动。

三、精神科的分级护理

分级护理指根据患者病情的轻重缓急和其对自身、他人、病房安全的影响程度，按照护理程序的工作方法，制定不同的护理措施。其级别分为特级护理、一级护理、二级护理和三级护理。

（一）特级护理的适用范围与内容

1. 特级护理的适用范围　精神病伴有严重躯体疾病，病情危重，随时有生命危险，生活完全不能自理者；因精神药物引起严重不良反应（如急性粒细胞减少、恶性综合征等）危及生命者；有严重的冲动、伤人、自杀及出走行为；有意识障碍、中度木僵；严重的痴呆、抑郁、躁狂状态。

2. 特级护理的内容

（1）设专人护理，评估病情，制定护理计划，严密观察生命体征的变化，保持电解质平衡，准确记录出入量，并做好护理记录。

（2）正确执行医嘱，按时完成治疗和用药。保持急救药品和抢救器材的良好功能状态，随时做好抢救准备。患者的活动均应在护理人员的视线范围内，对重点"三防"（即防坠床、防自杀、防出走）的患者，必要时进行保护性约束。严格执行约束制度，保持患者卧位舒适及功能位。

（3）做好基础护理，每天晨晚间各护理一次，保证患者口腔、头发、手足、皮肤、会阴及床单位清洁。协助卧床患者床上移动、翻身及有效咳嗽，每2小时一次，保证患者皮肤无压力性损伤。

（4）加强留置导管的护理，无导管污染及脱落。

（5）履行相关告知制度并针对疾病进行健康教育。

（6）详细记录，做好口头交班、书面交班、床边交班。

（二）一级护理的适用范围与内容

1. 一级护理的适用范围　精神症状急性期；严重药物不良反应；生活部分可以自理，但病情随时可能有变化；特殊治疗需观察病情变化。

2. 一级护理的内容

（1）安全护理措施到位，经常与患者交谈，定时巡视，密切观察病情，根据患者入院管理的性质（开放式管理或封闭式管理）、是否为"三防"患者并结合病情，确定巡视间隔时间（15分钟～1小时不等）。观察治疗过程中的各种副反应，以及有无自伤、自杀倾向，严防患者冲动、自杀、出走等行为。患者睡眠时一律不准蒙头，出入厕所要有人陪伴。当班护理人员要做好安全检查，严防危险品带入，每周安全大检查一次。

（2）做好基础护理，协助完成晨晚间护理，保持口腔、头发、皮肤及床单位清洁。协助患者床上移动、翻身、有效咳嗽、取舒适卧位等，指导其合理饮食、规律起居、功能锻炼。

（3）对于约束患者，严格执行约束制度。

（4）履行相关告知制度并针对疾病进行健康教育，做好心理援助和康复指导。

（5）非工作人员不得在病房内闲谈，以免分散工作人员的注意力。

（6）做好病情记录与交班，随时做好抢救准备。

（三）二级护理的适用范围与内容

1. 二级护理的适用范围　精神症状不危及自己和他人安全，未见严重消极者；伴有一般躯体疾病；生活能自理；轻度痴呆患者；一级护理患者经治疗后病情好转但仍需要观察，没有"三防"风险的患者。

2. 二级护理的内容

（1）安全护理措施到位，在患者出入病房时做好安全检查，如衣兜、袖口、鞋袜等，严禁带入刀、剪、玻璃碎片、绳子等危险物品。

（2）遵医嘱按时完成治疗和用药，并指导患者正确用药，密切观察病情变化及治疗后的反应。

（3）保持床单位清洁干燥，确保患者仪容整洁。遵医嘱指导患者饮食。

（4）履行相关告知制度并针对疾病协助功能训练及进行健康教育。

（四）三级护理的适用范围与内容

1. 三级护理的适用范围　精神障碍恢复期、病情稳定、躯体症状缓解、康复待出院者；生活能自理者。

2. 三级护理的内容

（1）安置在一般病房内，安全护理措施到位，定时巡视，掌握患者的病情及心理活动。

（2）遵医嘱按时完成治疗和用药，并指导患者正确用药，开展心理治疗，巩固疗效。

（3）遵医嘱指导患者饮食，协助患者的生活护理，保持床单位整洁。

（4）充分调动患者的积极性，鼓励患者参加病区管理，担任组长等职务，逐步培养和锻炼其回归社会的适应能力。

四、精神科病房相关制度及护理

精神科病房相关制度包括病房安全制度、风险评估制度、封闭式病房巡视工作制度、改良电休克治疗管理制度等，其中病房安全制度是基础。

（一）病房安全制度

1. 严格执行交接班制度，认真清点人数，对有自杀、自伤、出走倾向及危重患者应重点交接，认真护理。

2. 患者出入病区时，要有护理人员陪伴，防止患者将危险、贵重物品等带入病房；患者吸烟要有固定的地点及时间，火柴、打火机由护理人员保管；病区的钥匙、刀剪、体温计、保护带应有固定数目和存放地点；药品柜内，内服药和外服药要有不同标签注明，并分开放置，专人负责；各类抢救器械专人保管，按要求放置，定期检查；定期检查病区的安全设施，发现损坏及时上报修理；病区的治疗室、餐厅、配餐室、护理人员办公室、抢救室，无人时应锁门。

3. 加强巡回护理，患者如厕时间过长要及时查看；夜间不可蒙头睡觉，以免发生意外；患者洗澡时，浴室内要有护理人员照顾，防止烫伤、跌倒或摔伤。

4. 护理人员应向探视家属详细介绍病区的安全规定。发生意外事件要及时上报，并采取相应的救助措施。

（二）精神科病房护理常规

1. 保持病区整洁、空气流通和舒适安静，创造良好的治疗和休息环境。

2. 操作前做好告知、解释工作,做好心理护理,消除患者的顾虑。

3. 根据病情分级护理,认真观察病情变化和治疗反应,发现异常及时报告医师,并详细记录和交接班。

4. 对意识不清、精神运动性兴奋或抑郁状态等重点患者应加强巡视,以防自杀、伤人、出走、毁物等意外事故的发生。户外活动需要护理人员陪伴,以防止意外发生。

5. 注意观察患者的饮食及排便,对生活不能自理者应按时协助喂水、喂饭,对拒食和拒服药者应设法劝导,并报告医师。

6. 做好生活护理,督促患者洗脚、女患者洗会阴。对生活不能自理者,护理人员应协助定期梳洗、更衣,保证患者做到"六洁"(脸、头发、手足、皮肤、会阴、床单位清洁)、"四无"(无压力性损伤、坠床、烫伤、交叉感染的发生)。

第五节　精神科专科监护技能

精神科护理人员需掌握专科监护技能以预防自伤自杀行为、攻击行为、出走行为和木僵等急危情况的发生,并及时处理。

一、暴力行为的防范与护理

(一)暴力行为的概念

暴力行为指精神病患者在精神症状的影响下突然发生的直接伤害自己或他人的破坏性、攻击性行为,常见的有自杀、自伤、伤人、毁物等,具有极强的暴发性和破坏性,会对攻击对象造成不同程度的伤害,甚至危及生命。

(二)防范与护理

1. 防范　合理安置患者,尽量安排在安静、宽敞、明亮、整洁、舒适的环境中,与兴奋冲动患者分开。加强与患者的沟通,避免刺激,取得合作。鼓励患者以适当方式表达和宣泄情绪,如撕纸、做运动等,无法自控时,求助医护人员帮助。注意观察病情,发现暴力行为征兆及时处理。

2. 护理　当患者出现暴力行为时,护理人员应大胆、镇静、机智、果断地对待患者。与患者保持安全距离(约 1 米),站在有利位置以巧夺危险物品,有效阻止患者的冲动行为。必要时遵医嘱适当运用保护性约束。暴力行为控制后,要重建患者的心理行为方式,评估暴力行为与激发情境的关系,以及行为发生的时间、地点、原因及表现等,寻找暴力行为与激发情境之间联系的突破点,使两者最终脱钩。通过各种行为治疗及生活技能训练建立新的行为反应方式。根据病情调整药物剂量及治疗方案,根据患者的文化背景及特长爱好安排日间活动程序及工娱治疗项目,建立良好的人际关系、掌握应对及处理技巧。

二、自杀行为的防范与护理

(一)自杀行为的概念

世界卫生组织对自杀的定义为"一个人有意识地企图伤害自己的身体,以达到结束自己生命的行为"。自杀是精神障碍患者死亡的最常见原因。按程度不同可将自杀行为分为自杀意念、自杀威胁、自杀姿态、自杀未遂和自杀死亡。

(二)防范与护理

1. 防范　护理人员对病区内的消极患者做到心中有数,密切观察其动态变化。做好心理护理,与患者建立治疗性信任关系,使患者放弃自杀打算,增强患者的自信心、提高自尊感。尽量安排患者与家属及朋友多接触,指导家属共同参与对患者的治疗和护理,及时疏解患者的心理压力。根据患者的病情和具体情况,可与患者讨论自杀相关问题,并讨论面对挫折和表达愤怒的方式,这种坦率的交谈可大大降低患者自杀的危险性。做好安全防范,将患者安置在护理人员视线范围内,密切观察患者自杀的先兆症状,严格执行护理巡视制度。加强对病房设施的安全检查,严格做好药品及危险物品的保管工作,杜绝不安全因素。发药时应仔细检查口腔,严防患者藏药或蓄积后一次吞服而发生意外。

2. 护理 一旦发生自伤自杀,应立即隔离患者进行抢救。对自伤自杀后的患者应做好心理疏导,了解其心理变化,制定进一步防范措施。密切观察患者的生命体征及意识、尿量,正确记录出入量。

三、出走行为的防范与护理

(一)出走行为的概念

出走行为指没有准备或告知医生或亲属而突然离开医院或离家外出的行为。对精神障碍患者而言,出走行为是患者在住院期间,未经医生批准,擅自离开医院的行为。由于精神障碍患者自我防护能力较差,出走可能会给患者或他人造成严重后果。

(二)防范与护理

1. 防范 与患者建立治疗性信任关系,主动接触患者,了解其外走的原因和想法,做好疏导工作。鼓励患者多参加集体活动,以转移其出走的意念。出走企图强烈的患者,不宜带出病区活动,必要时进行约束保护。做好夜间巡视工作,巡视时间不定时,避免患者掌握规律发生外逃。患者外出治疗及检查时专人陪护,严格交接班,严格实施安全措施,禁止单独外出。

2. 护理 护理人员一旦发现患者出走,应立即请其他工作人员协助关闭大门,防止其走出院外并迅速寻找,同时通知护士长及主管医生。如确定患者已经离开医院,应立即向上级部门报告,通知患者家属,立即寻找,查找患者走失的原因和患者可能去的地方。患者返院后要劝慰患者,不要埋怨、训斥和责备患者,加强护理,详细记录并严格交接班,防止再次出走。分析病房及医院有无安全隐患并及时处理。

四、噎食及吞食异物的防范与护理

(一)噎食的防范与护理

1. 噎食指食物堵塞于咽喉部或卡在食管的第一狭窄处,甚至误入气管,引起窒息,危及生命。精神障碍患者发生噎食窒息者较多,其原因主要是服用抗精神病药发生锥体外系副反应时,出现吞咽肌肉运动不协调。

2. 防范与护理

(1)防范:精神障碍患者多采用集体用餐方式,护理人员应严密观察患者进食情况,劝导其细嚼慢咽,防止噎食。力争做到早发现、早抢救。对暴食和抢食患者,由专人护理单独进食,控制进食速度。对有明显锥体外系反应者可酌情给予拮抗剂,并予流食或半流食,必要时专人喂饭或给予鼻饲。禁止将食物带回病房自行食用,防止噎食发生。

(2)护理:发生噎食时,护士就地抢救,分秒必争,嘱患者立即停止进食,清除口咽部食物,保持呼吸道通畅。迅速用中指和示指或食管钳掏出口咽部食团。若患者牙关紧闭,可用筷子或开口器等撬开口腔掏取食物,解开患者领口,尽快使其呼吸道通畅。其他护理人员应立即通知医生,同时维护好其他患者的进餐秩序。对于意识清楚的患者,用海姆立克法抢救(护理人员站在患者身后，双臂环绕患者腰部，令患者弯腰，头部前倾；一手握空心拳，拳眼顶住患者腹部正中线脐上方，另一手紧握此拳，快速向内、向上冲击 5 次，冲击动作要迅速，冲击后随即放松。患者应配合救护，低头张口，便于异物排出）。对于极度肥胖及妊娠后期发生呼吸道异物堵塞的患者，则采用胸部冲击法（操作方法同前，但冲击位置为患者胸骨下端，注意不要偏离胸骨，以免造成肋骨骨折）。对于意识不清的患者，先将患者置于仰卧位，按压胸骨下端 30 次后检查异物是否被冲出，未出者可口对口吹气 2 次，使异物进入较粗大的气管，待呼吸恢复后再行手术取出。

（二）吞食异物的防范与护理

1. 吞食异物指患者吞下食物以外的其他物品。吞食的异物种类各异，小的如戒指、玻璃片、别针，大的如体温计、剪刀、筷子等。除金属外，还可以是布片、塑料或棉絮等。吞食异物可导致非常严重的后果，需严加防范，及时发现和处理。

2. 防范与护理

（1）防范：病区环境应清洁、简化，及时清理杂物。危险品应严加保管并做好安全检查，使用针线、指甲钳等物品时，应该在护理人员的视线范围内。有吞食异物史者要严密观察，发现异常及时处理并通知医生，必要时约束保护。

（2）护理：一旦发现患者吞食异物不要惊慌，报告医生，遵医嘱及时处理。较小的异物多可自行从肠道排出。若异物较小，但有锐利的刀口或尖锋，应观察口腔或咽部有无外伤，并嘱进食含较多纤维的食物，同时进行严密的观察，尤其注意患者腹部情况和生命体征。当发现患者出现急腹症或内出血时，应立即手术取出异物。吞食长形异物（如牙刷、体温计等）可通过内镜取出；如长形固体异物超过 12cm，则不宜食韭菜等长粗纤维食物，因为过长的异物不易通过十二指肠或回盲部，经韭菜包裹后更难通过上述部位，易造成肠梗阻。若患者咬碎体温计并吞食了水银，应立即予进食蛋清或牛奶，使蛋白质与汞结合，以延缓汞的吸收。在不能确认是否吞食异物时，应及时行 X 线检查确定有无异物及异物的种类和所处部位，并反复追踪检查。

🔥 **思政元素**

科学制定应急预案，防范意外事件发生

在精神科病房，工作刚满 3 年的夜班护士小王刚处理完一个临时医嘱，在回护士站的途中发现原本处于木僵的患者黄爷爷发生了躁动。小王有些紧张，生怕发生自己无法解决的意外事件。随后她想起平时护士长经常带领她们演练的各种意外事件的应急预案情景剧，就是为了反复训练其职业行为规范和职业素养的，而小王平时也训练有素，想到这些，慢慢地不再紧张。于是，她神色镇定，一边联系值班医生，一边走入黄爷爷的病房。

小王按照平时预演的"精神科患者发生躁动的应急预案"流程，对黄爷爷进行了全面的评估，密切观察其病情变化特别是生命体征的变化，在医生来之前，始终保持与患者的沟通，拉上床栏，防止其出现坠床等情况。医生及时赶到床边后，小王协助医生详细了解患者的情况并进行了相应处理。随后，小王按照医嘱熟练完成了保护性约束并安排了专人看护，同时加强与家属沟通，及时巡视并加强生活护理，观察被约束的肢体颜色，保持病房环境安静，动作娴熟，有条不紊。第二天，小王做了详细的回顾和交班，她这种能及时应用科学应急预案防范患者躁动甚至意外发生的做法，得到了护士长及同行们一致好评。

五、精神科安全护理

精神障碍患者的危机意外情况贯穿于整个治疗过程，稍有疏忽便可能出现意外，因此，精神

科安全护理是精神障碍患者护理中最重要的环节。

（一）掌握病情，针对性防范

护理人员要熟悉患者的病史、病情及诊断，了解患者的精神状态、护理要点、注意事项。加强病房内重点患者的病情观察，对有自杀、冲动伤人行为的患者重点监护，限制患者活动范围，患者外出活动需有专人陪同。

（二）与患者建立信赖关系

护理人员要尊重、关心、同情、理解患者，以真诚、平等、主动的姿态加强与患者的沟通，及时满足其合理需求，使者感到护理人员温和、亲切、可信赖。在此良好的护患关系基础上，患者会主动倾诉内心活动，有助于及时发现危险征兆。

（三）严格执行各项护理常规

护理人员要严格执行各项护理常规，如给药制度、交接班制度。发药时要精力集中，仔细核查，确认患者把药服下后方可离开，防止患者吐药或藏药，必要时检查口腔，严防患者积存药物一次吞服而中毒。对约束的患者，要检查末梢血液循环情况，认真交接班。

（四）加强安全管理，做好安全检查及巡视

严格执行安全检查制度，做到入院患者立即查、住院患者天天查、外出患者返回查、探视患者详细查。病房设置要安全，及时修理损坏的门窗和门锁，病房内的危险物品要严格管理，刀剪、皮带、玻璃、钱币、手机等危险品及贵重品应交给家属或代为保管，做好记录，责任到人。加强安全检查，严防危险物品带入病房。患者外出需经医生或护理人员同意。凡有患者活动的场所，都应安排护理人员看护，10～15分钟巡视一次，重点患者不离视线，以便及时发现异常，防患于未然。在夜间、凌晨、午睡、开饭前、交接班等时段，病房工作人员较少，护理人员要特别加强巡视。厕所、走廊尽头、暗角、僻静处都应仔细查看。

知识链接

保护性约束

精神科病房中急性患者的不合作行为、冲动暴力、出走、自伤、破坏规则及拒药会造成工作人员和其他患者的应激和伤害，保护性约束作为应急医学干预手段可减少不合作事件的发生，加强自身行为控制。保护性约束是一项规范的精神科特殊护理操作技术，是医护人员针对患者的病情，紧急实施的一种强制性、最大限度限制患者行为活动的医疗保护措施。约束带是一种保护患者安全的装置，用于兴奋躁动、有自伤或坠床危险的患者。

约束对象：有严重消极自杀意念及行为者，极度兴奋躁动及严重的行为紊乱者，企图出走者，治疗不合作者，木僵患者等。

约束带操作规程：必须有医嘱方可执行。患者情绪稳定后可解除约束，并做好记录。

约束方法：常采用护垫式、锁式等约束带，以及保护衣、约束背心等。

护理：约束前要做好解释工作，在约束过程中要爱护患者。约束和非约束患者不能同处一室，约束的方法要正确，打结不宜过紧或过松，约束时间视患者病情而定，一般30分钟到1小时为宜。密切巡视，观察肢体血液循环情况。患者精神症状好转后应及时解除约束，做好安抚工作，消除对立情绪。护理人员及时清点收回约束带。做好约束护理记录，包括原因、时间、约束带数、部位、操作者签名。

（李正姐）

？ 复习思考题

1. 治疗性沟通的要求有哪些？
2. 简述精神康复的基本内容。
3. 精神科特级护理的适用范围与内容包括哪些？
4. 有自杀倾向的患者如何防范和护理？

第四章 精神科治疗的观察与护理

PPT 课件

知识导览

学习目标

　　掌握精神障碍的药物治疗与护理；掌握精神障碍的社区康复与家庭护理。熟悉改良电休克治疗与护理；熟悉工娱治疗与护理；熟悉重复经颅磁刺激的不良反应及护理、中药治疗的护理。了解重复经颅磁刺激、针刺治疗的护理。

案例分析

　　王同学，女，18岁，高三学生。老师发现她近期突然变得孤僻，不爱与人交往，上课总是自言自语，有时突然大声笑谈或尖叫。老师找她谈话，她却说能听到某某同学的心声，某某同学会趁她不注意的时候要杀害她。老师与家长联系，家长带其到精神专科医院就诊，确诊为"精神分裂症"，入院治疗。经一段时间的药物治疗后，王同学出现焦虑不安，自觉吞咽困难。

　　请思考：

　　1. 患者服药后为何出现上述症状？

　　2. 应如何处理？

第一节　精神障碍的药物治疗与护理

　　精神障碍的药物治疗指通过应用精神药物（psychotropic drug）改变患者病态行为、思维和心境的治疗手段。按临床作用特点，一般将精神药物分为以下几类：①抗精神病药（antipsychotics），主要用于治疗精神分裂症和预防精神分裂症复发，控制躁狂发作及其他精神病性精神障碍；②抗抑郁药（antidepressants），主要用于治疗情绪低落、消极、悲观等抑郁状态；③心境稳定剂（mood stabilizer），又称抗躁狂药（antimaniacs），主要用于治疗躁狂发作，以及预防躁狂或抑郁发作；④抗焦虑药（anxiolytics），主要用于治疗紧张、焦虑和失眠。

一、精神障碍的药物治疗

（一）抗精神病药

1. 分类

（1）典型抗精神病药：又称传统抗精神病药、神经阻滞剂，主要与多巴胺 D_2 受体结合，竞争性地抑制多巴胺功能，通过减弱多巴胺中脑 - 边缘通路的过度活动改善精神分裂症的幻觉、妄想、兴奋等阳性症状，治疗中也可抑制黑质 - 纹状体和下丘脑 - 漏斗部结节部位多巴胺传导而产生锥体外系反应和催乳素水平升高等不良反应。代表药物为氯丙嗪、氟哌啶醇等。

（2）非典型抗精神病药：又称新型抗精神病药，此类药物中一部分除作用于多巴胺 D_2 受体外，还对 5- 羟色胺受体有明显的阻断作用，可以间接降低中脑 - 皮质通路和黑质 - 纹状体多巴胺通路中的 5- 羟色胺活性，增加多巴胺的传递，从而逆转这些药物的多巴胺 D_2 受体拮抗作用，改善精神分裂症的思维贫乏、社交活动退缩、情感淡漠等阴性症状，减少锥体外系反应和催乳素水平升高等不良反应，代表药物为利培酮和喹硫平等；另一部分药物为选择性多巴胺 D_2/D_3 受体拮抗剂，代表药物为氨磺必利；还有部分药物为多巴胺受体部分激动剂，代表药物为阿立哌唑；其他部分药物为多受体作用药物，代表药物为氯氮平。

2. 临床应用　抗精神病药的治疗作用主要包括：①消除或改善精神病性症状，如幻觉、妄想等；②激活或振奋作用（改善阴性症状）；③非特异性镇静（控制激越、兴奋、躁动或攻击行为）；④巩固疗效、预防发作。

（1）适应证：精神分裂症、分裂情感障碍、躁狂发作、偏执性精神障碍及其他伴有精神病性症状的精神障碍。

（2）禁忌证：严重的心血管疾病、肝脏疾病、肾脏疾病、严重的全身感染、甲状腺功能减退、肾上腺皮质功能减退、重症肌无力、昏迷、血液病、闭角型青光眼、既往有同种药物过敏史者禁用。白细胞过低、老年人、儿童、孕妇和哺乳期妇女等慎用。

（3）用药方法

1）急性期治疗：用药前首先排除禁忌证，做好常规体格检查和神经系统检查，以及血常规、血生化和心电图等辅助检查。首次发作、首次起病或复发、加剧患者的治疗均应视为急性期治疗。此时患者往往以兴奋躁动、幻觉妄想、思维联想障碍、行为怪异及敌对攻击等症状为主。对于合作的患者，给药方法以口服为主。大多数情况下，对于症状较轻者，通常采用逐渐加量法，从小剂量开始，一般 1~2 周逐步加至有效治疗量。对于症状比较严重、无自知力、不愿或拒绝服药的患者，常采用注射给药。注射给药应短期应用，注射时应固定好患者的体位，避免折针等意外，一般采用深部肌内注射。急性期治疗的疗程一般为 6~8 周，不同患者症状缓解的程度不一，恢复时长不定。

2）巩固期治疗：精神病性症状缓解后仍要以急性期有效剂量巩固治疗至少 6 个月，然后进入维持期。

3）维持期治疗：抗精神病药的长期维持治疗可以显著减少精神分裂症的复发。维持剂量比治疗剂量低，维持治疗的疗程长短根据不同的病例有所差别。对于首发、缓慢起病的精神分裂症患者，维持治疗时间至少需要 2~5 年。反复发作、经常波动或缓解不全的精神分裂症患者常需终身治疗。

3. 临床常用的抗精神病药

（1）氯丙嗪：氯丙嗪是临床上应用最早的抗精神病药，1952 年开始应用于临床治疗精神分裂症和躁狂发作。起效快，抗精神病作用显著，镇静作用也较强。主要用于治疗急、慢性精神分裂症及心境障碍的躁狂发作，尤其对精神运动性兴奋、幻觉、妄想、思维障碍、躁狂性兴奋、行为离奇等疗效显著。此外，还具有镇吐、降温等作用。不良反应以锥体外系反应最为突出。

（2）氟哌啶醇：药理作用与氯丙嗪相同，主要特点为抗精神病作用强，口服吸收快，疗效好，显效快。主要用于精神分裂症，对于改善阳性症状疗效显著，常用于治疗不协调精神运动性兴奋、幻觉、妄想、思维联想障碍、敌对情绪、攻击行为。不良反应以锥体外系反应最常见，长期使用可引起迟发性运动障碍。

（3）氯氮平：药理作用广泛，口服吸收快，具有多受体阻断作用。适用于急、慢性精神分裂症，对精神分裂症的阳性症状、阴性症状均有较好疗效。较少引起锥体外系反应，最严重的不良反应是易引起白细胞减少。

（4）利培酮：口服吸收快、完全。适用于急、慢性精神分裂症，可改善阳性症状、阴性症状、情感症状和认知功能，对激越、攻击行为、睡眠障碍效果较好。易引起高催乳素血症、体重增加、锥体外系反应。

（5）喹硫平：化学结构类似氯氮平，能明显改善精神分裂症的阳性症状，尤其对老年患者效果好，耐受性好，同时可以缓解阿尔茨海默病伴有的精神和行为症状，治疗阴性症状的疗效与利培酮、奥氮平相当。不良反应与氯氮平相似。

（6）舒必利：具有兴奋、激活作用，适用于木僵、缄默、孤僻懒散等以阴性症状为主的畸张型精神分裂症及慢性精神分裂症。对精神运动性抑制症状疗效明显，小剂量能改善焦虑、抑郁情绪。主要不良反应是导致高催乳素血症等内分泌变化，如泌乳、闭经、性功能障碍、体重增加，锥体外系反应少见。

（7）氨磺必利：舒必利的衍生物，对精神分裂症有较好的疗效，低剂量对阴性症状效果显著，高剂量改善幻觉、妄想等阳性症状。不良反应与舒必利类似。

（8）阿立哌唑：对多巴胺 D_2 受体和 5- 羟色胺 1A 受体双重部分激动，故有利于改善阴性症状和精神运动性抑制，治疗精神分裂症的疗效与氟哌啶醇相当，用药初期有引起激越、焦虑的不良反应。极少导致锥体外系反应，几乎不影响体重。

4. 常见不良反应与处理　大多数抗精神病药会产生不同程度的不良反应，特别是长期使用或大剂量使用的时候，更易出现药物的不良反应（表4-1）。药物引起的不良反应除药物因素外，还与患者的年龄、性别、遗传、体质等有关。

表4-1　典型抗精神病药与非典型抗精神病药的镇静作用、不良反应与剂量

分类	药物	镇静作用	直立性低血压	抗胆碱能作用	锥体外系反应	成人治疗剂量
典型抗精神病药	氯丙嗪	+++	+++	+++	++	300~600mg/d
	氟哌啶醇	+	+	+	+++	10~20mg/d
	奋乃静	++	+	+	++/+++	30~60mg/d
	舒必利	+	+	+	+	600~1 200mg/d
非典型抗精神病药	氯氮平	+++	+++	+++	0	200~400mg/d
	利培酮	+	+	0	++	2~6mg/d
	奥氮平	++	++	++	+	5~20mg/d
	喹硫平	+++	++	+	0	150~750mg/d
	齐拉西酮	+	+	0	+	80~160mg/d
	阿立哌唑	+	+	0	+	10~30mg/d

注：0表示轻微或无；+~+++表示由弱至强。

（1）锥体外系反应：最常见，主要表现为：

1）药源性帕金森综合征：多出现在治疗 2 周后，发生率约为 30%。

临床表现：与帕金森病患者一样，主要表现为静止性震颤，以上肢远端多见，如手部的节律性震颤，呈"搓丸样"动作；其次还表现为肌张力增高，出现肌肉僵直，呈现"面具脸"，走路时双手不摆动、前冲姿态，呈慌张步态，严重者可出现吞咽困难、构音障碍、全身性肌强直类似木僵；有的还表现为运动不能、自发活动少、姿势少变、多汗、流涎、皮脂溢出等自主神经功能紊乱症状。

处理措施：若病情稳定，可减量用药；也可遵医嘱换用其他锥体外系反应轻的药物；或采用抗胆碱能药物治疗，如苯海索（安坦）、东莨菪碱；也可以加用抗组胺药，如苯海拉明、异丙嗪。

2）急性肌张力障碍：出现最早，大多数发生在刚开始用药的 3～4 天内，多见于儿童及青年男性。

临床表现：眼动危象、痉挛性斜颈、吞咽困难、角弓反张、躯干或肢体的扭转性运动，甚至呼吸肌痉挛引起呼吸困难、窒息等，持续时间数秒至数小时，多反复出现。

处理措施：立即安抚患者，遵医嘱予抗胆碱能药物、抗组胺药或苯二氮䓬类药物治疗。最有效的治疗方法为肌内注射东莨菪碱 0.3mg，一般 20 分钟见效，必要时 30 分钟后重复注射。

3）静坐不能：最常见于治疗 1～2 周后，发生率约为 20%，以氟哌啶醇发生率最高。

临床表现：轻者主要表现为心神不宁和坐立不安，反复走动或原地踏步。重者出现来回走动、焦虑不安、易激惹、恐惧甚至冲动性自杀。

处理措施：轻者以安抚为主，重者遵医嘱减量或予苯二氮䓬类药物（如阿普唑仑每次 0.8～1.6mg，每日 3 次）。

4）迟发性运动障碍：多见于持续用药几年后，极少数可能发生在用药几个月后，用药时间越长发生率越高，以不自主、有节律的刻板运动为特征，临床称为口 - 舌 - 颊三联征（BLM 综合征）。目前尚无有效处理方法，重在预防，使用最低有效剂量或换用不易出现锥体外系反应的药物，异丙嗪和银杏叶提取物可能有一定效果，应避免使用会促进和加重迟发性运动障碍的药物，如抗胆碱能药物。

知识链接

口 - 舌 - 颊三联征

迟发性运动障碍是由于使用神经阻滞剂所引起的一种独特的慢性锥体外系综合征。迟发性运动障碍致残率高，处理较困难，具有不可逆性，是导致患者社会功能减退的重要原因。传统的观点认为迟发性运动障碍以唇、舌、颊最常见，并形成典型的口 - 舌 - 颊三联征，其次好发于手和足趾。

口 - 舌 - 颊三联征（BLM 综合征）为迟发性运动障碍的临床表现形式之一，表现为口唇及舌重复、不由自主地运动，如吸吮、鼓腮、舔舌、转舌、咀嚼等，严重时构音不清或影响进食，常见于长期服用抗精神病药的精神病患者，减量或停药后最易发生，其发生与用药种类、剂量、时间、遗传、高催乳素血症、吸烟、饮酒、处于老年期等因素有关。目前尚无较好的防治方法，可以减药，停用一切抗胆碱能药物；对症治疗，如异丙嗪 25～50mg，每日 3 次；还可采用氯氮平、维生素 E 等治疗。本征预后较差。

（2）心血管系统反应：最常见的是直立性低血压，多发生在抗精神病药治疗的初期，肌内注射半小时或口服 1 小时后即可出现降压反应。以氯丙嗪、氯氮平、奥氮平常见。增量较快、年老体弱、基础血压偏低者易发生。

临床表现：突然改变体位时出现头晕、眼花、心率增快、面色苍白、血压下降等表现，易引起晕厥、摔伤。

处理措施：轻者立即将患者取平卧位或头低足高位，松解领扣或裤带，短时即可恢复，密切观察生命体征，做好记录；重者应立即通知医生采取急救措施，遵医嘱使用升压药，去甲肾上腺素 1～2mg 加入 5% 葡萄糖注射液 200～500ml 中静脉滴注，禁用肾上腺素，因其兴奋 β 肾上腺素能受体，引起血管扩张，加重低血压反应。患者意识恢复后，护士应做好心理疏导，安抚患者紧张情绪，消除负性体验，同时做好健康指导，嘱其变换体位时要动作缓慢，特别是起床、如厕时，必须有护士或家属照护，应先采用过渡体位（即半坐卧位），适应后再起身，如感觉头晕，应及时平卧休息，以防意外发生。对年老体弱者，应密切观察服药过程中的血压变化,及时发现异常并告知医生,严重或反复出现低血压者,应及时通知医生,遵医嘱减药或换药。

其他常见心血管系统不良反应有心律不齐、心电图异常,严重者可发生心源性猝死,应密切观察患者的生命体征和心电图,发现异常告知医生立即予对症处理,严重者减药、停药或换药。

(3)恶性综合征:恶性综合征(malignant syndrome,MS)是一种少见的、严重的不良反应。其典型症状是高热、肌强直、自主神经功能不稳定和不同程度的意识障碍,可迅速并发感染、心力衰竭、休克而死亡。恶性综合征的症状持续越久死亡率越高,因此必须尽早做出诊断,立即停用抗精神病药和其他可疑药物,予抗休克、抗感染、纠正电解质紊乱、物理降温等对症治疗。

(4)代谢和内分泌变化:服用抗精神病药后往往出现体重增加或肥胖,尤以氯氮平最为突出,原因尚未明确。还可导致性欲减退,催乳素分泌增多,女性患者有时会出现闭经或泌乳。

(5)肝功能异常:常伴有黄疸,以氯丙嗪治疗初期较多见,一旦出现应立即停药,并积极进行护肝治疗;即使无黄疸表现,也需要定期检查肝功能。

(6)其他:其他副反应如过度镇静或嗜睡、癫痫、皮疹、粒细胞减少(氯氮平多见)、尿潴留、麻痹性肠梗阻等也不少见。

(7)超量中毒:患者可出现从嗜睡到昏迷等不同程度的意识障碍,脑电图显示突出的慢波,并伴有严重低血压和心律失常等。除一般的对症抢救措施外,还可以肌内注射或静脉滴注哌甲酯10mg。

(二)抗抑郁药

抗抑郁药是一类治疗和预防各种抑郁状态的药物,是发展最快的精神药物。按作用机制可将抗抑郁药分为7类:①三环类抗抑郁药(tricyclic antidepressant,TCA);②单胺氧化酶抑制剂(monoamine oxi-dase inhibitor,MAO);③5-羟色胺选择性重摄取抑制剂(serotonin-selective reuptake inhibitor,SSRI);④去甲肾上腺素和多巴胺再摄取抑制剂(norepinephrine and dopamine reuptake inhibitor,NDRI);⑤5-羟色胺和去甲肾上腺素再摄取抑制剂(serotonin and norepinephrine reuptake inhibitor,SNRI);⑥5-羟色胺2A受体拮抗剂和5-羟色胺再摄取抑制剂(serotonin 2A receptor antagonists and serotonin reuptake inhibitor,SARI);⑦去甲肾上腺素和特异性5-羟色胺抗抑郁药(norepinephrine and specific serotonin antidepressant,NaSSA)。它们多数通过对5-羟色胺(5-HT)、去甲肾上腺素(NE)再摄取的抑制作用阻断突触后膜的相应受体,促进突触前膜的递质释放,提高突触间隙5-HT、NE的浓度,从而起到抗抑郁作用。

1. 三环类抗抑郁药 三环类抗抑郁药是临床治疗抑郁发作的首选药物之一。1957年米帕明(丙米嗪)开始应用于临床,是最早发现的具有抗抑郁作用的化合物。常见药物有丙米嗪、阿米替林、氯米帕明、多塞平等,以及在此基础上研究出来的四环类药物,如马普替林、米安色林等。

(1)适应证和禁忌证

1)适应证:适用于各类以抑郁发作为主的精神障碍,如内源性抑郁、非内源性抑郁及其他抑郁状态,亦可用于治疗贪食症、焦虑症、强迫症、某些儿童焦虑恐惧症等。

2)禁忌证:严重心肝肾疾病、青光眼、尿潴留、前列腺肥大、粒细胞减少症、妊娠前3个月等禁用。癫痫患者、老年人慎用。

(2)药物的选用:丙米嗪镇静作用弱,适用于迟滞性抑郁及儿童遗尿症。氯米帕明既能改善抑郁也是治疗强迫症的有效药物。阿米替林镇静和抗焦虑作用较强,适用于激越性抑郁。多塞平抗抑郁作用相对较弱,但镇静和抗焦虑作用较强,常用于治疗心境恶劣和慢性疼痛。

（3）不良反应及处理：大多数三环类抗抑郁药的不良反应较轻，但有时也影响治疗。

1）抗胆碱能不良反应：常见口干、便秘、瞳孔扩大、视力模糊、排尿困难和直立性低血压，常在用药第一周抗抑郁作用尚未充分呈现时出现，在用药过程中能逐渐适应，患者一般可以耐受，部分患者可因此而中断治疗。

处理措施：减少此类药物的剂量，必要时用拟胆碱能药物对抗不良反应。

2）心血管不良反应：是主要的不良反应。多在用药过量时出现，常见窦性心动过速和直立性低血压。原有心脏病者有可能产生严重的传导阻滞或心律失常，因此不可用于心脏传导阻滞患者。

处理措施：定期监测血压，检查心电图，一旦发现异常，应立即遵医嘱减药或停药。

3）神经系统不良反应：双手的细小震颤较常见，可能诱发癫痫，剂量过大时可见共济失调。

处理措施：如果出现震颤，可以减少剂量，或采用β受体阻滞药（如普萘洛尔）治疗。使用TCA治疗，一旦出现的症状缓解，应在数周内逐渐减药或停药。

4）过量中毒：超量服用或误服可发生严重的毒性反应，危及生命，死亡率高。可出现昏迷、癫痫发作、心律失常三联征，还可有高热、低血压、肠麻痹、瞳孔扩大、呼吸抑制、心搏骤停。

处理措施：及时洗胃、输液，积极处理心律失常、控制癫痫发作，也可试用毒扁豆碱缓解抗胆碱能作用，每 0.5～1 小时重复给药 1～2mg。

5）其他：其他不良反应可见过敏性皮炎及肝损害，也可影响代谢，使体重增加，偶可见粒细胞减少及性欲减退等。尚未发现致畸作用，但孕妇慎用。

2. 单胺氧化酶抑制剂　其作用机制主要是抑制中枢神经系统单胺类神经递质的氧化代谢，从而提高神经元突触间隙的神经递质浓度。代表药物有：①不可逆性单胺氧化酶抑制剂，以苯乙肼为代表，苯乙肼可用于抗抑郁，但因其不良反应较多且饮食上注意事项较多，现已不作为抗抑郁的首选药，仅在 TCA 及 SSRI 无效时使用；②新一代可逆性单胺氧化酶抑制剂，以吗氯贝胺为代表的新一代可逆性单胺氧化酶抑制剂对不典型抑郁特别有效，不良反应只轻度增加酪胺的升压作用，目前已得到广泛重视与使用。

知识链接

苯乙肼 + 哌替啶 = 死亡？

在某电视剧中有这样一个案例：由于医生不知道患者在进行抑郁发作治疗，在患者服用苯乙肼期间，为患者肌内注射了哌替啶，导致患者死亡，医生因过失杀人罪被捕。

苯乙肼 + 哌替啶 = 死亡。原因何在？

苯乙肼的不良反应有很多，包括直立性低血压、水肿、便秘、恶心等，超量使用可导致昏厥、多汗、心动过速、呼吸表浅等，可肌内注射氯丙嗪对抗。同时，它还能增强巴比妥类及麻醉药等对中枢神经的抑制作用。苯乙肼和哌替啶合用导致患者死亡的原因在于加重对中枢神经系统的抑制作用，导致呼吸抑制而死亡。

在服用苯乙肼期间，饮食上需注意不能同时大量食用富含酪胺的食物，如干酪、啤酒、动物肝脏、酸乳、牛肉汁、无花果罐头、鱼子酱、葡萄酒、野生动物、腌制鲱鱼、豌豆荚、香蕉、巧克力和大豆制品，以免酪胺蓄积，引起血压升高，甚至高血压危象。

3. 5-羟色胺选择性重摄取抑制剂　其作用机制主要是选择性阻滞突触前膜 5-羟色胺的再摄取，抗抑郁作用与三环类抗抑郁药相似，适用于各型抑郁发作，并可用于器质性疾病伴抑郁状态、老年期抑郁症、精神分裂症后抑郁、强迫症及神经性厌食等。不良反应较少，如恶心、呕吐、失眠、焦虑、心神不宁等。罕见但可危及生命的特殊反应是 5- 羟色胺综合征，表现为腹痛、发热、心动过速、血压升高、谵妄等，严重者可致高热、休克直至死亡，需及时诊断鉴别，立即停药。目前已在临床应用的 SSRI 有氟西汀、帕罗西汀、舍曲林等。

（三）心境稳定剂

心境稳定剂又称抗躁狂药，主要治疗躁狂，以及预防双相情感障碍的躁狂或抑郁复发，包括锂剂和某些抗癫痫药，如卡马西平等。碳酸锂是最常用的抗躁狂药，本部分重点介绍碳酸锂。

1. 药理作用及作用机制　锂盐在体内主要由肾脏排泄，少量经唾液、汗液、乳汁和粪便排泄。锂与钠在肾脏的近曲小管有竞争性重吸收作用，故排出速度与钠盐摄入量呈正相关，即摄入的钠盐增多，在近曲小管钠的重吸收增多、锂的重吸收减少，锂排出增多。

目前关于锂盐的药理作用及作用机制尚不清楚，主要研究集中在电解质、中枢神经递质、环磷酸腺苷及内分泌方面。

（1）电解质方面：锂能置换细胞内钠离子，引起细胞的兴奋性降低。锂能取代钙离子、镁离子的某些生理功能，如抑制神经末梢钙离子调控的去甲肾上腺素、多巴胺递质释放，促进神经细胞对突触间隙中去甲肾上腺素的再吸收，降低去甲肾上腺素浓度，以起到抗躁狂发作的作用。另一方面，锂能促进 5-HT 合成、释放，以稳定情绪。

（2）中枢神经递质方面：锂对儿茶酚胺、吲哚胺、乙酰胆碱及内啡肽等神经递质传递都有影响。

（3）抑制腺苷酸环化酶：锂对腺苷酸环化酶有抑制作用，可能抑制脑中肾上腺素的敏感性和腺苷酸环化酶的活性，产生抗躁狂作用。

（4）内分泌方面：锂可以阻断甲状腺素的释放和睾酮的合成。有人认为锂盐的抗攻击作用可能与阻断睾酮的合成和释放有关。

2. 临床应用

（1）用法及剂量：锂的治疗作用和不良反应与血锂浓度有关，用锂剂治疗急性躁狂发作应根据血锂浓度调整剂量。锂剂的用量为 0.75～1.0g/d，分 2～3 次口服，具体剂量视治疗效应、不良反应及血锂浓度而定，一般认为治疗的血锂浓度应保持在 0.8～1.2mmol/L。锂盐的治疗剂量和中毒剂量极其接近，如果血锂浓度超过 1.4mmol/L，就容易引起锂中毒，所以应该把血锂测定作为临床常规监测项目。

（2）适应证和禁忌证

1）适应证：锂剂是目前治疗躁狂发作的首选药物，对躁狂和双相情感障碍的躁狂或抑郁发作还有预防作用。分裂情感性精神病也可用锂盐治疗。对精神分裂症伴有情绪障碍和兴奋躁动者可以作为增效药物。

2）禁忌证：急慢性肾炎、肾功能不全、严重心血管疾病、重症肌无力、妊娠前 3 个月及缺钠或低盐饮食患者禁用。帕金森病、癫痫、糖尿病、甲状腺功能减退、神经性皮炎、老年性白内障患者慎用，孕妇慎用。

3. 不良反应及处理　不良反应发生的频率、严重程度与患者的年龄、用药剂量、疗程有关。根据不良反应出现的时间可分为早期不良反应、后期不良反应和中毒反应。

（1）早期不良反应：表现为无力、疲乏、嗜睡、手指震颤、厌食、恶心、呕吐、稀便、腹泻、多尿、口渴等。

（2）后期不良反应：由于锂盐的持续摄入，可发生粗大震颤、多尿、烦渴、体重增加、黏液性水肿、浮肿、甲状腺肿等，亦可发生类似低钾血症的可逆性心电图改变。

（3）中毒反应：明显的中毒表现为粗大震颤、腱反射亢进、锥体束征等，血锂浓度如超过 2mmol/L，可出现意识模糊、共济失调、肌肉抽搐、癫痫发作、发热、肌张力增高，甚至昏迷。

锂剂中毒重在预防，在锂剂治疗过程中严密监测血锂浓度，适当补充钠盐。出现严重毒性反应时应立即停用锂盐，给予大量生理盐水或高渗钠盐加速锂的排泄，或进行血液透析，一般无后遗症。

（四）抗焦虑药

抗焦虑药是一组用于减轻或消除焦虑、紧张、恐惧情绪，并有镇静催眠作用的药物，又称弱安定剂，其种类较多，应用范围较广。目前应用最广的抗焦虑药是苯二氮䓬类，如地西泮、阿普唑仑等，其他常见的有丁螺环酮、β肾上腺素受体拮抗药，本部分主要介绍苯二氮䓬类药物。

1. 药理作用及作用机制　苯二氮䓬类药物的药理作用主要为抗焦虑、镇静催眠、抗惊厥、抗癫痫和中枢肌肉松弛等。随着剂量增加还有催眠作用，但大剂量时会引起昏迷。此外，还可增强麻醉药和巴比妥类药物的抑制作用，大剂量时还可以引起呼吸抑制、血压降低、反射性心率加快、心输出量减少等。其抗焦虑、镇静催眠等作用机制可能与激活边缘系统苯二氮䓬受体，加强抑制性神经递质γ-氨基丁酸（GABA）功能，以及降低5-HT活性和直接干扰脑干网状上行激活系统有关。

2. 适应证与禁忌证

（1）适应证：苯二氮䓬类药物既是抗焦虑药也是镇静催眠药，临床主要用于治疗各型神经症、各种失眠及各种躯体疾病伴随出现的焦虑、紧张、失眠、自主神经功能紊乱等症状，也可用于各类伴焦虑、紧张、恐惧、失眠的精神病及激越性抑郁、轻性抑郁的辅助治疗，还可用于癫痫治疗和酒精急性戒断症状的替代治疗。

（2）禁忌证：严重心血管疾病、肾脏疾病、药物过敏、药物依赖、妊娠前3个月、青光眼、重症肌无力、酒精及中枢抑制剂使用时应禁用。老年、儿童、分娩前及分娩中慎用。

3. 不良反应　治疗剂量不良反应轻微，主要为嗜睡、乏力、头昏、眩晕、运动不协调等；剂量过大可出现震颤、共济失调、视力模糊和意识障碍等。

苯二氮䓬类药物较易产生药物依赖，长期服药可产生耐药性，药物之间具有交叉耐药性和交叉依赖性，长期用药后突然停药可出现戒断反应。

二、精神药物治疗的护理

在药物治疗过程中，护理人员应有计划地为患者发药，防止漏服、错服，解决患者个体的需要，使药物治疗达到最佳效果。

（一）护理诊断

1. 营养失调：低于机体需要量　与药物不良反应和精神症状有关。

2. 睡眠型态紊乱　与药物不良反应有关。

3. 便秘　与药物抑制肠蠕动和患者活动减少有关。

4. 尿潴留　与药物不良反应有关。

5. 急性肌张力障碍　与药物不良反应（斜颈、扭转、痉挛等）有关。

6. 迟发性运动障碍　与药物不良反应有关。

7. 有中毒的危险　与服药过量、血锂浓度偏高有关。

8. 有受伤的危险　与药物不良反应（头晕、直立性低血压、全身无力）有关。

9. 皮肤过敏反应　与药物不良反应有关。

10. 不合作　与服药依从性（拒服、少服或过量服）有关。

11. 知识缺乏　与缺乏使用精神药物知识有关。

12. 自理能力缺陷　与药物对中枢神经的抑制和药物不良反应有关。

（二）护理措施

1. 给药注意事项　精神障碍患者多因精神症状和缺乏自知力而依从性差,不能主动配合治疗,因此给药时必须严格执行操作规程,防止发生意外。

（1）坚持"三查、九对、一注意"。三查:操作前、操作中、操作后检查;九对:给药时要核对床号、姓名、容貌、药品名称、有效期、浓度、剂量、时间、用法;一注意:注意用药后反应和药物不良反应。经两人核对无误后才能给药。

（2）服药前准备好温度适宜的温开水,确定患者把药服下。在发药之前需做好拒药患者的说服解释工作。对劝服无效的患者不可强行灌药,可采用注射给药或鼻饲给药。

（3）服药后在不伤害患者自尊心的前提下检查患者的口腔、舌下、颊部、手和水杯,防止藏药,避免影响疗效和积累顿服自杀。

（4）注射用药时要防止注射部位发生硬结,臀部肌内注射部位要有计划,做好记号,深部注射要缓慢。如有硬结发生,可湿敷或用红外线照射红肿部位,以减轻疼痛。静脉注射药物时缓慢推注,密切观察患者的反应,如有异常情况立即停止注射,报告医生,采取相应处理措施。

（5）观察患者服药后的反应。不仅要观察患者的精神症状,还要观察患者的生命体征、步态等。同时,应高度警惕严重的不良反应,如心血管系统反应、恶性症状群,甚至猝死,如出现,应及时报告医生。同时使用多种药物时应注意配伍禁忌。定期检查血常规、肝肾功能、心电图等。

2. 安全护理

（1）用药后30分钟内不要让患者改变体位,防止发生直立性低血压,避免摔伤。

（2）密切观察病情变化,发现异常情况及时报告医生,采取相应措施。

（3）注意药物剂量,定期检查血药浓度,防止药物中毒。

（4）观察治疗效果,防止患者藏药,及时纠正藏药行为,避免发生意外。

3. 生活护理

（1）保持室内空气新鲜,防止发生感染。

（2）保证营养的摄取,以适应机体新陈代谢的需要。

（3）增加患者的活动量,以激发其食欲;鼓励患者多食用粗纤维食物,以增加肠蠕动,促进排便。

（4）鼓励患者多饮水,并注意观察有无排尿困难等情况。详细记录每日出入量。

4. 睡眠护理　创造良好的睡眠环境,帮助患者养成良好的睡眠习惯。如有治疗需要,可给患者安排合适的小房间,以保证睡眠环境安静,达到治疗目的。

5. 心理护理　与患者建立良好的护患关系,取得患者的配合,改善患者的依从性。了解患者的病情变化和治疗时的心理状态,查找变化原因,采取相应的护理措施。

（三）健康指导

1. 向患者及其家属宣传和解释相关精神药物的作用、不良反应及相应的处理措施,说明具体给药方法、按医嘱服药的重要性,并嘱其定期复查。

2. 指导患者预防和处理药物不良反应的方法,如多饮水、多食富含纤维的食物、不要立即改变体位以防发生直立性低血压、主动诉说身体的各种不适、配合各项处理措施等。

3. 做好患者家属的指导和教育工作,使其了解相关精神障碍的诊断、防治知识,意识到药物治疗对预防复发的重要性,了解相关精神药物的给药方法、剂量及对服药的监督、检查的重要性;创造良好的家庭气氛,减少不良刺激;指导患者参加一定的家庭、社会活动,避免其社会功能的丧失。

知识链接

依　从　性

依从性也称顺从性、顺应性,指患者按医生规定进行治疗、与医嘱一致的行为,习惯称患者合作;反之则称为非依从性。依从性可分为完全依从、部分依从(超过或不足剂量用药、增加或减少用药次数等)和完全不依从三类。

患者的非依从性主要表现为:①拒绝服药,如口头直接拒绝、吐药、服药后闭紧嘴巴或提出恐吓;②被动拒绝用药,如忘记服药、拖延服药或将药物含于口中而不咽下;③过度用药,表现为经常要求给予药物、经常过量服用药物、不经询问即服下药物、不诉说药物的不良反应等。

第二节　改良电休克治疗与护理

传统的电抽搐治疗(electroconvulsive therapy, ECT)又称电休克治疗(electric shock therapy),指以短暂适量的电流刺激大脑,造成中枢神经系统特别是大脑皮质的电活动同步化,引起患者意识丧失和全身性抽搐发作,以达到控制精神症状的治疗方法,其缺点在于治疗过程中会对患者造成一定的恐惧感受和心理压力,同时也可能会造成骨折、头痛、恶心、呕吐等。所以传统的电抽搐治疗现已很少使用,在此基础上加以改良的电休克治疗在精神障碍治疗中的运用日益广泛。

改良电休克治疗(modified electroconvulsive therapy, MECT)又称无抽搐电休克治疗,指在治疗前加用静脉麻醉药和肌肉松弛剂,使用短暂的全身麻醉使患者在无意识状态下接受治疗,施加电流后能引起中枢神经系统的放电,但不发生全身性抽搐,可明显降低发生骨折或脱位的风险、减轻患者的恐惧感。

一、适应证与禁忌证

(一)适应证
1. 严重抑郁,有强烈自伤、自杀行为的患者。
2. 极度兴奋躁动、冲动、伤人患者。
3. 拒食,或紧张性木僵患者。
4. 精神药物治疗无效或对药物不能耐受者。

(二)禁忌证
无绝对禁忌证,但有增加治疗危险性的疾病须慎用。相对禁忌证如下:
1. 颅内病变　如大脑占位性病变、颅内压增高、新发颅内出血。
2. 心血管系统疾病　心功能不全、出血或不稳定的动脉瘤畸形、嗜铬细胞瘤。
3. 视网膜脱离。
4. 各种导致麻醉危险的疾病　如严重的呼吸系统疾病、肝肾疾病等。

二、治疗过程的护理

(一)治疗前护理
1. 治疗前需向患者及家属讲解治疗的目的、过程、必要性等,解除患者的紧张情绪,提高患者的合作性与依从性。

2. 全面评估患者的情况，了解既往史、过敏史、用药史。治疗前应监测患者生命体征及实验室检查结果是否正常，如有异常则暂停治疗一次。首次治疗前应测量体重。

3. 患者治疗前清洗头发，以免油垢影响通电效果；去除指甲油，以免影响血氧饱和度测查。禁食禁水至少 6 小时，停用相应的药物。临近治疗前排空大便、小便，取出活动义齿、发夹、眼镜及其他金属配饰，解开领口及腰带。

4. 保持治疗室环境安静、整洁，准备治疗必需物品，同时准备必要的急救药物及器材。

（二）治疗中护理

1. 掌握正确的操作方法　在麻醉医生的参与下，治疗前肌内注射阿托品 0.5mg。按年龄、体重给予 1% 硫喷妥钠 1.0～2.5mg/kg 静脉注射，观察肌肉松弛情况。当腱反射或睫毛反射消失或减弱，面部、全身出现肌纤维震颤，呼吸变浅，全身肌肉放松，呼之不应，推之不动，自主呼吸停止时，放入牙垫，通电 2～3 秒。观察口角、眼周、四肢的轻微抽动，持续 30～40 秒，为一次有效的治疗。抽搐发作时，需特别观察氧饱和度，必要时予面罩给氧，确保氧饱和度在 95% 以上。痉挛发作后，取下牙垫，使患者头尽量后仰，保持呼吸道通畅。待患者自主呼吸恢复平稳后，将患者转运至恢复室继续观察。

2. 注意事项　在治疗过程中可能出现麻醉意外、延迟性窒息、严重心律失常等意外，所以治疗过程中需要麻醉医生在场，一旦发现异常及时处理。同时密切监测患者的生命体征，一旦生命体征提示患者处于危险状态应立即停止通电，予急救处理。

（三）治疗后护理

1. 患者在恢复室保持卧床休息，监测生命体征，待意识完全清醒后方可离开恢复室。注意治疗后让患者去枕休息以减轻头痛、头晕症状，起床时注意患者安全，防坠床及跌倒。

2. 观察治疗后的不良反应，有头痛、呕吐、背部及四肢疼痛等及时告知医生处理。若无不良反应，经医生同意后可离开治疗室。

3. 患者意识完全清醒后 2 小时内禁食禁水，2 小时后可少量进食进水，切忌大量、急切进食，以防噎食等严重意外。可先进少量流食，待下顿进餐时再进食普食。

4. 健康指导　告知患者及家属患者治疗后可能出现长时间的意识障碍，切勿开车及操作有危险的机械，否则可能因判断力和反应力下降而发生意外。治疗全程需要家属或护士的陪同及细心照顾，避免走失、摔伤、交通事故等意外发生。整个治疗过程戒烟戒酒，因吸烟会使呼吸道分泌物增多，从而增加治疗过程中窒息和吸入性肺炎的危险，饮酒可能会导致严重的麻醉意外。

三、常见不良反应及处理措施

（一）机械性呼吸道梗阻

1. 舌后坠　采用抬头举颏法打开气道，必要时安置口咽通气管，保持气道通畅。

2. 口腔内分泌物造成误吸甚至窒息　及时清除口腔内分泌物，患者头偏向一侧；床旁备吸引器和气管切开包，必要时配合医生行气管切开术。

（二）恶心、呕吐

轻者无需特殊处理；重者密切观察有无颅内压增高的体征、有无脑血管意外表现。

（三）记忆障碍

主要表现为近期记忆障碍，部分可逆。一般无需特殊处理，轻者 2 周左右自行恢复，重者一般在 1 个月左右恢复。

（四）头晕、头痛

可能与患者治疗前紧张、治疗过程中脑内血管收缩及肌肉、神经牵拉或挤压有关，一般充分休息 2～3 天后症状可自然缓解。需了解头痛的部位、性质、程度、规律，治疗前缓解患者的紧张情绪；保持环境安静、舒适、光线柔和；指导患者减轻头痛的方法，如缓慢呼吸、引导式想象、冷热敷及指压止痛法等；遵医嘱予镇痛药，观察药物的疗效及不良反应；予心理疏导，鼓励患者树立信心，配合治疗。

知识链接

醒 复 标 准

意识、呼吸完全恢复，生命体征平稳，肌张力恢复，躁动平静。可参照 Steward 苏醒评分（表 4-2）。

表 4-2　Steward 苏醒评分表

患者状况	分值
1. 清醒程度	
完全清醒	2
对刺激有反应	1
对刺激无反应	0
2. 呼吸道通畅程度	
可按医师嘱咐咳嗽	2
可自主维持呼吸道通畅	1
呼吸道需予支持	0
3. 肢体活动程度	
肢体能做有意识的活动	2
肢体无意识活动	1
肢体无活动	0

注：总评分达 4 分者方可离开麻醉恢复室（PACU）。

第三节　重复经颅磁刺激治疗与护理

经颅磁刺激（transcranial magnetic stimulation，TMS）是由英国谢菲尔德大学巴克（Barker）教授在 1985 年创立的一种在人头颅特定部位给予磁刺激的技术，是一种用于了解、调节和干预大脑功能的方法。目前 TMS 有 3 种主要的刺激模式：单脉冲经颅磁刺激（sTMS）、双脉冲经颅磁刺激（pTMS）及重复经颅磁刺激（rTMS）。

重复经颅磁刺激（repetitive transcranial magnetic stimulation，rTMS）是利用时变磁场重复作用于大脑皮质特定区域产生感应电流，改变皮质神经细胞的动作电位，从而影响脑内代谢和神经电活动的生物刺激技术。主要通过不同的频率来达到治疗目的，高频（一般为 5～20Hz）主要是兴奋作用，低频（≤1Hz）则是抑制作用。重复经颅磁刺激作用于大脑皮质不同区域产生不同效果，高频率 rTMS 作用于左前额叶皮质引起悲伤感，而作用于右前额叶皮质引起愉悦感；高频阈上强度的 rTMS 可引起运动诱发电位，皮层内兴奋性传播可引起癫痫发作。国外已研究出磁痉挛治疗仪，有望替代电休克治疗仪。

重复经颅磁刺激治疗的优点在于：①无创，治疗师通过操作戴在患者头上的金属线圈进行治疗；②定位准确；③无痛，当治疗师在患者头皮附近操作经颅磁刺激线圈时，强力且快速变化的磁场会安全地穿过皮肤及头骨，但不会产生任何疼痛。基于上述优点，此项治疗技术在临床精神病、神经疾病及康复领域获得越来越多的认可，常用于治疗抑郁发作、精神分裂症、焦虑症、躁狂发作、强迫症、创伤后应激障碍、抽动秽语综合征、肌张力不全、长期疼痛、帕金森病等，慎用于治疗癫痫。

一、临 床 应 用

（一）抑郁发作

1. 治疗机制　重复经颅磁刺激能更多地兴奋大脑皮质水平走向的连接神经元，并可导致大脑皮质局部代谢水平增高，亦可改善其左侧额叶的局部低血流灌注现象。可通过重复高频刺激和重复低频刺激治疗抑郁发作，两者均有效。大量国内外相关文献报道重复经颅磁刺激治疗抑郁发作有效率在 90% 以上。

2. 治疗方法　方法各异，无定式。目前对于刺激部位的选择主要依赖于经验和理论知识。皮质、脑干、小脑和脊髓都可以作为经颅磁刺激的靶点，但对皮质的刺激效果更为明显，因此一般选择左背侧前额叶、右背侧前额叶、左前额叶作为刺激的部位。刺激频率为 0.3～20Hz；运动阈值为 80%～110%，最大不超过 120%。一般每分钟的刺激次数为 40 次，其间休息的时间最短为 20 秒，每天治疗 20 分钟，每周 5 天，持续 2 周共 10 个工作日。另外，有研究表明重复经颅磁刺激治疗抑郁发作效果与药物氟西汀相似，且具有协同作用，常联合用于治疗抑郁发作。

知识链接

运 动 阈 值

运动阈值（motor threshold，MT）指刺激运动皮质在相应靶肌肉记录肌肉运动复合电位时（即运动诱发电位），能记录到大于 20μV 运动诱发电位（MEP）输出时最小的头部刺激强度，主要用于评价皮质束的兴奋性。脊髓损伤或脑卒中导致皮质脊髓束受损后运动阈值将明显升高，运动阈值降低表示皮质脊髓束的高兴奋性。在经颅磁刺激中，运动阈值指将线圈置于运动皮质处，逐渐增加刺激强度，直至对侧手指出现运动的刺激强度。

（二）精神分裂症

重复经颅磁刺激治疗精神分裂症的研究相对于抑郁发作而言较少，且结果不一致，疗效不确定，一般用于治疗精神分裂症的顽固性幻听及改善阴性症状。

1. 治疗顽固性幻听　幻听的产生与听觉皮质（左颞上回）激活、听觉皮质过度兴奋有关。约 1/4 精神分裂症患者的幻听症状经抗精神病药治疗效果不明显或无效。采用低频刺激（1Hz），刺激靶点为左、右颞顶皮质及左侧前额叶皮质，治疗后患者听觉皮质活性下降，幻听大幅减轻。

2. 改善阴性症状　精神分裂症阴性症状的产生（如情感平淡、兴致缺失、意志减退、言语减少和注意力不集中等）与背外侧前额叶皮质（DLPFC）、边缘系统、基底核等区域的多巴胺功能下降有关。高频重复经颅磁刺激可以通过激活多巴胺的神经传导，增加皮质兴奋性及提高该皮质区多巴胺水平。一般认为采用高频刺激 10Hz、运动阈值为 110% 时效果理想，刺激部位选择双背侧前额叶。采用该方法治疗精神分裂症阴性症状的效果较抗精神病药效果好，重复经颅磁刺激联合药物治疗为改善精神分裂症的阴性症状提供了一种新的、有效的方法。

（三）其他

国内外较多研究表明重复经颅磁刺激对强迫症、创伤后应激障碍及惊恐发作是有效的。当重复经颅磁刺激作用于强迫症患者的右眶额叶皮质时，可减轻强迫冲动约 8 小时；重复经颅磁刺激分别作用于惊恐发作和广泛性焦虑患者的右前额叶区域，可使焦虑明显增加，持续时间约 8 小时；用 1Hz 频率的重复经颅磁刺激作用于患者右侧背外侧前额叶皮质（DLPFC）2 周后，可显著缓解焦虑症状；重复经颅磁刺激治疗创伤后应激障碍（PTSD），部位为左前额叶皮质，可诱发为期 7 天的惊恐发作，然后是 2 周的情绪平静期；高频率重复经颅磁刺激作用于右侧背外侧前额叶皮质对躁狂发作有一定的控制作用。

二、不良反应及护理

（一）不良反应与禁忌证

重复经颅磁刺激治疗的常见不良反应有头痛、头部不适、纯音听力障碍、耳鸣等，高频重复经颅磁刺激可诱发癫痫。植入心脏起搏器、心导管及佩戴人工耳蜗或听力辅助设备的患者禁用。另外，癫痫患者或有癫痫家族史者慎用。

（二）重复经颅磁刺激治疗的护理

1. 掌握正确的操作程序　重复经颅磁刺激操作简单，不需要全身麻醉，安全性高，不良反应少，故在门诊即可进行。

操作方法：连接线圈和高频磁刺激器，打开激发器，在测试选择项目下选择其中运动诱发的磁刺激项目；打开开关，确定刺激强度；患者取坐位或半卧位，背对仪器，将线圈放在特定的颅骨部位；选定刺激频率、刺激次数，按下"激发"按钮；调整刺激强度，直至在激发器的屏幕上看到合适的反应；治疗结束后关机，取下线圈。

治疗过程中的护理：①在确认线圈和高频磁刺激器相连接之后才能打开治疗仪；②接受重复经颅磁刺激时不能携带以下物品：心脏起搏器、金属物品、金属植入物、人工耳蜗、听力辅助装置、义齿、手表、计算器、信用卡、计算机软盘或磁带等电磁设备；③有癫痫家族史者治疗前需确认脑电图是否正常，治疗中必须配备所有抢救设施；④温度高时可致皮肤烧伤，应预防烧伤，并注意皮肤烧伤的护理；⑤患者和操作者应戴耳罩以保护听力；⑥可采用按摩的方法缓解头痛症状，或在治疗前遵医嘱应用镇痛药进行预防。

2. 做好患者的治疗指导　以科学易懂的语言向患者及家属讲解重复经颅磁刺激的治疗目的、效果、必要性、治疗方法、注意事项、不良反应等相关知识，提高患者对重复经颅磁刺激治疗的认知程度。

3. 心理护理及支持治疗　在正确而全面评估患者精神状态、心理状况、焦虑及抑郁程度的基础上，对其进行心理健康辅导；尊重患者，引导其诉说内心感受，认真倾听；可以安排病友同住，引导患者之间相互交流感受，相互支持和鼓励，让病情稳定的患者现身说法。通过上述措施缓解患者紧张、焦虑的情绪，纠正患者的不良行为方式和生活习惯，增强其信心及治疗依从性，以良好的心态配合治疗。

第四节　工娱治疗与护理

工娱治疗是通过工作和娱乐促进患者疾病康复、防止精神衰退、提高适应环境能力的治疗方法，是恢复期或慢性期精神障碍患者的一种重要辅助治疗方法。

一、临床作用

（一）活跃情绪，缓解症状

患者置身于各种工作或娱乐活动中，可转移对疾病的过分关注，减轻病态体验，缓解焦虑、抑郁等不良情绪。

（二）促进社会功能恢复

患者通过参加各种活动，改善认知功能，锻炼意志和毅力，并可结合相应的物质和精神鼓励以促进其学习和工作能力的恢复。

（三）延缓精神活动衰退

通过参加工娱活动可改变患者懒散的生活习惯，使患者与周围环境密切接触，提高交往能力，使精神活动与生活协调统一，延缓精神活动衰退。

（四）有利于病房管理

工娱活动使患者在一个舒适愉悦的环境中过着有规律、有意义的生活，增进患者之间的友谊，改善医患关系，维持病房的正常秩序，有利于医疗护理工作的顺利开展。

二、活动内容

1. 音乐、舞蹈治疗。
2. 阅读书刊画报，欣赏电视电影。
3. 体育活动。
4. 工疗内容，如简单的作业训练、工艺制作活动及职业性劳动训练等。
5. 其他，如集体劳动、竞技性娱乐（拔河比赛）、参观展览、服装表演等。

三、工娱治疗的护理

1. 建立健全工作人员职责、各项医疗护理常规、器械及物品保管、安全保障等制度。
2. 一般选择安静、合作的患者参加工娱治疗，并根据病情安排活动。
3. 治疗过程中护士应密切观察患者的精神状态变化，防止自伤和伤人事件发生。
4. 集体活动时应随时注意患者的动向，中途离开应予陪伴。住院患者参加工娱治疗应做好交接班，认真清点人数以防患者走失。
5. 组织郊外活动时应经主治医师开医嘱，禁止有自杀、出走等倾向的患者参加，严格按外出活动护理常规实施，做到定人定岗。

第五节 中医治疗的护理

中医学对精神障碍的认识历史悠久，相关中医理论主要有形神合一论、心主神明论、心神感知论、五脏神志论、人格体质论等，病因涉及体质、人格、情志、社会因素及饮食、劳倦等。精神障碍的辨证主要以阴阳五行、脏腑经络为纲，结合气血痰火等阐述病因与发病机制。在调和阴阳、调节气血、心身同治、疏导情志及三因制宜等原则指导下，以中药、针刺、意疗、导引、音乐等疗法为主，并重视精神养生的重要性。实践证明，多层次、多靶点的中医药治疗具有整体调节、无依赖性、不良反应少等优势。

一、中药治疗的护理

中药治疗是将中药制成丸、散、膏、丹、汤剂等治疗精神障碍。近年来,临床多用中西医结合的方法。中药治疗的具体护理方法如下:

(一)查对

发药时要坚持"三查、九对、一注意"制度,防止发错药、服错药。药瓶标签要保持完好,防止脱落而出现差错。

(二)服药

汤剂的温度适宜,不得过冷或过热;冲服剂应按要求进行冲服。药物服用的剂量和时间应严格遵照医嘱执行。汤剂有一定气味,对不愿服药的患者应耐心讲解,做好说服解释工作,需确保患者将药物服下。中药丸剂体积较小,需防止患者吐药、藏药或扔药。

(三)观察

护理人员要了解患者的病情及所用药物的成分、性质、作用及不良反应,以便在临床中进行观察。尤其要注意药物的不良反应,如有无恶心、呕吐、腹痛、腹泻等,并注意观察大小便的次数和性状等,了解患者的进食情况,并注意体温、脉搏、呼吸和血压的变化,发现问题及时报告医生,以免发生意外。

(四)药物保存

丸药应置于干燥、阴凉处保存。汤药以每日煎服为宜。煎好的汤药应放入冰箱保存,以防变质,最好现煎现用。发药时要检查药物质量,若发现药液发霉或有特殊气味,提示药物变质,应停止服用。

(五)书写记录

服中药治疗的患者,必要时应详细书写护理记录。记录内容包括患者服药后的精神状态变化,进食、睡眠情况及药物反应等,以供医生参考。

二、针刺治疗的护理

针刺治疗临床应用广泛,主要用于治疗神经症、睡眠障碍、兴奋状态及其他精神症状(如幻觉等)。针刺治疗的具体护理方法如下:

(一)做好解释说服工作

针刺治疗前应详细了解患者的病情、诊断、治疗目的、患者对治疗的态度等,并向患者说明针刺治疗的优点,解除患者的思想顾虑,避免因精神紧张而出现晕针。对治疗不合作的患者,要事先做好说服解释工作,尽量取得患者的合作,以免治疗过程中发生折针、断针等意外。对说服无效者,在治疗时应予以保护,以防意外。

(二)认真操作

针刺治疗要严格按医嘱执行。治疗过程中操作要认真、细致。合理安置体位,取穴准确,进针速度要快以减少疼痛,针刺手法可根据病情而定,进针方向与深度要正确。除暗示疗法外,治疗过程中尽量不与患者讲话,保持环境安静。

(三)观察反应

治疗过程中护理人员不得离开患者,要随时注意观察患者的治疗反应,若出现精神疲倦、面色苍白、出汗、脉搏增快、心慌、头晕等晕针反应,应停止针刺治疗,使患者平卧,饮温开水,指掐或针刺人中、足三里,艾灸百会、气海、关元,并及时告知医生。另外,还需观察是否发生滞针、弯针、断针、气胸等意外,并采取相应处理。

（四）记录、整理

电针治疗结束后，首先关闭治疗机，取下输电线，按顺序起针。并注意清点针数，以防遗失。认真填写治疗单，并做详细记录。

（五）注意事项

1. 做好治疗前的准备　操作前向患者沟通解释，取得患者及家属的知情、同意、配合。检查用物及器械是否齐备、安全、适用，如针有无生锈、弯曲，针柄有无松动，治疗仪有无损坏。治疗室温度要适宜，以防着凉。操作者穿戴整齐，洗手，戴口罩。

2. 严格消毒，预防感染　严格执行无菌操作，消毒针刺穴位皮肤，一穴一针，防止交叉感染。

3. 严格控制深度、强度、电量与时间　针刺治疗的具体实施要根据患者的体质、病情及治疗部位等而定。治疗开始时患者会比较敏感，应给予弱刺激，待患者慢慢适应后逐步加强刺激。对年老体虚、身体瘦弱、气血亏虚的患者也应给予弱刺激。重要脏器所居之处的腧穴、尿潴留患者下腹部等处不宜直刺、深刺，以免损伤脏器。使用电针时，颈项、脊柱两侧及心前区部位，针刺通电不能横跨通电，避免电流回路经过脊髓和心脏；接近延髓、脊髓的部位电流量宜小，以免发生意外。心脏病患者和孕妇慎用电针，植入心脏起搏器者禁用电针。

第六节　精神障碍的社区康复与家庭护理

一、精神障碍的社区护理

社区（community）指以一定地理区域为基础的、有组织的社会实体。城市社区通常指街道、居委会；农村社区一般为乡、镇、村。社区护理提供的是连续、动态、全科性质的服务，其主要职责是将人群视为一个整体，使用健康指导、健康促进、健康维护和连续性照顾等方式，对社区内的个体、家庭和群体进行护理，达到全民健康。社区精神卫生护理是应用社会精神病学、其他行为科学及护理专业理论和技术，对社区内人口的精神障碍进行预防、治疗、康复和护理，并进行社会适应的指导和管理，以提高整个社区的精神卫生水平。它是为个人、家庭和社区提供的一种服务，包括对精神障碍的预防、恢复和精神健康的促进。

知识链接

社区精神卫生护理的对象及内容

随着社区精神卫生事业的发展，社区精神卫生从强调精神障碍的预防、治疗，到积极塑造健全人格，进而把重点转移到社区全体成员和不同社会群体的精神卫生方面。社区精神卫生护理的工作内容有以下几个方面：

1. 对精神障碍患者的服务，如治疗、康复、照顾、协调等。

2. 对高危人群（精神障碍发生概率明显高于其他人群者）的服务，如监测、预防、干预、指导等。

3. 对重点保健人群（社区内需要得到系统照护的人群，如老人、儿童、妇女等）的服务，如监测、指导、咨询、预防等。

4. 对亚健康和健康人群的服务，如宣教、咨询、协调、促进等。

二、国内外社区精神卫生服务与护理的发展趋势

中国社区精神卫生工作起步于 1958 年在南京召开的全国第一次精神病防治工作会议。20 世纪 70 年代建立了由卫生、民政和公安部门联合组成的精神病防治领导小组，开始建立精神病三级防治网。1986 年在上海召开了全国第二次精神卫生工作会议，全国各地的社区精神卫生服务全面展开。2001 年全国第三次精神卫生工作会议在北京的召开加速了精神卫生工作的发展。2003 年 3 月，卫生部组织考察了英国和德国的社区精神卫生服务模式。2004 年 4 月，中国疾病预防控制中心和北京大学组织考察了澳大利亚墨尔本的社区精神卫生服务模式，并决定借鉴；同年 12 月，受卫生部疾病控制司委托，中国疾控中心（CDC）精神卫生中心承担了"686"项目（"中央补助地方卫生经费重性精神疾病管理治疗"项目），该项目旨在探讨建立适合我国的医院和社区一体化的重性精神障碍连续监管治疗模式，建立重性精神障碍社区防治、康复管理工作机制和网络。2005 年，全国共建示范区 60 个，覆盖人口约 4 300 万，建立了示范区精神障碍信息管理系统，分级培训精神科医生、社区医生、个案管理人员等 3 万多人次。到 2008 年，各示范区均建立了重性精神障碍监管治疗网络，各地的重性精神障碍综合防治队伍基本建成。2012 年颁布的《中华人民共和国精神卫生法》进一步明确了医护人员的职责，规范了社区精神卫生服务的内容。北京、上海等城市在建立健全精神卫生三级防治网的基础上开展了心理保健知识教育，开设了心理咨询服务，对社区慢性精神障碍患者及康复期患者提供治疗、管理、预防复发和康复的全方位服务。

美国、英国等西方发达国家建立了门诊患者的服务，如亚急性期的护理干预和个别护理、精神科家庭照护、跨社区服务、住宅区服务等项目。社区精神科护士还帮助患者和家属成立了各种自助团体，如戒酒者匿名会、进食障碍者互助会、精神障碍患者家属互助会等。

三、精神障碍的社区康复及护理

随着医疗卫生事业的发展和人类对精神健康需求的转变，社区精神卫生护理服务的对象和范围在不断扩大。近年来，各地社区有关家庭干预、家庭健康指导、家庭病床等以家庭为单元的社区服务工作也在进一步充实和丰富社区精神卫生服务工作的内容。我国精神卫生服务工作经过近 50 年的探索已形成了"社会化 - 综合性 - 开放式"的工作模式，主要内容是立足社区的"三级预防"战略。不同层次的预防，其护理工作的范围和对象不同。

（一）一级预防

一级预防（病因预防）是通过消除或减少病因或致病因素来防止或减少精神障碍的发生。在此阶段，护理服务的对象是社区中精神健康和心理健康者，服务的目标是预防精神障碍、心理问题的发生。此阶段工作的特点是重视精神卫生保健知识的普及和宣传。具体内容包括：

1. 健康指导　面向广大公民，宣传精神卫生促进与保健知识，包括各年龄段的精神卫生指导、健康人格的培养、应对应激技巧的培养等。

2. 心理咨询　接受各种健康咨询，如婚姻咨询、家庭咨询、优生优育咨询、高危儿童咨询、青春期少年心理咨询、父母咨询等。

3. 促进精神健康的工作　如普通人群的精神卫生保健、特殊应激事件后的心理干预、社会及环境精神卫生。

4. 特殊预防工作　开展疾病监测、减少心理因素引起的各种疾病、提高个体及家庭成员的适应能力、保护高危人群、创造良好的工作和劳动条件、注意营养及培养科学的生活方式等。

（二）二级预防

二级预防即早发现、早诊断和早治疗，争取良好预后，防止复发。在此阶段，护理服务的对象是精神障碍发生前期及发病早期的人群，服务的目标是早期发现、早期诊断、及时给予有效的治疗与护理，避免精神障碍进一步发展。此阶段工作的特点是照护问题家庭、心理社会因素引起精神障碍的高危人群及处于精神症状急性期的患者。对已有精神障碍的人群应定期随访，及时给予护理方面的指导和干预，减少疾病的复发。具体内容包括：

1. 早期发现精神障碍患者　定期对社区居民进行调查，确认造成精神障碍的危险因素；定期对社区居民进行精神健康筛查；指导社区居民进行自我精神健康评估与报告；早期发现精神障碍边缘状态者及精神障碍患者。

2. 及时帮助和护理精神障碍患者及其家庭成员　督促患者及时就诊、对疑似患者和确诊患者及时联系会诊和转诊、及时提供必要的干预、定期进行家庭访视、指导患者坚持治疗和合理用药等。教会家庭成员如何观察患者的病情变化，为其提供必要的应对措施以防止暴力行为及意外事件的发生、提供预防精神障碍发生的知识等。

3. 为问题家庭宣传精神卫生的知识　与家庭成员一起分析问题的原因，寻找解决问题的途径，共同制定情绪宣泄的方法。

（三）三级预防

三级预防指患病后期的危机干预，是防止疾病恶化、防止残疾出现的长期照护，是对精神障碍患者的连续性护理活动。此阶段的护理服务对象是精神障碍后期、慢性期和康复期患者，服务的目标是帮助患者最大限度地恢复社会功能，指导患者正确对待所患疾病，协助患者减轻痛苦，提高生活质量。此阶段工作的特点是重视家庭访视，营造一个医院、社区、家庭之间具有统一性、连续性的医疗服务网，消除或避免一切不利因素，使患者得到家庭和社会的支持与关怀，早日回归社会。具体内容包括：

1. 防止病残　最大限度地恢复患者的心理和社会功能，预防疾病复发，尽可能减少功能残疾和并发症。

2. 康复护理　做好康复护理工作，包括功能性或调整性的心理康复、患者在各种康复场所的护理与训练、健康指导与咨询等，使患者早日回归社会。

3. 日常生活指导　指导和协助家属调整患者的生活环境，制定生活计划，及时解答患者和家属遇到的问题等。

4. 督促巩固和维持治疗　定期进行家庭访视，帮助患者认知坚持治疗的重要性，指导和督促患者药物治疗和其他非药物治疗的执行，并给予心理支持。

5. 做好管理工作　制定比较完善的社区护理管理内容和制度，对各康复机构（如康复之家、患者公寓、各种职业与技能训练场所）做好管理，包括制定各种制度、布置环境、安装设施等，使患者在家中和社区中得到很好的服务。

四、精神障碍的家庭护理

家庭护理是借助家庭内沟通与互动方式，在患者的居所内对存在健康问题的患者实施护理，以患者和其照顾者为焦点，帮助患者更好地适应其生存空间。

（一）对患者的健康指导

1. 知识宣教　结合患者的具体情况，对患者进行疾病相关知识的宣教，消除患者对精神障碍的恐惧和焦虑。

2. 心理护理　加强心理疏导，鼓励患者表达心理感受，帮助患者分析产生压力的原因，教会患者一些应对应激的技巧，与患者一起寻找解决问题的办法；指导和鼓励患者多参加社会活动，帮助患者克服各种困难，重建社交能力。

（二）对家属的健康指导

1. 指导家属正确对待精神障碍患者　向家属宣传精神障碍的相关知识，使家属正确认识精神障碍，鼓励家属接受患者，减轻因害怕遭受社会歧视所产生的心理压力；组织家属联谊会分享照护经验和感受。

2. 指导家属对患者进行病情监测　观察病情是家庭监护的重要内容，应注意观察患者在睡眠、情绪、自知力、社会功能、精神症状和躯体症状等方面的变化，当患者出现某些异常症状时，应提高警惕，判断是否疾病复发并及时就医。妥善保管家中的危险物品和贵重物品，并让家属掌握意外事件的急救和处理技术。

3. 指导家属做好患者用药的护理　向家属讲解有关药物的知识，如药物的用法、作用与不良反应，维持用药的重要性等；指导家属对药品进行妥善保管，防止药品失效；指导家属监督患者按时服药，并做好服药记录，防止患者扔药或藏药，还应防止患者积攒药物自杀；指导家属密切观察药物疗效及不良反应，如发现患者有明显药物不良反应时，应及时与社区护士联系，采取适当措施。

4. 指导家属做好患者的心理护理　心理护理是预防疾病复发的重要环节，应将支持性心理护理的方法教予家属，使患者随时能得到家属的心理支持与帮助。

（三）针对患者的康复训练

见第三章精神科护理技能。

思政元素

学法、懂法、守法，守护患者安全

最高人民法院印发的《关于贯彻执行〈中华人民共和国民法通则〉若干问题的意见》第一百六十条规定："在精神病院治疗的精神病人，受到伤害或者给他人造成损害，单位有过错的，可以责令这些单位适当给予赔偿。"《中华人民共和国刑法》第三百三十五条规定："医务人员由于严重不负责任，造成就诊人死亡或者严重损害就诊人身体健康的，处三年以下有期徒刑或者拘役。"《中华人民共和国精神卫生法》第七十八条规定："歧视、侮辱、虐待精神障碍患者，侵害患者的人格尊严、人身安全，及其他侵害精神障碍患者合法权益的情形，依法承担赔偿责任。"

护理人员在提高个人专业知识和技能的同时，还需学法、懂法、守法，关注患者的生命与健康，了解患者的权利与需求，尊重患者的人格与尊严，以高度的责任心严格履行各项规章制度和岗位职责，做到各种行为符合法律规定。

（胡高俊　梁清芳）

? 复习思考题

1. 简述抗精神病药的不良反应。
2. 简述药物治疗过程的护理措施。
3. 简述改良电休克治疗的常见不良反应及处理措施。
4. 简述精神障碍三级预防分别对应的护理工作内容。
5. 对精神障碍患者进行家庭护理时，应从哪些方面对患者家属进行指导？

扫一扫，测一测

第五章 神经认知障碍及相关疾病患者的护理

PPT 课件

知识导览

学习目标

掌握阿尔茨海默病的临床特点与护理；掌握神经认知障碍、谵妄、痴呆的基本概念。了解阿尔茨海默病的病因与发病机制、辅助检查、病程与预后；了解血管性神经认知障碍的病因、辅助检查、病程与预后；了解躯体疾病所致神经认知障碍的病因、病程与预后、诊断、治疗。

案例分析

患者，女，73 岁，因"记忆力减退 5 年"入院。患者 5 年前出现记忆力减退，以近期记忆障碍为主，刚拿的物品很快便忘掉，渐渐远期记忆也受到影响，不知道自己的姓名，不认识家人。近半年来，经常怀疑家人，说有人拿她的东西，与家人争吵。生活自理能力差，日常生活部分需要照料。

请思考：

1. 患者出现了哪些症状？
2. 如何对患者进行护理？

神经认知障碍（neurocognitive disorder，NCD）是一组获得性的，以谵妄、痴呆、遗忘等认知缺陷为主要临床表现的综合征，具有相对明确的病因与病理生理发病机制，涉及多种脑部和躯体疾病。

第一节 常见神经认知障碍

神经认知障碍在临床上主要表现为谵妄、痴呆和遗忘综合征等，本节着重介绍前两种最常见的临床综合征。

一、谵 妄

谵妄（delirium）又称急性脑综合征（acute brain syndrome），是以注意力障碍和意识障碍为特征，在短时间内产生并在一天内症状呈现波动变化的一组综合征，通常伴随其他认知损伤，如记忆障碍、定向障碍或言语紊乱、视觉空间障碍、感知障碍及睡眠觉醒周期改变等。主要特征为起病急骤，病程短暂，病情发展迅速，意识模糊，常有定向障碍。

（一）病因与发病机制

引起谵妄的主要病因是颅内病变（如感染、外伤、出血、肿瘤、脑血管疾病等）、内分泌失调、电解质紊乱、药物滥用或其他物质中毒等。发病机制迄今尚不十分清楚，有人曾提出胆碱能假说,认为血浆乙酰胆碱等神经递质合成减少与谵妄的发生密切相关。

（二）临床表现

1. 意识障碍　主要以意识清晰度下降为主,是谵妄的核心症状。具有昼轻夜重的特点,又称"日落效应",即患者白天可以对答如流,晚上却出现意识混浊,表现为神志恍惚、注意力涣散、心不在焉、话不切题。

2. 注意障碍　主要表现为定向、聚焦、维持及变换注意力的能力下降,进而导致患者在对话过程中常停留在先前的问题中而不能随着问题的改变恰当转移注意力,因此,问及患者问题往往需要被重复,患者也很容易被无关刺激影响而分神。

3. 知觉障碍　是谵妄最常见的症状,常有错觉、幻觉。错觉以错视最为常见,其次是错听,内容多呈恐怖性。幻觉以幻视多见,如将止血带看成蛇、将药片看成小虫等,临床上对表现为幻视的患者要考虑神经认知障碍的可能。

4. 定向障碍　包括时间、地点定向障碍,严重者可出现人物定向障碍。

5. 思维障碍　主要表现为思维不连贯,言语凌乱。思维不连贯是在意识障碍的基础上出现的,这一点要与思维破裂相鉴别。患者推理与解决问题的能力受损,可出现历时短暂、呈片段性的被害妄想。

6. 心境异常　情绪异常非常突出,表现为极度恐惧、害怕、焦虑、抑郁、欣快和情感淡漠。

7. 记忆障碍　以即刻记忆和近期记忆障碍最为显著,即新近发生的事情难以识记。对病中经历多不能回忆,部分患者在恢复期可出现错构和虚构。

8. 睡眠觉醒周期紊乱　患者睡眠颠倒(白天睡眠而晚上活跃)、睡眠质量差及睡眠时间减少。

二、痴　呆

痴呆(dementia)指较严重的、持续性的认知障碍,临床上以缓慢出现的智力减退为主要特征,包括记忆、思维、理解、计算等能力减退,伴有不同程度的人格改变,没有意识障碍,多数不可逆,但部分经治疗可改善。因起病缓慢,病程较长,故又称慢性脑综合征(chronic brain syndrome)。

（一）病因与发病机制

痴呆的病因很多,最常见的病因是中枢神经系统变性疾病(如阿尔茨海默病),其他如颅内占位性病变、脑外伤、脑炎、脑血管病等。

（二）临床表现

痴呆的发生多缓慢隐匿,记忆力减退是其早发症状。早期出现近期记忆障碍,学习新事物的能力明显减退,严重者甚至找不到回家的路。随着病情的进一步加重,远期记忆也受损,严重的患者常以虚构的形式来弥补记忆方面的缺损。思维缓慢、贫乏,对一般事物的理解力和判断力越来越差,注意力逐渐受损,出现时间、地点和人物定向障碍。

患者常伴有语言障碍。初期语言表达可正常,随着病情的发展,逐渐表现为用词困难,不能命名,语言刻板、重复、不连贯等。重度患者表现为缄默。

患者还可出现人格改变,表现为兴趣减少、主动性差、社会性退缩,亦可表现为脱抑制行为,如冲动、幼稚行为等。情绪症状表现为焦虑、易激惹、抑郁和情绪不稳等,有时表现为情感淡漠,或出现"灾难反应",即当患者对问题不能做出响应或不能完成相应工作时,出现突然放声大哭或愤怒的反应。有些患者会出现坐立不安、漫游、尖叫和不恰当的甚至是攻击行为。还可出现妄想和幻觉。

患者社会功能受损,早期对自己熟悉的工作不能完成,后期生活不能自理,运动功能逐渐丧失,甚至穿衣、洗澡、进食及大小便均需他人协助。

第二节　脑部疾病所致神经认知障碍患者的护理

一、常见脑部疾病所致神经认知障碍的临床特点

（一）阿尔茨海默病

阿尔茨海默病（Alzheimer's disease，AD）是一种中枢神经系统原发性退行性疾病，临床表现为记忆功能、视觉空间关系、语言、抽象思维、学习、计算能力和行为能力下降，性格、人格和精神行为异常，出现严重的认知障碍。AD常见于65岁以上的老年人，患病率随着年龄的增长而升高，65岁以上患病率约为5%，85岁以上患病率约为20%～50%。晚发病者，即65岁以后发病者（Ⅰ型）进展缓慢，以记忆受损为主要特征；在65岁前发病者（Ⅱ型）表现为相对较快的衰退过程，并有明显的多种高级皮质功能障碍。本病通常为散发，女性多于男性。

1. 病因与发病机制　本病的病因与发病机制目前尚未阐明。近年研究发现下列因素与该病发病有关：

（1）遗传因素：绝大部分的流行病学研究提示，AD具有一定的家族聚集性，说明遗传因素在发病中起着一定的作用，约5%的患者有明确的家族史，患者一级亲属AD的发病率是一般人群的4.3倍。近年发现，三种早发型家族性常染色体显性遗传的AD致病基因分别位于21号染色体、14号染色体和1号染色体。

（2）β-淀粉样蛋白代谢异常：目前认为β-淀粉样蛋白（amyloid β-protein，Aβ）的生成和清除失衡是神经元变性和痴呆发生的始动因素，可诱导tau蛋白过度磷酸化、炎症反应、神经元死亡等一系列病理过程。

（3）神经递质障碍：AD患者大脑中存在广泛的神经递质异常，包括乙酰胆碱、单胺、氨基酸类及神经肽等。这些递质对学习和记忆等认知功能有重要的作用。其中比较明显的是乙酰胆碱，随着疾病进展，阿尔茨海默病患者脑内乙酰胆碱水平迅速下降，而乙酰胆碱的缺乏与认知障碍密切相关，这也是目前阿尔茨海默病治疗获得有限疗效的重要基础。

2. 病理　病理检查可见大脑皮质弥漫性萎缩，神经元大量减少，另可见特征性老年斑、神经元纤维缠结、颗粒性空泡小体等病变。生化检查则可见脑部的胆碱乙酰化酶及乙酰胆碱含量显著减少。

3. 临床表现　本病起病缓慢或隐匿，患者及家属常说不清何时起病，进行性加重。临床表现为持续进行性的记忆、智力障碍，伴有言语、人格改变及心境障碍。根据疾病的发展和认知功能缺损的严重程度，可分为早期、中期和晚期。

（1）早期：记忆障碍是首发症状之一，尤其以近期记忆损害最为明显，如经常遗忘物品、丢三落四、言语啰嗦重复等。因患者社会功能尚可，记忆障碍常易被忽略。

（2）中期：患者认知障碍加重，表现为掌握运用新知识及社交能力下降。严重时出现定向障碍，一般先出现时间定向障碍，再出现空间定向障碍。患者需家人进行日常监护，并有语言功能障碍（如言语不畅、理解及复述能力差）；患者亦会出现不同程度的失用（如穿衣、吃饭、抄几何数字等感到困难）。患者逐渐对简单的计算感到吃力。受症状影响，患者可出现情绪不稳、易激惹、挫折感强。一些患者会出现较显著的幻觉和妄想，以幻视、被窃妄想和嫉妒妄想多见。

（3）晚期：患者判断力、认知力几乎消失殆尽，幻觉和妄想亦更显著。行为愈发难以被理解。自我约束能力的丧失还会使患者显得好斗，或完全处于远离社会的状态。患者自理能力和社会功能极差。患者常常还会出现帕金森病样表现，约20%的患者可出现癫痫发作，随着病程进展，

肌阵挛抽搐的发生率也将越来越高。

病程早、中期，神经系统查体一般无阳性体征，部分患者可出现病理征。病程晚期，逐渐出现锥体系和锥体外系体征，如肌张力增高、运动徐缓、姿势异常等，最终可呈强直性或屈曲性四肢瘫痪，并可出现原始反射，如强握反射、吸吮反射等。

脑电图早期通常是正常的，以后可逐渐出现 α 节律丧失及电位降低，可见弥漫性慢波，脑电图减慢的程度和神经认知障碍的严重程度具有相关性。影像学检查磁共振扫描可发现海马旁回和颞顶叶皮质萎缩。

（二）血管性神经认知障碍

血管性神经认知障碍（vascular neurocognitive disorder）是由于脑血管病变（脑梗死、脑出血、脑静脉病变等）导致的神经认知障碍，分为轻度血管性神经认知障碍和重度血管性神经认知障碍，其中重度血管性神经认知障碍又被称为血管性痴呆（vascular dementia，VD）。VD 是一种常见的神经认知障碍，患病率仅次于 AD，多在中老年起病，男性多于女性。病程多呈阶梯式发展，常伴有局限性神经系统体征。

1. 病因与发病机制　导致本病的危险因素很多，包括高血压、高脂血症、糖尿病、房颤、吸烟、冠状动脉疾病等。VD 是由于脑血管病变（出血性和缺血性）引起的脑组织血液供应障碍，导致脑功能衰退。一方面，脑血流量降低的程度与认知障碍的严重程度成正比；另一方面，脑血管病变的部位与痴呆的发生也有重要的关系。

2. 临床表现　患者有卒中或短暂性脑缺血发作（TIA）的病史，或有脑血管意外危险因素病史，体格检查有局限性神经系统症状或体征。一般包括早期症状、局限性神经系统症状和痴呆症状。

（1）早期症状：潜伏期较长，一般不容易被早期发现。出现头痛，头晕，失眠或嗜睡，易疲乏，精力不集中，近期记忆力下降。

（2）局限性神经系统症状：不同部位的脑出血或脑梗死会产生不同的症状，出现不同程度的偏瘫、失语或失认、构音障碍、吞咽困难、中枢性面瘫、癫痫大发作及尿失禁等。

（3）局限性认知功能缺损：以记忆力下降为主，在长时间内有自知力或部分自知力，由此容易出现焦虑或抑郁情绪。患者在较长时间内日常生活自理能力、理解力、判断力及待人接物均能保持良好的状态。

影像学检查可发现脑部血管有明显的改变。

（三）脑外伤所致的神经认知障碍

颅脑遭受直接或间接的外伤，并在脑组织损伤的基础上出现各种精神障碍。原发性脑损伤包括脑震荡、脑挫裂伤；继发性脑损伤包括颅内出血和脑水肿。由此引起的精神障碍可以在损伤后立即出现，也可以在损伤后较长的一段时间后才出现。

1. 病因与发病机制　病因比较复杂，与颅脑损伤的程度、部位和时间有直接关系。此外，与环境因素、个体素质及损伤前后和损伤期间的心理状态等也有一定关系。其发生机制可能为一过性脑血液循环障碍，脑细胞功能紊乱致神经传导通路阻塞，中枢神经细胞膜放电致神经组织兴奋性改变，脑神经元受损引发意识障碍，脑干网状结构受损等。

2. 临床表现

（1）精神症状

1）急性期精神障碍：主要表现为损伤后立即出现意识障碍，如脑震荡后出现短暂的昏迷，清醒后出现逆行性遗忘；脑挫裂伤后因损伤的程度不同，出现不同程度的昏迷，部分患者可发生持久的近事遗忘、虚构和错构。

2）慢性期精神障碍：①脑外伤后精神病性症状：部分脑外伤患者经过一段时间后会出现精

神病性症状，如精神分裂样症状、情感症状等。②智力障碍：严重的脑外伤可导致智力受损，出现遗忘综合征甚至痴呆。主要表现为反应迟钝、注意力下降和记忆力减退。③人格改变：多发生于严重颅脑外伤，特别是额叶损伤时，常与痴呆并存。一般表现为情绪不稳、易激动、自我控制能力减退、性格乖戾、粗暴、固执等。④脑震荡后综合征：主要表现为头痛、眩晕、视力模糊、睡眠障碍等，症状一般可持续数月。虽然有器质性改变，但多数情况下体格检查和实验室检查无异常发现。

（2）躯体症状与体征：头部检查见外伤伤口、伤后瘢痕或术后瘢痕。神经系统检查有相应部位脑组织损伤的症状和体征。

（四）颅内感染所致的神经认知障碍

颅内感染所致精神障碍指由病毒、细菌、螺旋体、真菌、原虫或其他微生物、寄生虫等直接侵犯脑组织引起的精神障碍，如散发性脑炎、麻痹性痴呆等。本部分主要介绍麻痹性痴呆。麻痹性痴呆是由梅毒螺旋体侵犯大脑引起的一种晚期梅毒的临床表现，以神经麻痹、进行性痴呆及人格障碍为特点。

1. 病因与发病机制　　本病因梅毒螺旋体侵犯大脑实质，引起神经细胞退行性病变，皮质结构紊乱，其进展缓慢。麻痹性痴呆的发生与否主要取决于机体对梅毒螺旋体的免疫反应。

2. 临床表现

（1）精神症状

1）早期阶段：起病隐匿，不易觉察，以头痛、头晕、睡眠障碍、易兴奋、易激惹、注意力不集中、记忆力减退及易疲劳常见。其次为性格改变、思维迟钝、智力障碍等。

2）发展阶段：患者出现个性和智力方面的改变。以日趋严重的智力及人格障碍为主，常表现为知觉、注意、记忆、计算、思维等智能活动衰退，性格改变，不守信用，不负责任，行为轻浮，自私，情绪易激惹，出现情感脆弱或强制性哭笑。

3）晚期阶段：智力衰退严重，即使十分简单的问题也无法理解。情感淡漠、意向倒错、本能活动相对亢进。

（2）躯体症状与体征：包括神经系统症状和体征，多发生于中、晚期。常见神经体征有阿-罗瞳孔、视神经萎缩、吐字不清或单调脱节、书写障碍、震颤、腱反射亢进、大小便失禁或尿潴留和便秘等。

血清和脑脊液梅毒试验阳性，脑脊液检查可见细胞数增加。

知识链接

阿-罗瞳孔

阿-罗瞳孔表现为两侧瞳孔较小，大小不等，边缘不整，对光反射消失而调节反射存在，是由于顶盖前区的对光反射径路受损而未影响调节反射径路所致。常见于神经梅毒，偶见于多发性硬化。

（五）颅内肿瘤所致的神经认知障碍

颅内肿瘤可损害正常脑组织、压迫邻近脑实质或脑血管，造成颅内压增高，出现局限性神经系统症状、癫痫发作或精神症状。颅内肿瘤可为原发性，也可以由其他部位的肿瘤转移而来。

1. 病因与发病机制　　颅内肿瘤产生精神障碍的机制颇为复杂，与肿瘤引起的颅内压增高，以及肿瘤的部位、性质、生长速度和个体素质等有关。

2. 临床表现

（1）常见精神症状

1）快速生长的脑肿瘤以意识障碍为主，轻者为意识模糊、注意涣散、表情淡漠、思维迟钝，重者有梦样状态、嗜睡和谵妄，严重者进入昏迷状态。

2）生长缓慢的脑肿瘤以记忆障碍为主，记忆力减退时多近事遗忘，可有虚构，常见于病程较久和年龄较大的脑瘤患者。可出现幻嗅、幻味、幻听等知觉障碍。

3）局限性症状：①额叶：精神症状较其他部位多见，往往在早期及神经系统体征尚未显现之前发生，主要有主动性缺乏、情绪障碍、智力障碍、人格改变、括约肌功能失控及其他表现（如言语不连贯、运动性失语、无动性缄默或抽搐发作等神经系统症状）。②颞叶：特征性表现为癫痫发作，在发作前有幻嗅、幻味的先兆，随后出现意识障碍。此外，左侧颞叶肿瘤引起感觉性失语，在早期出现和迅速发展的痴呆也是特征性精神症状之一。③胼胝体：常于早期出现严重且多样的精神症状，表现为智力减退、记忆障碍、人格改变等。

（2）一般表现及颅内压增高的表现：约半数以上患者以头痛为首发症状，约 20% 的患者初发症状为癫痫。颅内压增高的症状为头痛、呕吐、视神经盘水肿。

CT、MRI 检查可见相应的异常改变。腰椎穿刺可见颅内压增高。

（六）癫痫所致的神经认知障碍

癫痫是一种常见的神经系统疾病，由于不同原因引起的大脑神经元异常放电导致慢性反复发作性短暂脑功能失调，具有突然发作和反复发作的特点。按照癫痫发作的国际分类，癫痫可分为部分性发作和全面性发作。按病因不同，分为原发性癫痫和继发性癫痫。癫痫的临床表现复杂多样，可有意识、运动、感觉、精神、行为和自主神经功能紊乱。癫痫发作前、发作时、发作后及发作间期患者可能会出现一些精神症状。

1. 病因与发病机制　原发性癫痫的病因尚不明确，可能与遗传因素有较密切的关系；继发性癫痫多为脑部疾病或全身性疾病的临床表现之一，如脑血管病、颅脑外伤、脑膜炎等。其发病机制尚未完全明确，本质是脑细胞受到遗传、感染、外伤、肿瘤、中毒、代谢等因素的影响而发生生化改变，继而发生异常放电。

2. 临床表现　癫痫所致的精神障碍可分为发作前、发作时、发作后及发作间期精神障碍。

（1）发作前精神障碍：表现为前驱症状和／或先兆。前驱症状发生在癫痫发作前数小时至数天，尤以儿童多见，表现为易激惹、紧张、失眠、坐立不安，甚至极度抑郁，往往随着癫痫发作而终止。先兆是在癫痫发作前出现，通常只有数秒，很少超过 1 分钟，是一种部分发作，不同部位的发作会有不同的表现，但同一患者每次发作前的先兆常相同。

（2）发作时精神障碍

1）自动症：是一种无目的、反复发作、突然终止的运动和动作，持续时间一般为 1～5 分钟，事后不能回忆。发作时表现为无意识的重复动作，如咀嚼、伸舌、吞咽、咂嘴、摸索、走动、吐痰、扮鬼脸等；有时患者也能完成较为复杂的动作，如开门外出、整理床铺、搬运物体等看似有目的性的动作，但就其整体而言缺乏统一性，与周围环境不相适应。事后患者往往对发作期间的事情完全遗忘。

2）神游症：较自动症少见，历时可达数小时、数日甚至数周，意识障碍程度较轻、异常行为更为复杂、持续时间更长。患者对当时周围的环境有一定的感知能力，可在相当长的一段时间内从事复杂、协调的活动，如购物、简单交谈等。

3）朦胧状态：发作突然，通常持续 1 小时至数小时，有时可长达 1 周以上。在意识清晰度下降的情况下伴有意识范围缩小，可出现幻觉或错觉，以及攻击或逃避行为。

（3）发作后精神障碍：患者发作后可出现自动症、朦胧状态，或产生短暂的偏执、幻觉等症状，通常持续数分钟至数小时不等。

（4）发作间期精神障碍：人格改变较为常见，以左颞叶病灶和大发作的患者较多见，与脑器质性损害、癫痫发作类型、长期使用抗癫痫药、心理社会因素及患者原有人格特征等因素有关，表现为人际关系紧张、敏感多疑、思维黏滞等。少数癫痫患者会出现记忆衰退、注意困难和判断力下降，可伴有行为障碍。这些症状多见于继发性癫痫和长期、严重的癫痫患者。临床也可见到类精神分裂样症状、情感症状等。值得注意的是，癫痫患者的自杀率是常人的 4～5 倍，因此应注意防范患者自杀。

脑电图检查可见异常，CT、MRI 可能探查到脑部的损害。

二、脑部疾病所致神经认知障碍的治疗原则

（一）积极治疗原发病

1. 阿尔茨海默病　改善认知功能，营养神经。
2. 血管性痴呆　改善脑血流量，促进大脑代谢。
3. 麻痹性痴呆　抗生素治疗。
4. 脑外伤　手术及对症治疗。
5. 脑肿瘤　手术、化疗、放射治疗。
6. 癫痫　抗癫痫治疗。

（二）控制精神症状

对于兴奋不安的患者可用奋乃静、利培酮或喹硫平等药物治疗；处于抑郁、焦虑状态的患者可服用少量抗抑郁药，如氟西汀、帕罗西汀、文拉法辛等。

（三）支持治疗

补充营养、水分，纠正电解质紊乱及酸碱平衡失调，补充足量维生素及营养神经的物质，以促进脑细胞功能的恢复。

三、脑部疾病所致神经认知障碍患者的护理

（一）护理诊断

1. 急/慢性意识障碍　与各种脑疾病所致脑组织损害有关。
2. 有窒息的危险　与癫痫发作时的意识丧失有关。
3. 有对他人实施暴力的危险　与兴奋、躁动、幻觉等精神症状有关。
4. 有受伤的危险　与意识障碍、感觉障碍等有关。
5. 营养失调：低于机体需要量　与发热、摄入不足、感染有关。
6. 沐浴/穿着/进食/如厕自理缺陷　与意识障碍或精神障碍、运动障碍有关。
7. 言语沟通障碍　与认知障碍有关。
8. 有感染的危险　与呼吸道、泌尿道、皮肤清洁不及时有关。

（二）护理措施

1. 安全和生活护理

（1）提供安全、安静的环境：将患者安置于重病室，室内环境应整洁、舒适、安全、光线适中、颜色淡雅、物品简单化并备有抢救物品，急性期或痴呆晚期的患者可设专人护理。

（2）个人卫生及皮肤护理：鼓励或指导患者完成晨晚间护理，防止生活技能丧失；定期督促或协助患者洗澡、更衣、理发、剃须、修剪指（趾）甲；保持床单整齐、清洁、干燥，嘱咐或协助患者定时翻身，并按摩骨突或受压部位，避免发生皮肤组织损伤及并发症。

（3）饮食护理、睡眠护理和大小便护理：参见第三章。

2. 密切观察病情变化

（1）观察生命体征的变化：生命体征的变化与脑部疾病的关系非常密切，颅内感染的患者要密切观察体温变化，其他患者体温升高时应注意是否合并感染；当患者血压升高、脉搏缓慢有力、呼吸慢而深时，应考虑是否有颅内压急性增高的可能。

（2）观察瞳孔的变化：观察双侧瞳孔大小是否正常、是否等大等圆、对光反射是否灵活等，如果两侧瞳孔不等大，对光反射迟钝，可能为脑疝发生的前兆。

（3）观察意识的变化：意识的变化反映颅内疾病的严重程度。

3. 对症护理　患者可出现头痛、恶心、呕吐、高热及昏迷等症状，采取相应的护理措施；在此重点介绍癫痫大发作及持续状态的护理。

（1）癫痫大发作的护理：①立即将患者平卧、头偏向一侧，迅速松开衣领和裤带，取下义齿，保持呼吸道通畅；②将患者的头侧向一方，以便分泌物自然流出；③将毛巾塞于上下牙齿之间，以免咬伤舌头，不可强行按压抽搐的身体，以免骨折及脱臼；④发作终止后，使患者卧床休息，专人护理。

（2）癫痫持续状态的护理：①立即将患者的头转向一侧，清除口中分泌物，防止吸入和窒息，如有窒息时，应气管切开或气管插管；②立即监测血压、呼吸、脉搏、心电图；③常规吸氧；④防止肢体损伤，床边加床栏；⑤迅速开放静脉通道，保持输液通畅；⑥做好基础护理，保持清洁，定时翻身、拍背，及时处理大小便。

4. 精神症状护理

（1）意识障碍的护理：按病情特点安排于重病室或单间病房，病房要安静、空气新鲜，布置力求简单，光线柔和，防止不良的刺激，避免激惹患者。密切观察意识状态的变化，及时发现病情变化。

（2）谵妄状态的护理：患者会产生恐惧、躁动不安，常有突然的、无目的的冲动和攻击行为，应安排专人护理，设床栏，防止患者坠床或摔伤，必要时约束患者；密切观察病情变化，重视患者特殊行为的先兆症状，注意患者突然变得安静是否出现昏迷；当患者因受幻听、幻视、妄想支配而产生伤人、毁物、自伤等异常行为时，严禁患者单独活动，将患者安置于重病室，并在工作人员的视线范围内活动，每10分钟巡视一次，并做好病房内的安全管理工作，清除所有危险物品，减少环境中潜在的危险因素。

（3）人格改变的护理：要富有同情心，不歧视患者。关心患者、主动接触患者，了解其心理反应，与患者建立良好的关系。护理人员要诚恳热情、精力充沛、冷静耐心，以取得患者的信任。

（4）焦虑、抑郁状态的护理：加强对患者情绪变化的监护，对焦虑明显的患者，护理人员要重视与患者的沟通，缓解焦虑情绪；对抑郁状态的患者，要避免单独居住、单独活动，护理人员要加强巡视，严密观察病情变化，严防患者出现自伤、自杀行为，并鼓励患者参加工娱活动。

（5）智力障碍的护理：对定向力、记忆力出现障碍的患者，要反复向患者说明所处的时间、地点及周围人物的身份；在患者经常活动的地方要有明确的标志。对语言沟通障碍的患者，与患者交谈的距离不能太远，一般以一臂的距离比较合适；交谈时要与患者目光对视，增强患者的自信心，与患者交流时使用最简洁的语句，尽量放慢语速，重复关键词，让患者更加容易理解。

5. 健康指导

（1）建立健康的生活模式，规律生活、合理饮食、不吸烟、不酗酒、劳逸结合，保证充足的睡眠和休息。

（2）指导患者加强体质锻炼，注意个人卫生，减少到公共场所及人多环境的机会，避免各种病毒和细菌侵袭与感染，减少诱发因素。

（3）患者出院后仍需要较长时间的治疗，应坚持按时、按量服药，不要随意增减药量或骤然停药,同时观察用药后的反应,并定期到医院复诊。

(4)让患者承担力所能及的家务劳动。

(5)指导家属识别疾病的初期症状,掌握复发的先兆,观察药物不良反应,一旦发现药物中毒等紧急情况,要立即送医院抢救。

(6)让患者随身携带写有姓名、住址、联系电话及疾病诊断的个人信息卡,尽量避免患者单独外出。

第三节　躯体疾病所致神经认知障碍患者的护理

躯体疾病所致神经认知障碍指由于脑以外的躯体疾病引起脑功能紊乱而产生的神经认知障碍。躯体疾病所致神经认知障碍的临床表现主要包括学习困难、记忆减退、语言障碍、运动功能障碍等。

不同躯体疾病所致神经认知障碍有一些共同的临床特征:

1. 精神障碍与原发躯体疾病的病情严重程度呈平行关系,发生时间上常有先后关系。

2. 急性躯体疾病常引起意识障碍,慢性躯体疾病常引起智力障碍和人格改变,智力障碍和人格改变也可由急性期迁延而来。

3. 精神障碍缺少独特症状,同一疾病可以表现出不同的精神症状,不同疾病又可表现出类似的精神症状。

4. 积极治疗原发病并及时处理精神障碍可使精神症状好转。

一、常见躯体疾病所致神经认知障碍的临床特点

(一)躯体感染所致的神经认知障碍

躯体感染所致的神经认知障碍指由病毒、细菌、螺旋体、真菌、原虫或其他微生物、寄生虫等致脑外全身性感染导致的认知障碍,不包括颅内直接感染时出现的认知功能异常。

1. 肺炎所致的神经认知障碍　多为高热谵妄,也可出现欣快、记忆力减退、定向障碍和虚构,部分患者可有短暂而片段的幻觉和被害妄想。

2. 流行性感冒所致的神经认知障碍　前驱期主要表现为头痛、乏力、睡眠障碍等,随病情发展,可出现朦胧或谵妄状态,部分患者可出现潮湿性幻觉。

⊕　　　　　　　　　　　知识链接

潮湿性幻觉

潮湿性幻觉是流行性感冒时特有的精神障碍,主要表现为感到仿佛有水或其他液体灌入身体,或感到仿佛用注射器向体内注水,以致身体感到肿胀,或看到泛滥的湖泊,幻觉时可出现被水淹没的焦虑、妄想观念等。此症状持续时间不长,一般数小时至数天。

3. 破伤风所致的神经认知障碍　由破伤风毒素引起的精神症状,表现为嗜睡、抑郁、迟钝、寡言少语、缺乏主动性,常见肌张力增高和抽搐发作等。

4. 伤寒所致的神经认知障碍　初期多见谵妄,部分患者在意识障碍恢复后可出现短暂的幻听、持久的遗忘,有的患者出现躁狂表现。

5. 败血症所致的神经认知障碍　高热时常见嗜睡、朦胧、谵妄,少数患者可有幻觉、错觉。

6. 艾滋病所致的神经认知障碍　患病初期表现为焦虑、抑郁等,随病情发展可表现为痴呆综合征,如迟钝、健忘、情感淡漠、行为退缩,部分患者可出现缄默症及昏迷等。

（二）其他常见躯体疾病所致的神经认知障碍

1. 肺性脑病　指肺源性心脏病所致的神经认知障碍。患者出现意识障碍,从嗜睡、朦胧、谵妄直至昏迷,还常伴有癫痫发作、扑翼样震颤、不自主运动等神经系统体征。

2. 肝性脑病　指各种严重肝脏疾病所致的神经认知障碍。精神症状表现为迟钝、少动、寡言或躁动、兴奋,严重时为嗜睡、谵妄、昏睡甚至昏迷。部分患者表现为幻觉、妄想或木僵,少数患者可出现人格改变或智力障碍。

二、躯体疾病所致神经认知障碍的临床诊断与治疗原则

主要涉及原发病的诊断、精神障碍的诊断、躯体疾病的诊断及躯体疾病与精神障碍之间关系的诊断。治疗原则主要包括病因治疗、支持治疗及对症处理精神症状。

三、躯体疾病所致神经认知障碍患者的护理

（一）护理诊断

1. 急性意识障碍　与各种原因所致脑损害、体温过高有关。
2. 有对他人实施暴力的危险　与幻觉、妄想有关。
3. 有受伤的危险　与意识障碍、感觉减退、反应迟钝有关。
4. 焦虑　与调适机制发生困难有关。
5. 沐浴/穿着/进食/如厕自理缺陷　与认知障碍、意识障碍有关。
6. 营养失调:低于机体需要量　与生活自理能力差导致营养摄入不足有关。
7. 睡眠型态紊乱　与情绪不稳、环境改变、躯体不适有关。
8. 言语沟通障碍　与躯体疾病所致局部功能障碍或意识障碍等有关。

（二）护理措施

与脑部疾病所致神经认知障碍的护理措施大致相同,在此不再叙述,请参考本章第二节内容。

思政元素

让阿尔茨海默病老人更有尊严地生活

针对目前患阿尔茨海默病的老人增多的情况,四川成都某医院把神经内科建成了阿尔茨海默病的综合管理区。为患有阿尔茨海默病的老人不仅提供医疗服务,还提供专业的工娱康复训练、专业的照护等综合服务,通过这些服务来延缓认知功能的衰退和病情的发展,提高老人的生存质量。

医院主要从3个方面着手照护阿尔茨海默病老人:一是全面评估老人的情况,对身体状况、自理或失能状况、智力状况进行分层分类,并分别制定照护方案,进行专业管理;二是培养一批专业护理和照护团队,24小时为老人提供照护服务;三是从硬件方面设立了智能活动区域,对整体环境进行改造,并设置一些老人记忆深刻、可以带来亲切感的模拟场景,通过怀旧疗法帮助他们缓解焦虑的情绪。

（张　融）

扫一扫，测一测

? 复习思考题

1. 简述阿尔茨海默病早期的临床表现。

2. 案例思考题

患者，女，75岁。近1年来记忆力明显下降，对刚发生的事不能正确回忆，见到熟人叫不出对方的名字，出门后不知道回家的路，反复检查自己的东西，怀疑别人偷了自己的物品，并常因此与家人争吵、发脾气，有时自言自语，表情怪异，生活自理能力差，伴睡眠间断等。磁共振检查提示脑皮质萎缩。

请思考：

（1）上述案例中患者的主要精神症状有哪些？

（2）提出可能的疾病诊断。

（3）提出3～5个护理问题，并将首优问题排在第一。

（4）列出主要护理措施。

第六章　精神活性物质所致障碍患者的护理

学习目标

掌握精神活性物质所致障碍的护理措施。熟悉常见精神活性物质所致障碍的临床表现和治疗要点。了解精神活性物质所致障碍的病因和分类。

案例分析

王先生,30岁。2年前参加聚会时在朋友的诱导下开始吸食海洛因,后逐步改为烫吸、静脉注射。若停用海洛因则会出现打哈欠、无力、出汗、寒战、头痛、骨痛等不适症状。患者使用海洛因后意志逐渐减退,生活懒散,不能正常工作,常有冲动行为,被家人强行送入院。体格检查:患者有流涕现象,营养较差,消瘦,双上肢可见注射痕迹。精神检查:意识清,情绪低落,易激惹,对海洛因具有强烈渴求。诊断为"阿片类(海洛因)物质依赖",给予脱毒治疗。

请思考:

1. 患者目前存在哪些护理问题?
2. 如何对患者进行护理?

第一节　概　　述

精神活性物质滥用是全球性的公共卫生和社会问题。我国已由单纯毒品过境转变为毒品生产、过境与消费并存的受害国。非法药物使用会导致个体素质下降、劳动力丧失、传染性疾病传播,已成为全球和我国人民身心健康、家庭幸福和社会稳定的一个严重威胁。此外,吸烟、饮酒人群基数较大,所造成的健康影响亦不容忽视。

一、基本概念

(一)精神活性物质

精神活性物质又称成瘾物质,指来自体外,能够影响人的情绪、行为,改变意识状态,并有致依赖作用的一类化学物质。毒品是社会学概念,指具有很强成瘾性并在社会上禁止使用的化学物质,我国的毒品主要指阿片类、可卡因、大麻、苯丙胺类兴奋剂等精神活性物质。

(二)依赖

依赖指强烈、迫切地要求服用某种物质以获得支持或行使功能或生存的一种状态,使用者尽管明白滥用成瘾物质的后果,但仍然继续使用。传统上将依赖分为心理依赖和躯体依赖。心理依赖又称精神依赖,长期使用成瘾物质后机体产生欣快感觉,驱使使用者为寻求这种感觉反复用药,表现出所谓的渴求状态。躯体依赖也称生理依赖,指由反复使用精神活性物质造成的一种病理性适应状态,主要表现为耐受性增加和戒断症状。

(三)滥用

滥用指自行或不恰当地使用医学上不必要的精神活性物质,并对使用者和社会都造成了一定损害,ICD-11 称为有害使用。滥用者长期使用有害的强制使用方式,常可形成依赖。

(四)耐受性

耐受性指精神活性物质使用者必须增加使用剂量方能获得所需的效果,若仅使用原来的剂量则达不到使用者所追求的效果。

(五)戒断状态

戒断状态指因减少或停用精神活性物质或使用拮抗剂所致的特殊心理生理症状群,或社会功能受损。症状和病程与所使用的精神活性物质的种类和剂量有关,一般表现为与所使用精神活性物质的药理作用相反的症状。

二、分　　类

根据精神活性物质的药理特性,分为以下几类:

1. 中枢神经系统抑制剂　如酒精、巴比妥类和苯二氮草类等。
2. 中枢神经系统兴奋剂　如苯丙胺类、咖啡因、可卡因等。
3. 阿片类　如鸦片、吗啡、海洛因、哌替啶、美沙酮等。
4. 大麻　大麻是一种古老的致瘾剂,吸食后使人欣快,可出现错觉和感知综合障碍,兴奋后出现不安、抑郁、共济失调,继而进入睡眠。
5. 致幻剂　能改变意识状态或感知觉,如麦角酸二乙酰胺(LSD)、仙人掌毒素等。
6. 挥发性溶剂　如丙酮、甲苯。
7. 烟草。

三、病因与发病机制

(一)生物因素

20 世纪 60 年代后,人们对成瘾物质如何作用于脑的"犒赏系统"进行了大量研究。研究发现,人类所滥用的物质,如阿片、酒精、烟草、苯丙胺和可卡因等,作用于中脑边缘多巴胺系统,使突触间隙中多巴胺增加,连续刺激下一个神经元受体,便产生强烈而短暂的刺激"高峰",于是大脑犒赏中枢发出愉悦的信号,使吸食者主观上产生某种陶醉感和欣快感。因此,精神活性物质对犒赏系统的作用是产生精神依赖及觅药行为的根本动因。此外,大量有关酒精与精神活性物质依赖的遗传或家族性研究已证明,动物对某些精神活性物质依赖的形成具有显著的遗传性。家系、双生子及寄养子研究均发现,精神活性物质滥用的易感性是由基因所决定的。

(二)社会因素

包括:①容易获得;②家庭因素,如家庭矛盾、单亲家庭、家庭成员间交流不畅,家庭成员犯罪吸毒是吸毒、特别是青少年吸毒的重要危险因素;③同伴影响、同伴间压力等;④文化背景、社会环境因素等。

(三)心理因素

研究发现吸毒者有明显的个性问题,如反社会性、情绪控制较差、易冲动、缺乏有效的防御机制、追求即刻满足等。行为理论认为,对于物质依赖者来说,精神活性物质可被视为一种行为的强化因子,在不断得到用药快感的同时暂时摆脱了生活中的不愉快事件,减少了焦虑,因此分别获得了正性和负性两方面的强化作用。而中断用药所产生的戒断症状带来的痛苦体验与强烈的渴求感,也同样属于另一种负性强化作用,最终使依赖行为成为一种顽固的行为模式。

总之,精神活性物质滥用和依赖是上述因素相互作用的结果,精神活性物质的存在和药理特性是滥用、依赖的必要条件,还与个体的人格特征、生物易感性有关,而社会文化因素在精神活性物质滥用、依赖中起到了诱因作用。

第二节　精神活性物质所致障碍的临床特点

一、酒精所致障碍

(一)酒精依赖及戒断反应

酒精依赖俗称酒瘾,是由于长期反复饮酒所导致的对酒精渴求的一种特殊心理状态。这种渴求所致的行为已极大地优先于其他重要活动。临床特征有:①固定的饮酒模式,如晨起饮酒;②特征性寻求饮酒行为,将饮酒作为第一需要,为了饮酒可以不顾事业、家庭和社交活动,可以采取任何手段;③对酒精的耐受性逐渐增加;④反复出现戒断症状;⑤为避免戒断症状的饮酒行为;⑥对酒精渴求;⑦多次戒酒失败。

出现戒断症状是酒精依赖的标志。长期大量饮酒后停止饮酒或减少饮酒量,数小时可出现手、足和眼震颤,并有恶心、呕吐、失眠、焦虑、情绪不稳和自主神经功能亢进,如出汗、心动过速、血压升高等,少数患者有短暂性幻觉或错觉。严重的酒精依赖患者突然停止饮酒,约在48小时后出现震颤性谵妄,表现为意识模糊。经典的三联征包括伴有生动幻觉或错觉的谵妄、全身肌肉粗大震颤和行为紊乱。

> ### 知识链接
>
> #### CAGE问卷:酒精依赖筛查工具
>
> CAGE问卷用4个简单的问题对个体是否有酒精依赖进行筛查。
> 1. 你是否曾感到需要戒酒?
> 2. 有没有人因批评你喝酒而令你讨厌?
> 3. 你是否感到喝酒不好或感到内疚?
> 4. 你是不是早晨起床后第一件事是喝点酒以消除醒后的不适感?
> 推荐分界值:对以上问题,两个及以上为肯定回答者,被认为是酒精滥用或酒精依赖。

(二)急性酒精中毒

有大量饮酒史,醉酒的严重程度与血液中酒精浓度关系密切,主要表现为冲动行为、易激惹、判断力及社交功能受损,并有诸如口齿不清、共济失调、步态不稳、眼球震颤、面色发红、呕吐等表现。严重者损害脏器功能,导致呼吸循环衰竭,进而危及生命。

(三)记忆及智力障碍

1. 科尔萨科夫综合征　主要表现为近期记忆障碍、虚构、定向障碍三大特征,患者还可能有幻觉、夜间谵妄等表现。往往经久不愈,仅少数患者可恢复正常。

2. 酒精性痴呆　指在长期大量饮酒后出现持续性智力减退,表现为短期、长期记忆障碍,抽象思维及理解判断障碍,人格改变,逐渐发展成痴呆,出现失语、失认、失用等。酒精性痴呆一般不可逆。

3. 韦尼克脑病　是由于维生素 B_1 缺乏所致,表现为眼球震颤、眼球不能外展和明显的意识障碍,伴有定向障碍、记忆障碍、震颤性谵妄等。

(四)其他精神障碍

1. 酒精性幻觉症 慢性酒精依赖患者所出现的持久的精神病性障碍,也可能是酒精依赖者突然停饮后(一般在48小时后)出现器质性幻觉,表现为在意识清晰的状态下出现生动、持续性的视听幻觉。

2. 酒精性妄想症 主要表现为在意识清晰的情况下出现妄想状态,特别是嫉妒妄想。

(五)治疗要点

1. 戒酒 是治疗能否成功的关键,轻者可一次性戒断,重者可逐渐戒断,避免出现严重的戒断症状。在戒酒期间,尤其是第一周,要密切观察患者的体温、脉搏、呼吸、血压和意识状态等。

2. 双硫仑治疗 双硫仑是一种戒酒药物,是典型的酒精致敏剂,能抑制肝细胞乙醛脱氢酶的活性,使酒精代谢停留在乙醛阶段,造成乙醛在体内聚积,出现显著的不适。患者如在服药期间饮酒,5~10分钟后出现恶心、头痛、焦虑、胸闷等,使患者厌恶饮酒。

3. 对症处理 如在洗胃和补液的基础上,选用抗精神病药,如氟哌啶醇,从小剂量开始,至症状控制减量,或予苯二氮䓬类药物,如地西泮、氯硝西泮。也可采用厌恶疗法,如依米丁、阿扑吗啡等与酒合用催吐来戒酒。

4. 心理治疗 行为疗法和认知心理疗法等。

二、阿片类物质所致障碍

(一)分类

阿片类物质指天然或合成的、对机体产生类似吗啡效应的一类精神活性物质。阿片类物质包括:①阿片;②从阿片中提取的生物碱,如吗啡;③吗啡衍生物,如海洛因;④人工合成的具有吗啡样作用的化合物,如哌替啶、美沙酮等。

(二)临床表现

1. 阿片类物质依赖 常见为海洛因依赖,以中青年男性多见。其常见临床表现包括:①精神症状:记忆力下降,注意力不集中,主动性及创造性减低;情绪低落、消沉、易激惹;性格变化明显,自私,说谎,诡辩,缺乏责任感。②躯体症状:营养状况差,体重下降,食欲丧失;性欲减退,男性患者出现阳痿,女性患者出现月经紊乱、闭经;头晕,冷汗,心悸,睡眠障碍,体温升高或降低,白细胞升高,血糖降低;可见步态不稳、震颤、缩瞳、腱反射亢进和吸吮反射等。

2. 戒断反应 由于所使用阿片类物质的剂量、对中枢神经系统作用的程度、使用时间长短、使用途径、停药速度等不同,戒断症状的强烈程度也不一致。短效精神活性物质(如吗啡、海洛因)一般在停用后8~12小时出现,极期在48~72小时,持续7~10天。长效精神活性物质(如美沙酮)戒断症状出现在停用后1~3天,性质与短效精神活性物质相似,极期在3~8天,症状持续数周。典型的戒断症状可分为两大类:①客观体征,如血压升高、心率加快、体温升高、鸡皮疙瘩、瞳孔扩大、流涕、震颤、腹泻、呕吐、喷嚏、失眠等;②主观症状,如恶心、肌肉疼痛、骨痛、腹痛、不安、食欲差、无力、疲乏、发冷、发热、渴求精神活性物质等。

3. 过量中毒 指近期使用阿片类物质后引起意识障碍或认知、情感、行为障碍,与剂量密切相关。初期出现欣快,接下来表现为淡漠、恶心、呕吐、言语困难、判断障碍等;严重者出现瞳孔缩小伴嗜睡或昏迷、言语不清、注意和记忆损害,并伴有皮肤冰凉、呼吸变慢、血压下降等。严重者的特征表现是昏迷、呼吸抑制、针尖样瞳孔三联征。

(三)治疗要点

1. 脱毒治疗 脱毒指通过躯体治疗减轻戒断症状,预防由于突然停用精神活性物质引起躯体健康问题的过程。由于吸毒者的特殊性,阿片类的脱毒治疗一般在封闭的环境中进行。

（1）替代治疗：替代治疗的理论基础是利用与毒品有相似作用的药物来替代毒品，以减轻戒断症状的严重程度，使患者能较好地耐受。然后在一定的时间内（如14～21天）将替代药物逐渐减少，最后停用。目前常用的替代药物有美沙酮和丁丙诺啡，使用剂量视患者的情况而定。

（2）非替代治疗：可乐定为 α_2 受体激动剂，主要用于脱毒治疗的辅助治疗。此外，中药、针灸等方法能有效促进机体的康复、促进食欲，重要的是不存在撤药困难的问题。

2. 防止复吸、心理社会治疗　纳曲酮是阿片受体拮抗剂，可作为阿片类物质依赖者脱毒后预防复吸的药物。多数研究发明，心理社会干预能针对某些问题（如复吸等）起到良好的治疗效果。

3. 急性中毒治疗　首先保持呼吸道通畅，必要时气管插管、气管切开或使用呼吸机，给予吸氧，静脉输液维持电解质平衡，严密监测生命体征，防止脑水肿。其次，应及时给予特异性阿片受体拮抗剂纳洛酮治疗，首次剂量为 0.4～0.8mg，肌内或静脉注射，可迅速出现疗效，表现为呼吸增快、瞳孔扩大，如20分钟未见苏醒，可重复注射，如仍无反应，考虑有无缺氧、水肿等。

三、镇静、催眠、抗焦虑类药物所致障碍

（一）分类

镇静催眠药和抗焦虑药等都是临床使用较广的治疗药物，属于处方药，已列入国际精神药物公约管制。该类药物使用广泛，品种较多，如使用不当极可能产生滥用乃至形成药物依赖，目前临床常用的主要为巴比妥类和苯二氮䓬类。巴比妥类药是较早的镇静催眠药，根据半衰期的长短可分为超短效、短效、中效和长效。短效和中效巴比妥类药物更易产生依赖，并具有快速耐受性，主要包括司可巴比妥和戊巴比妥，临床主要用于失眠的治疗，滥用可能性最大。小剂量巴比妥类药可抑制大脑皮质，产生镇静催眠作用；较大剂量可使感觉迟钝、活动减少，引起困倦和睡眠；中毒剂量可致麻醉、昏迷乃至死亡。苯二氮䓬类药物的主要药理作用是抗焦虑、松弛肌肉、抗癫痫、催眠等，由于其安全性好，过量时也不致有生命危险，目前应用范围已远远超过巴比妥类药物。

（二）临床表现

1. 药物依赖　长期大量使用巴比妥类药物的慢性中毒者可出现人格改变和智力障碍。人格改变主要表现为丧失进取心，意志薄弱，对家庭和社会失去责任感，甚至出现说谎、欺骗、偷窃等行为。智力障碍表现为记忆力下降、注意力不集中、计算力和理解力损害等，还会出现消瘦、无力、胃肠功能不良、食欲下降、多汗，性功能明显减退，常伴药源性肝损害。长期服用苯二氮䓬类药物可出现慢性中毒，表现为躯体状况变差，出现消瘦、疲乏无力、面色苍白、性功能减退、焦虑不安、失眠等。智力障碍不明显，但可有一定程度的人格改变。

2. 戒断反应　巴比妥类药物的戒断症状较严重，甚至有生命危险，症状的严重程度取决于滥用的剂量和时间。长期大量使用巴比妥类药物者突然停药数小时至数天后，出现戒断反应，轻者表现为全身不适、心动过速、出汗、流泪、恶心、呕吐、眩晕、失眠等；重者可出现短暂幻觉或错觉、精神活动激越、双手粗大震颤、全身肌肉抽搐、癫痫大发作等。苯二氮䓬类药物的戒断症状虽不像巴比妥类药物那样严重，但易感素质者（如既往依赖或有家族史者）在服用治疗剂量3个月以后，如突然停药，可能出现严重的戒断反应，甚至抽搐。

3. 过量中毒　一次大量服用或周期性大量服用巴比妥类药物可引起急性中毒，表现为冲动或攻击行为、情绪不稳、判断失误、语言含糊不清、共济失调、站立不稳、眼球震颤、记忆损害，甚至昏迷。

（三）治疗要点

1. 巴比妥类药物中毒处理主要是洗胃和增加排泄。

2. 苯二氮䓬类药物中毒可用氟马西尼治疗,效果显著。

3. 戒药治疗时采用逐渐减量法,同时加强心理护理和社会家庭支持治疗。

四、中枢神经系统兴奋剂所致障碍

中枢神经系统兴奋剂又称精神兴奋剂,包括咖啡或茶中所含的咖啡因,但引起社会关注的主要是可卡因和苯丙胺类药物,苯丙胺类兴奋剂(ATS)指苯丙胺及其同类化合物,包括苯丙胺(安非他明)、甲基苯丙胺(冰毒)、3,4-亚甲二氧基甲基苯丙胺(MDMA,摇头丸)、麻黄碱、芬氟拉明、西布曲明、哌甲酯、匹莫林等。目前,苯丙胺类兴奋剂在医疗上可用于减肥(如芬氟拉明)、治疗注意缺陷多动障碍(如哌甲酯、匹莫林)和发作性睡病(如苯丙胺),非法兴奋剂如甲基苯丙胺、MDMA 等则被滥用者用于各自不同的目的,导致了一系列不良后果。

(一)临床表现

苯丙胺类兴奋剂具有强烈的中枢神经兴奋作用和致欣快作用,急性中毒的临床表现为中枢神经系统和交感神经系统的兴奋症状。轻度中毒表现为瞳孔扩大、血压升高、心率加快、出汗、口渴、呼吸困难、震颤、反射亢进、头痛、兴奋躁动等;中度中毒出现精神错乱、谵妄、幻听、幻视、被害妄想等精神症状;重度中毒时出现心律失常、痉挛、循环衰竭、出血或凝血、高热、胸痛、昏迷甚至死亡。

长期使用苯丙胺类兴奋剂可能出现分裂样精神障碍、躁狂-抑郁状态及人格和现实解体症状、焦虑状态、认知功能损害,还可出现明显的暴力、攻击和伤人犯罪倾向。

(二)治疗要点

服用苯丙胺类兴奋剂后产生的急性障碍症状一般在停药后 2～3 天内消失,严重者可选用氟哌啶醇,急性中毒高热时可物理降温或静脉缓慢滴注硫喷妥钠,予足量补液,维持电解质平衡,利尿促进排泄,同时保持呼吸道通畅、给氧、止痉,有条件者可行透析治疗。

第三节　精神活性物质所致障碍患者的护理

一、护理诊断

1. 急性意识障碍　与酒精或药物过量中毒、戒断反应等有关。
2. 营养失调:低于机体需要量　与以酒、药取代摄取营养食物有关。
3. 有暴力行为的危险　与戒断综合征、个人应对机制无效有关。
4. 睡眠型态紊乱　与情绪障碍导致入睡困难或戒断症状有关。
5. 思维过程改变　与酒精或药物过量中毒、中枢神经系统受损及戒断反应有关。
6. 焦虑　与调适机制发生困难、需要未获满足或戒断症状等有关。
7. 自我概念紊乱　与长期使用毒品导致低自尊、自暴自弃有关。
8. 社交障碍　与药物依赖后社会功能受损有关。

二、护理措施

(一)安全护理

1. 评估可能的危险因素　观察患者有无暴力行为和自杀观念及其出现的频率和强度,尽量减少或去除危险因素。

2. 加强安全护理　接触患者时应注意方式，既要坚持原则，又要正确疏导，避免直接冲突。对于躁动或混乱者，可根据病情设专人护理，必要时可给予保护性约束，防止患者冲动性地自伤或伤人。对于抑郁者，应将其安置于易观察的地方，在护士的视线范围内，避免其单独活动。癫痫大发作时要预防舌咬伤、下颌脱臼及骨折和摔伤。严禁毒品和酒被带入病房，以保证安全和脱瘾治疗的效果。

（二）基础护理

1. 生活护理　做好晨晚间护理；帮助患者做好个人日常卫生，保持床单清洁、整齐、干燥，防止压力性损伤；根据天气变化及时帮患者增减衣物、被服，防止受凉；预防继发感染。

2. 饮食护理　患者多有胃肠道症状，为其提供易消化、营养丰富的饮食，以流质、半流质为宜。丰富食物种类，并鼓励患者多饮水。为患者创造整洁、舒适的就餐环境，提供充足的进餐时间，嘱患者细嚼慢咽，防止噎食。必要时鼻饲或静脉补充营养物质，以满足营养代谢的需要。

3. 睡眠护理　患者常有顽固失眠、睡眠质量差等问题，为避免诱发复吸和对镇静催眠药的依赖，合理用药，充分发挥药效减少副反应。鼓励患者白天参加工娱活动，尽量减少卧床时间。创造良好的睡眠环境，避免着凉，睡前不宜大量饮水，避免剧烈运动、过度兴奋或其他刺激，听轻柔的音乐，温水洗澡。观察并记录睡眠时间，及时调整，保证充足、有效的睡眠。

4. 排泄护理　观察并记录患者大小便情况。尿潴留时应及时予以导尿，注意预防尿路感染。保持大便通畅，增加粗纤维饮食，必要时遵医嘱给予缓泻剂或灌肠。有水肿、高血压的患者，适当限制水分摄入，并准确记录出入量。对长期卧床的患者，要定时提供便器，帮助患者适应床上排便。对有认知障碍的患者，定时送其如厕，训练其养成规律的排便习惯。

5. 皮肤护理　营养不良患者常有周围神经损害，戒毒患者对疼痛非常敏感，应注意操作轻柔，减少患者的痛苦；对奇痒难忍的症状，除给予药物缓解及其他对症处理外，应加强心理护理，给予患者安慰、鼓励与正向暗示，增加患者治疗的信心。

（三）病情观察

1. 躯体状况的观察　密切监测患者的体温、脉搏、呼吸、血压、意识状态、皮肤黏膜等情况及缺氧程度等；避免或消除诱发因素；保持呼吸道通畅，防止痰液、分泌物堵塞；及时发现中毒症状并采取措施。

2. 精神状态的观察　根据病情需要，密切关注患者的言行，分析、掌握其心理活动，预防出走，保证患者的安全。发现异常情况应立即报告医生，并协助处理。

（四）特殊护理

对神经系统存在不同程度损害的患者，如手指颤抖、步态不稳、共济失调等，应加强照顾，预防跌倒或发生其他意外；对有心血管系统疾病的患者，应密切监测血压和脉搏；对有肝功能异常等消化系统疾病的患者，重视饮食护理，减少刺激性食物的摄入，保护肝脏等消化器官功能；对传染病患者应严格遵守无菌原则，预防交叉感染。

（五）心理护理

1. 入院阶段　精神活性物质所致障碍的患者会有各种心理反应，如恐惧、焦虑、易激惹、消极等，应根据患者情况（如年龄、文化程度、社会背景及人格特点等）制定心理护理方案，帮助患者尽快适应环境和住院生活。关心、尊重患者，耐心安慰和劝导，建立信任的治疗性护患关系，鼓励患者表达自己的想法和需要，提供宣泄情感的机会，从而缓解患者的焦虑、恐惧和抑郁情绪。帮助患者树立治疗疾病的信心，调动其戒除成瘾物质的心理动力，有利于疾病的康复。

2. 治疗阶段　向患者讲解疾病的病因、临床表现、进展情况及治疗和护理的方法，消除其顾虑和紧张。告知患者用药计划及其必要性，以及有关药物的不良反应，矫正觅酒或觅药等不良行为。向患者说明重视精神障碍治疗和护理的重要性，指导患者进行有效的情绪调控，建立良好的护患关系，鼓励患者参加各种工娱治疗，如看电视、看书、绘画、下棋、打球等，以转移对物质的渴求状态。鼓励患者参加"匿名戒酒会"等自助团体，请戒瘾成功的患者现身说法，进行集体心理治疗，说明使用成瘾物质的危害，鼓励患者树立信心，同时可利用肯定训练来协助增强患者的自尊，调动其主观能动性。

3. 康复阶段　评估患者知识缺乏的程度，了解患者的特长、兴趣，依据个人情况制定相应的康复计划。帮助患者运用更有效的方式应对个人健康情况、尽快适应病后所需的生活方式。帮助患者重新认识自己，使其改变对自身的消极认识，以积极的态度看待自己，增强自尊心。

三、健 康 指 导

（一）对患者的健康指导

对患者进行疾病相关知识的宣教，说明滥用成瘾物质的危害。使患者了解复吸的高危因素，回避可引起复吸的刺激。指导患者建立正常的生活方式和行为习惯，培养良好的兴趣爱好，以减少使用成瘾物质的可能。帮助患者建立正确的价值观和良好的人际关系，鼓励患者在力所能及的范围内料理个人生活，并有计划地培养生活能力和参加康复训练。

（二）对家属的健康指导

家庭成员提供可靠支持对精神活性物质依赖者的恢复十分重要，由有经验的工作人员对家属进行指导，协助家属为患者提供重要的社会支持。避免接触发生物质滥用的环境，遇到问题及时纠正。让家属树立信心，帮助患者恢复健康。

（徐含秀）

? 复习思考题

ER-6-3
扫一扫，测一测

1. 简述精神活性物质的分类。
2. 试述阿片类物质依赖的常见临床表现。
3. 简述如何处理苯丙胺类兴奋剂急性中毒。
4. 案例思考题

刘某，男，50岁。因"嗜酒20余年，戒酒2天后出现意识不清、乱语、四肢抖动"由家属送至医院就诊。患者几乎每天饮白酒1.5～2斤，近半年出现多疑、冲动毁物、怀疑妻子有外遇、诉说有人监视他，时常对家人说听到妖魔鬼怪的声音、电视机里有监视器监视他。入院检查：意识不清，体温37.2℃，脉搏120次/min，呼吸22次/min，血压140/90mmHg，双手粗大震颤，站立不稳，定向力缺失，自知力缺失。

请思考：
（1）患者出现哪些精神症状？
（2）如何对患者进行护理？

PPT课件

知识导览

第七章　精神分裂症患者的护理

学习目标

　　掌握精神分裂症患者的临床表现及护理。熟悉精神分裂症的基本治疗方法。了解精神分裂症的病因、发病机制。

案例分析

　　王某，男，20岁，未婚，学生。患者于2年前在学校检查出乙型肝炎，回家后伤心大哭，担心自己得了严重的疾病、治不好，与人交流逐渐变少，不爱说话、不爱劳动，上课注意力不集中，发呆，记忆力下降，时常自言自语，有时突然大笑，家人问他为什么他也不回答，个人卫生情况差，脾气暴躁，稍有不如意就打骂家人。半年前，患者拒绝上学，认为同学在议论他，行为懒散，有时1个月不洗澡，有自言自语、独自发笑的情况。1个月前自语独笑加重，诉开灯后听见有声音让自己关灯，反复说父亲、姑姑、外婆要害自己，感到饭中被人下了毒，感到紧张、害怕，整夜不睡。3天前，患者拒绝进食，不说话，一直卧床，有时表情惊恐。

　　请思考：

　　1. 患者存在哪些精神症状？

　　2. 患者可能的医疗诊断是什么？

　　3. 如何对患者进行护理？

第一节　概　　述

一、病因与发病机制

　　精神分裂症是一组病因未明的精神障碍，常具有思维、情感、行为等多方面的障碍和精神活动与环境不协调等特征，意识清楚，智力尚好，少数患者在疾病过程中可出现认知功能损害。精神分裂症多起病于青壮年，常缓慢起病，病程多迁延，有慢性化倾向和衰退可能。国内的大多数流行病学调查提示女性患病率略高于男性，城市患病率高于农村，文化程度越低患病率越高，婚姻状况不稳定也是患病高危因素，同时精神分裂症的患病率与家庭经济水平呈负相关。

知识链接

精神分裂症的由来

　　法国医生莫雷尔（Morel）于1857年将在青年时发病，表现为退缩、怪异、最后衰退的疾病称为早发痴呆。赫克（Hecker）于1870年将发病于青春期而具有荒谬、愚蠢行为的疾病称为青春痴呆。德国卡尔鲍姆（Kahlbaum）于1874年描述了伴有全身肌肉紧张的精神障碍，称之为紧张症。德国克雷佩林（Kraepelin）于1896年在大量的、各种不同的症状中归纳出一个疾病单元，统称为早发性痴呆。瑞士精神病学家布洛伊勒（Bleuler）于1911年提出痴呆和早期发病不是这种疾病必不可少的特征，它的基本障碍是缺乏一致性，是在思维、感受、意志及人格的主观感觉上表现出不一致性、不完整性，是一种分离破裂的障碍，因而正式提出了"精神分裂"的概念，并一直沿用至今。

精神分裂症确切的病因模式不明，素质应激模式被大多数学者所认可，该模式认为精神分裂症是个体的易感素质与环境相互作用的结果，这些易患因素概括为4个方面：

（一）遗传因素

国内外大量研究表明，精神分裂症与遗传因素密切相关。家系调查显示，血缘关系越近，发病率越高，精神分裂症患者亲属的患病率约为一般人群的6～7倍，精神分裂症同卵双生子的同病率为二卵双生子的4～6倍；寄养子研究发现，精神分裂症患者的子女寄养在正常家庭，其成年后精神分裂症患病率仍高于一般人群。

（二）神经发育异常

精神分裂症可能与神经发育异常有关。神经发育假说认为：由于遗传因素（易患性）和某些神经发育危险因素（妊娠期与出生时的并发症、妊娠期间暴露于流感病毒或母爱剥夺、Rh因子不相容、冬季出生等）的相互作用，在胚胎大脑发育过程中出现了某种神经病理改变，主要是新皮质形成期神经细胞从大脑深部向皮质迁移过程中出现了紊乱，导致心理整合功能异常。CT和MRI等大量资料研究发现30%～40%的精神分裂症患者的脑室扩大、沟回增宽，提示存在脑组织萎缩或其他结构异常。

（三）神经生化代谢异常

精神分裂症神经生化基础方面的研究主要有三方面的假说：

1. 多巴胺假说　此假说在20世纪60年代提出，认为精神分裂症患者是中枢多巴胺（DA）功能亢进。大脑多巴胺神经元、多巴胺代谢及抗精神病药理的研究发现精神分裂症患者存在多巴胺功能相对亢进，而多巴胺功能相对亢进与精神分裂症的阳性症状有关。

2. 谷氨酸假说　中枢谷氨酸功能不足可能是精神分裂症的病因之一。谷氨酸是皮质神经元重要的兴奋性递质。使用放射性配基结合分析及磁共振波谱技术发现，与正常人群相比，精神分裂症患者大脑某些区域（如中颞叶）谷氨酸受体亚型减少。谷氨酸受体拮抗剂如苯环己哌啶（PCP）可在受试者身上引起幻觉及妄想，但同时也会导致情感淡漠、退缩等阴性症状。

3. 5-羟色胺假说　多项研究表明精神分裂症患者存在5-羟色胺代谢及5-羟色胺受体异常，且部分抗精神病药通过影响5-羟色胺代谢及受体功能达到治疗精神分裂症的作用。5-羟色胺2A受体可能与情感、行为控制及多巴胺调节释放有关。

（四）心理社会因素

1. 病前人格　部分精神分裂症患者病前具有分离型人格特征，表现为孤僻、少语、敏感、沉溺于幻想、主动性差。当遭遇一定的心理社会因素刺激时，应激能力差。

2. 社会环境因素　精神分裂症常见于经济水平低或社会层次低的人群，这可能与社会生活环境差、生活动荡、职业无保障等心理社会应激有较大关系，在遗传素质的基础上容易发病。

知识链接

精神分裂症的家庭因素

家庭作为精神分裂症的发病原因有两种理论：角色关系偏移（Fromm-Reichmann

和 Lidz)和交流失调(Wynne)。利兹(Lidz)和他的同事采用深入的精神分析方法研究了17例精神分裂症患者的家庭,其中14个家庭属于Ⅰ级或Ⅱ级社会阶层。他们报告了两种异常的家庭类型:一是婚姻失衡,双亲中的一方屈从于另一方(常常是母亲),后者在家庭中处于支配地位;二是婚姻分裂,父母双方持相反的观点,孩子不得不分别赞同。有人认为与其说家庭因素是精神分裂症的原因,不如说精神分裂症是家庭因素导致的结果。交流失调起源于矛盾性支配,一个明显的指令为另一个隐晦的指令所否定,矛盾性支配使孩子做出模棱两可的回答,如果这个过程长期存在,就会发生精神分裂症。

二、临床表现

(一)前驱期

典型症状出现前,患者常伴有不寻常的行为方式和态度的变化。由于这种变化较缓慢,可能持续几个月甚至数年,或者这些变化不太引人注目,一般不会马上被看作病态的变化,有时在回溯病史时才发现。

主要的前驱期症状有注意减退、动力和动机下降、精力缺乏、精神病性症状、睡眠障碍、焦虑、社交退缩、猜疑、角色功能受损和易激惹等。

(二)显症期

本病的临床症状十分复杂且多种多样,不同类型、不同阶段的临床表现可有很大差别,但具有特征性的思维障碍、心境障碍、意志与行为不协调。现介绍如下:

1. 思维障碍　是精神分裂症的主要症状,表现为思维内容、思维联想和思维逻辑方面的异常。

(1)思维内容障碍:包括患者的观念、信念、对外部事物的认识等方面。思维内容障碍最主要的表现是妄想,临床上以被害妄想、关系妄想、夸大妄想、嫉妒妄想、钟情妄想、非血统妄想或躯体妄想等多见,妄想内容荒谬离奇。一个患者可表现出一种或几种妄想。

(2)被动体验:指患者不能主动支配自己的思想、情感和行为,感觉受外界力量的控制,如物理影响妄想、思维中断、强制性思维、思维被洞悉感、思维插入、思维播散等。

(3)思维联想与思维逻辑障碍:可通过与患者交谈和从患者的书写材料中获得,表现为思维散漫、思维破裂、思维中断、语词新作、缄默症、持续言语、思维贫乏、逻辑倒错性思维、病理性象征性思维等多种形式。

2. 心境障碍　表现为情感倒错、情感淡漠、情感迟钝、情感不协调,如对周围事物的情感反应变得迟钝、对生活和学习的兴趣减少。随着疾病的发展,患者的情感日益贫乏,对一切无动于衷,甚至对巨大痛苦的事情也表现出惊人的冷漠无情,在情感淡漠的同时,可出现情感反应与环境不协调、与思维内容不配合。患者可为琐事而勃然大怒,或含笑叙述自己的不幸遭遇,或流着眼泪唱愉快的歌曲,称情感倒错。

3. 意志与行为障碍　表现为意志活动减退或缺乏、矛盾意向、意向倒错、模仿言语、模仿动作和冲动暴力行为,甚至出现幼稚、愚蠢、怪异行为。如表现为紧张性木僵,患者缄默不动、违拗,或表现为被动服从,并伴有肌张力增高。还可表现为"空气枕头"、蜡样屈曲等。如木僵患者突然出现冲动行为,称紧张性兴奋。

上述思维、情感、意志与行为三方面的障碍,导致患者精神活动与环境明显脱离,互不协调,构成精神分裂症的主要特征。

4. 其他常见症状

(1)幻觉:许多精神分裂症患者可出现幻觉。以幻听最常见,主要是言语性幻听,如听到有人喊自己的名字，或听到某个人或某些人的秽语或议论，其中命令性幻听、争论性幻听、评论性幻听对诊断精神分裂症有重要意义，命令性幻听有暴力风险。幻听还会以思维鸣响的方式表现出来，即患者所进行的思考都被自己的声音读出来。幻视较常见，可有幻味、幻触和幻嗅。

（2）感知综合障碍：较少见，以形体感知综合障碍稍多见，如患者认为面容虽是自己的，但已变得面目全非，可达到妄想程度。

精神分裂症患者一般无意识障碍。妄想、幻觉和其他思维障碍一般都在意识清楚的情况下发生。无智力障碍，自知力多缺失。

精神分裂症急性阶段的临床症状以幻觉、妄想为主，这类症状称阳性症状；慢性阶段的主要症状以思维贫乏、情感淡漠、意志缺失、孤僻内向为主，又称阴性症状。这种区分是相对的，首先临床主导症状因类型而异，其次同一阶段患者有急性和慢性两种症状。

三、诊断要点

精神分裂症的诊断应结合病史、临床症状、病程特征、心理测查结果等进行综合判断。ICD-11诊断标准如下：

（一）症状学及病程标准

持续至少 1 个月，大多数时间（或大多数日子里的某些时间）内，存在下述第 1 项中至少一条，和 / 或下述第 2 项中至少两条：

1. 至少下述中的一条：

（1）思维鸣响、思维插入或思维被夺及思维播散。

（2）被控制、被影响或被动妄想，明显与躯体或肢体运动、特殊思维、行为或感觉有关；妄想性知觉。

（3）言语幻觉，对患者的行为持续不断的评论或声音，对患者进行相互讨论或来自躯体某些部分的言语性幻觉。

（4）其他持久的、与文化不相应和完全不可能的妄想，如具有某种宗教或政治身份、具有超人的力量和能力。

2. 至少下述中的两条：

（1）任何形式的持久的幻觉，每天发生，至少 1 个月；并伴有短暂的或未充分形成的无明显情感内容的妄想；或伴有持久的超价观念。

（2）思维过程中断或插入无关语，导致言语不连贯或不切题，或语词新作。

（3）紧张症行为，如兴奋、特殊姿势或蜡样屈曲、违拗、缄默和木僵。

（4）阴性症状，如显著的情感淡漠、言语贫乏及情绪反应迟钝或不协调。

（二）排除标准

1. 分裂型障碍　特征是在行为、外表和言语中具有持久的模式，伴随着认知和感知扭曲，有不寻常的信仰及人际关系能力下降。症状可能包括情感受限和不协调，愉悦感缺乏（阴性分裂型）；也可能出现偏执信念、牵连观念或其他精神病性症状，包括任何形式的幻觉（阳性分裂型），但是强度或持续时间未满足精神分裂症、分裂情感障碍或妄想症的诊断要求。

2. 急性短暂性精神病性障碍　特征是在没有其他精神障碍病史的个体中，在没有前驱症状的情况下出现精神病性症状的急性发作，并在 2 周内达到最大严重程度。发病通常与社会和职业功能迅速恶化有关，症状可能包括妄想、幻觉、思维过程紊乱、混乱或迷惑、情感和情绪失调，可能存在紧张性精神运动障碍。每天，甚至在一天内，症状通常会在性质和强度方面迅速变化。持续不超过 3 个月，最常见是从几天到 1 个月。

四、治疗与预后

急性期治疗首选抗精神病药,缓解期和康复期辅以健康指导、社会干预、工娱治疗、支持性心理治疗等措施,贯穿治疗的全过程。

(一)药物治疗

1. 用药原则　强调早期、足量、足疗程的"全病程治疗"。缓慢加量,遵循个体化治疗、单一用药、系统治疗原则。

2. 选药原则　选择广谱、安全、能改善认知功能、对阴性症状和阳性症状有效、副作用小的药物。一般推荐非典型(新型)抗精神病药,如利培酮、齐拉西酮、奥氮平、喹硫平、阿立哌唑等。典型(传统)抗精神病药常用氯丙嗪、奋乃静、氟哌啶醇等,价格低廉,控制兴奋、躁动、幻觉妄想作用好,但使用过程中应观察药物副反应。氯氮平因诱发粒细胞减少等故作为二线药物使用。

3. 药物治疗时间　一旦明确诊断应尽早用药,从低剂量开始逐渐增加剂量至有效治疗量。一般急性期治疗 2 个月,巩固治疗 3~6 个月,首次发病者维持治疗 1~2 年,多次发病者药物维持治疗至少 5 年,有攻击行为者维持治疗时间更长。

(二)改良电休克治疗

对控制精神分裂症极度兴奋躁动、冲动伤人、自伤、自杀、拒食、违拗、紧张性木僵症状疗效甚好。一般每周 2~3 次,6~10 次为一个疗程。

(三)心理社会干预

心理社会干预不仅可改善患者的精神症状,提高自知力,增强治疗的依从性,还可改善家庭成员之间的关系,促进患者与社会的接触。利用治疗性人际关系沟通技巧、行为矫正治疗、家庭干预、康复训练、生活能力训练,帮助患者提高自知力,恢复原有的工作或学习能力,重建恰当的人际关系,促进患者与社会接触,提高正确应对各种生活事件和处理心理危机的能力,提高生活质量,最终完全回归社会。

第二节　精神分裂症患者的护理

一、护 理 诊 断

1. 思维过程改变　与思维障碍有关。

2. 有暴力行为的危险(对自己或他人)　与幻听、被害妄想、被控制妄想、精神运动性兴奋、缺乏自知力等有关。

3. 生活自理能力缺陷　与运动及行为障碍、精神衰退导致生活懒散有关。

4. 睡眠型态紊乱　与妄想、幻听、兴奋、环境不适应、睡眠规律紊乱等有关。

5. 便秘　与抗精神病药副作用有关。

6. 不合作　与自知力缺乏、思维障碍有关。

二、护 理 措 施

(一)生活护理

1. 日常生活护理　帮助患者制定日常生活计划,养成良好的生活卫生习惯,定期更换衣裤、理发、剃须、洗头、洗澡、修剪指甲、早晚刷牙、女患者清洗会阴等。督促患者日常活动。

2. 饮食护理　一般采用集体用餐（分食制）方式。进餐过程中注意观察，防止倒食、拒食、暴饮暴食、藏食，并提醒患者细嚼慢咽，防止噎食、窒息意外。

3. 排泄护理　每天观察患者的排泄情况，便秘者给予缓泻剂或开塞露，鼓励患者平时多饮水，多食粗纤维、蔬菜、水果，多活动。排尿困难或尿潴留者先诱导排尿，无效时遵医嘱导尿。对卧床者定时提供便器；对认知障碍者除定时陪护如厕外，还需训练患者养成规律的排便习惯。

4. 睡眠护理　为患者提供良好的睡眠环境，减少或去除影响睡眠的因素，督促其养成良好的睡眠习惯，减少白天卧床。对失眠者，了解分析失眠原因，避免睡前兴奋、焦虑、紧张，必要时予药物诱导，保证足够的睡眠。

（二）安全护理

1. 安全管理　做好危险物品的检查和管理，禁止将玻璃、绳索、刀具、打火机等危险物品带入病房，并做好探视、外出返回病房时的危险物品检查。病房门窗、桌椅损坏时要及时维修。

2. 严密观察病情变化　了解幻觉、妄想的内容，注意相应的情感反应，发现异常和意外情况立即报告医生，做好防范准备。对重点患者做到心中有数，特别是有攻击敌意、自伤或伤人风险者，要专人24小时监护，保证患者在护理人员视线范围内活动，避免独住一处，严密观察、重点交班、重点监护。

3. 加强巡视　每15～30分钟巡视一次，对于重点患者做到心中有数，掌握住院患者冲动攻击行为发生的先兆。如患者出现躁动不安、神情紧张、攻击辱骂行为、不满、气愤、挑剔、抗议、摔东西等失控行为时进行积极有效的护理干预，必要时采取保护性措施。当暴力行为出现时，医护人员立即疏散围观患者，迅速控制场面，解除患者手中的危险品，将患者转移到隔离而安静的房间，给予适当的肢体保护或根据医嘱进行对症治疗。

4. 出走的护理　与患者建立治疗性信任关系，经常与患者沟通，及时评估患者的心理反应及出走风险。一旦发生患者出走，立即报告医生，组织力量及时寻找并通知患者家属。出走回归后，应了解患者的心理反应及出走企图和经过，认真记录，不要责备患者，更不要惩罚和施加精神压力，制定防范措施，防止再次出走。

5. 自杀、自伤的护理　对有自伤、自杀风险的患者密切观察言语、情绪和行为表现，重点评估、巡视和监护；有自杀倾向的患者需保证时刻处于护理人员的视线范围内，提高警惕。一旦患者发生自杀、自伤等意外，应立即隔离患者，并与医生合作共同实施有效的抢救措施。做好自杀、自伤后的心理安慰，加强沟通，鼓励患者说出内心的真实感受，了解心理变化，制定针对性防护措施。如抢救失败患者死亡，应详细记录事件的经过，包括时间、地点、工具、当时在场人员、具体受伤情况、抢救经过等，记录应真实、完善、准确无误、字迹清楚、签全名，并保留现场物证，封存病历，避免法律纠纷。

（三）症状护理

1. 兴奋躁动的护理　加强护理工作责任心，掌握患者的精神活动，预防攻击行为的发生。尊重患者，建立良好的护患关系，满足合理要求，避免激惹性刺激；密切观察病情变化，观察攻击行为发生的特点，对有兴奋躁动征兆者及时处理，减少兴奋躁动引起的伤害事故；已出现兴奋躁动者，给予保护性护理措施；积极治疗，尽量缩短兴奋过程；对持续躁动者，防止过度兴奋导致患者脱水、躯体衰竭和并发症的发生。

2. 幻觉的护理

（1）密切观察病情：善于从患者的言语、表情、行为表现中了解幻觉出现的时间、频率、内容、规律。对受幻觉支配而出走、冲动、伤人、毁物者安排重症观察室，专人监护，防止意外发生。

（2）日常生活护理：对整日自言自语、自问自答、沉浸在病态体验中影响日常生活者给予帮助，督促其按时就餐、饮水，以满足机体的基本需要。

（3）运用正确的护理技巧：耐心倾听，给予患者同情和安慰，稳定其情绪，不要过早指明患者的病态表现，不要争论，防止患者隐瞒病情。

（4）心理护理：护士应尽量保持冷静，不受患者病态情绪的影响，针对患者行为做出适当反应。如患者出现恐惧、紧张、躯体不适、不眠时，要多关心患者，让其先平静下来，观察其情绪上的转变并加以照顾，让患者感受到安全感，减轻症状。

（5）疾病知识宣教：待病情平稳时，选择适当的时机，对患者的病态体验提出合理解释，帮助其认识疾病，促进康复。

3. 妄想的护理

（1）接纳患者，建立信任关系：主动与患者交流，掌握妄想内容，说服劝解，稳定情绪，限制其活动范围。

（2）观察病情变化，加强防范：患者外出做必要的检查时，必须有工作人员陪护，避免独自外走。

（3）对症护理：症状活跃期，护士不可冒然触及患者，唐突询问妄想内容。当患者主动诉说病情时，护理人员不要过多干涉，更不要与其争辩。根据患者的个人特长安排工娱活动，以分散其注意力缓解症状。不要在患者面前议论是非或低声交流，以免患者猜疑，强化妄想内容。当妄想涉及同室其他患者时，应及时将患者隔开，避免再次接触。当工作人员成为患者的妄想对象时，切忌做过多解释，尽量减少接触，并注意安全。

（4）饮食护理：被害妄想患者认为饭中有毒而拒食，可采取集体进食，允许患者任选饮食与其他患者一起进餐，解除疑虑。

（5）预防攻击行为：护理人员避免与患者争辩妄想的正确性，注意接触和交谈的方式，耐心引导患者，分散其注意力，预防攻击行为发生。

4. 木僵的护理

（1）加强基础护理：注意护理技巧，关心体贴患者。做好皮肤护理，按时翻身，保证床铺的整洁、干燥、平整，按摩肢体，活动关节，预防压疮、肌肉萎缩及足下垂。加强口腔护理，保证呼吸道通畅，平卧时头偏向一侧。做好大小便护理，根据天气变化及时增减衣物。

（2）保证营养和水分的供给：多数木僵患者长期拒食，应尽量劝说、耐心喂食。拒食者给予鼻饲，提供足够的营养和水分，保持电解质平衡。

（3）掌握木僵患者的特点：在夜深人静或安静时，患者可在床上翻身或活动肢体，有时还主动进食或如厕。对患者小声耳语，有时偶有回答，从而了解病情，观察病情变化。防止木僵患者一过性兴奋导致自伤、伤人、毁物，必要时采取保护性措施。

（4）安全护理：木僵患者无自卫能力，要保证患者的安全，防止其他患者对其伤害。有时患者也可突然冲动、伤人、毁物，故宜将患者安置在易观察的病房，采取保护性医疗措施，避免在患者面前谈论病情及无关的事情。

（5）摆放舒适体位：木僵患者多有蜡样屈曲症状，每次完成治疗和护理工作后，应将患者的肢体放置于舒适的功能位。

（6）舒适护理：护理木僵患者时，应态度和蔼，有耐心及同理心。注意"四轻"，即关门轻、操作轻、说话轻、走路轻，减少不良刺激，减少对患者的干扰。

（四）用药护理

受精神症状的影响，有些精神分裂症患者无自知力，否认患病，将药物偷偷扔掉；有的则自责地认为不配接受治疗；有被害妄想者认为药品是毒药而拒绝服药；有的企图自杀而积蓄药物；有的无故抢药等。因此，除遵循一般用药护理常规外，还应加强药物作用的解释说明，加强治疗前的心理护理，了解药物的性质、作用、中毒的临床表现及应急处理，观察药物的副反应。

1. 给药前　熟悉患者的病情，对其精神症状和躯体状况都要心中有数。掌握给药的目的、药物疗效、常用剂量和可能发生的副作用。按床号顺序排列药签,药剂员摆好药后,护士认真核对,以防发生差错。

2. 给药时　准备温度适宜的开水、饮水杯。先发给合作者,后发给不合作者。严格执行操作规程,维持好秩序,集中注意力,按顺序发药到手,看服药到口。需由 2 名以上护士负责,一人看口腔,一人发开水。严格执行"三查、九对、一注意"制度,确认患者姓名、床号、面貌后再发药,检查患者口腔、舌下和颊部,证实将药咽下方可离开。若患者睡意朦胧,必须唤醒后再服药,以免呛咳。对老年患者、吞服困难的患者,应单片给予吞服,切勿数片一次性吞服,以防喉头梗阻等意外。对拒绝服药者,要耐心劝导,尽量取得合作。极度兴奋躁动拒不服药或意识障碍的患者宜鼻饲给药或遵医嘱注射给药,以免发生意外。肌内注射药物时,必须正确选取注射部位,如选择臀大肌,则两侧交替进行。药物治疗过程中随时警惕患者可能出现的冲动行为。治疗车、治疗盘、给药篮应放置在靠近身体一侧,不得随意放置,以免患者抢药或毁坏发药车、治疗盘等。

3. 给药后　及时整理用物,切勿将注射器、安瓿等物遗留在病房,以免被患者作为自伤或伤人的工具。观察疗效及药物副作用,如发现患者有眩晕、心悸、面色苍白、皮疹、黄疸、吞咽困难、意识模糊等,视情况暂缓给药,并报告医生及时处理,重点观察,详细交班。

4. 健康宣教　宣传药物治疗的有关知识,如药物治疗的意义及注意事项等,以解除顾虑,取得患者的合作。告知患者服药后可能出现口干、乏力、便秘或坐立不安等情况是常见的现象,不必紧张;夜间、晨间或午间起床变换体位时动作要缓慢,防止跌倒等。

(五)心理护理

1. 入院阶段　创建安全舒适的住院环境,建立良好的护患关系,采取主动热情、耐心细致的工作方法,取得患者的信任。注重语言交流技巧,体贴、尊重、接纳患者,注重启发性的提示、仔细关注的倾听、恰如其分的同情和明确解答等,使患者感受到医院的温暖,安心住院,为治疗奠定良好的基础。

2. 治疗阶段　掌握病情动态变化规律,消除外因刺激,调控消极情绪,以亲切耐心的态度、镇静而温和的言语了解患者的需要,帮助患者建立社会能接受的行为模式,对其在幻觉、妄想支配下出现的过激行为要及时疏导和阻止。对不合作的患者,要耐心解释劝说,以认真负责的工作作风、良好的服务态度、娴熟的护理操作技巧、有效的沟通交流感化患者,帮助患者稳定情绪,将患者不配合治疗的行为风险降到最低限度。对严重自杀自伤的患者观察了解其内心体验,帮助患者分析病态的思维方式,根据患者的特点注重调节、疏导、宣泄消极情绪,通过优化情绪提高患者的心理免疫力。鼓励患者参加集体活动,根据病情变化和患者的兴趣爱好指导患者参加一些简单的工娱治疗活动,如折纸、粘贴、编织、唱歌、绘画、表演、体育比赛等,转移患者的病态思维,消除其自杀心理,使其积极配合治疗。

3. 康复阶段　康复期患者的心理变化和精神负担是多种多样的,如疾病对生活的不良影响,担心出院后社会、同事、朋友甚至家人不能接纳自己,担心自己不能继续工作、学习、结婚、恢复正常生活等。患者处于自责自卑和抑郁状态中,应重视患者的心理问题,注意使用倾听的技巧,及时做好心理疏导,同时调用社会保障支持系统力量和家庭关爱,帮助患者化解心理危机,提高价值感和自信心,建立正确的认知过程,运用正确的心理防卫方式,改善不良行为,克服性格缺陷,维护心身平衡,使其在生理、心理各方面都处于接受治疗和管理的最佳状态,达到维护健康、预防疾病、促进康复的目标。

(六)社会交往康复训练

精神分裂症患者的社交能力通常因长期住院与社会隔绝而削弱,加强社交训练的目的在于帮助患者阻止社交能力的下降。训练从如何表达自己的感受开始,直至患者能够正确积极地寻求帮助,逐步掌握社交礼仪技能。包括就业行为训练、简单的作业训练、工艺制作训练、职业劳动训练等。

三、健康指导

精神分裂症是容易发展为慢性和有反复发作倾向的精神障碍，做好出院后的后续康复工作和维持治疗对防止复发、减少精神缺损和精神残疾有重要作用。做好患者和家属的健康教育尤为重要。

（一）对患者的健康指导

急性期患者缺乏自知力，故对其健康教育的效果不佳，健康教育的重点对象是恢复期精神分裂症患者。向患者介绍疾病相关知识，指导其养成规律的生活和卫生习惯，戒除不良嗜好，积极参加社交活动，了解精神药物的特点，讲解坚持服药、定期复查的重要性，提高患者的自护能力。

（二）对家属的健康指导

指导家属学习精神障碍知识及预防复发的知识。家属对患者保持接纳和宽容的态度，降低对患者的期望，避免过高期望给患者带来压力。创造有利于患者恢复的家庭氛围，增强患者恢复的信心。指导家属识别和判断复发症状的方法，指导家属观察药物不良反应的方法，监督患者服药。

（李作为）

EB-7-3

扫一扫，测一测

？ 　复习思考题

唐某，男，25岁，公司职员。1年前出现行为异常、喜怒无常，家人认为其工作压力大，未予重视。近1个月言行异常加重，被家人强行送入院。入院检查：年貌相当，衣着尚整，检查欠合作，接触被动。经反复追问才说出自己的想法，称在某朋友家突然觉气氛不对，还听到声音说某某（朋友）是孙悟空，耳朵里有金箍棒，让自己赶快用刀架住某某的脖子，否则要被打死。患者诉听到声音已有几个月了，白天晚上都有，有时脑中还有声音，但不肯说具体内容。患者坚信周围人包括单位同事说话的内容涉及自己，一举一动都与自己有关，认为他们都不怀好意要害自己，还认为某某及同事能知道自己的想法，有时觉得自己的所作所为有一种力量控制，可能是神的力量，并问医生："你相信有孙悟空吗？我以前看西游记时不相信，现在相信了。"并不认为自己有精神异常。

请思考：

（1）该患者出现了哪些精神症状？

（2）患者最有可能的疾病诊断是什么？

（3）提出3～5个护理问题及护理要点。

（4）简述如何预防和制止患者的自伤行为。

第八章 心境障碍患者的护理

PPT课件

知识导览

案例分析

王女士,32岁,高中文化。近3个月来表现为木讷、说话和活动较以前减少、不愿与人交流、不愿出门、有时在家独自流泪。家人问及,偶尔低声回答,说自己很笨,很多事情不会做也做不好,埋怨自己对家庭和社会没有价值,找不到活着的意义。患者以前喜欢跳舞,现在也不感兴趣了。无食欲,每天只吃一顿饭,近3个月体重下降了5kg;入睡困难,每晚只睡2~3小时。由家属搀扶入院,愁眉不展,低头少语,声音低沉缓慢,常仅以点头、摇头示意。谈到病情时,眼中含泪说:"我是无用之人,我是家庭和社会的负担,我应该去死。"

请思考:

1. 该患者的临床症状有哪些?
2. 该患者可能的临床诊断是什么?
3. 针对该患者的护理诊断/问题,应采取哪些护理措施?

第一节 概 述

心境障碍(mood disorder)又称情感性障碍(affective disorder),指由各种原因引起的、以显著而持久的心境或情感改变为主要特征的一组疾病。临床上主要表现为情感高涨或低落,常伴有相应的认知和行为改变;病情重者可有幻觉、妄想等精神病性症状;多数患者有反复发作的倾向,每次发作多可缓解,部分患者可有残留症状或转为慢性,间歇期精神状态基本正常。心境障碍可分为抑郁障碍(depressive disorder)和双相障碍(bipolar disorder)两个主要疾病亚型。

在所有精神障碍中,抑郁障碍的自杀率最高,已经成为重要的公共卫生问题。据世界卫生组织(WHO)数据显示,全球约有3.5亿抑郁障碍患者,平均每20人就有1人曾经或正在罹患抑郁障碍。抑郁障碍在成人中比儿童中更常见,女性出现轻度和重度抑郁症状的可能性约是男性的2倍。

全球疾病负担研究协作组报道,在2007—2017年期间,双相障碍的发病率由0.6%增加至1.8%。截至2019年,WHO预测全球约4 500万人罹患双相障碍。双相障碍患病率男女比例为1:1.2,这种差异可能与激素水平差异,妊娠、分娩和哺乳,心理社会应激事件及应对方式等有关。

一、病因与发病机制

心境障碍的病因与发病机制尚不清楚，大量研究资料提示遗传因素、神经生化因素和心理社会因素等对本病的发生有明显影响。

（一）遗传因素

遗传因素在心境障碍发病中占有重要地位，其影响远甚于环境因素，但遗传方式目前尚不确定，多倾向于多基因遗传模式。研究表明，心境障碍患者亲属患本病的概率为一般人群的 10～30 倍，血缘关系越近，患病概率越高。一级亲属患病率远高于其他亲属，同卵双生子患病率高于二卵双生子。

（二）神经生化因素

一些研究初步证实了中枢神经递质代谢异常及相应受体功能改变可能与心境障碍的发生有关，但意见尚不一致。有假说认为 5-羟色胺、去甲肾上腺素、多巴胺功能活动降低可能与抑郁发作有关，增高可能与躁狂发作有关。目前以 5-羟色胺假说较为肯定。

（三）心理社会因素

应激性生活事件与心境障碍尤其是抑郁发作的关系较为密切，特别是与首次发作的抑郁障碍关系较为明显。据报道，92% 的患者在抑郁发作前有突发生活事件；在最近 6 个月内有重大生活事件发生者，其抑郁发作的危险率增高 6 倍，自杀的危险率增高 7 倍；离异家庭的儿童和青少年中，37% 可能患抑郁障碍。常见负性生活事件，如丧偶、离异、婚姻不和谐、失业、严重躯体疾病、至亲亡故等，均可导致抑郁发作。

二、临床表现

按 ICD-11 分类，心境发作（mood episode）作为心境障碍的基本组成部分，分为 4 类：抑郁发作（depressive episode）、躁狂发作（manic episode）、轻躁狂发作（hypomanic episode）和混合发作（mixed episode）。心境发作本身并不能作为诊断类别，而心境发作的次数和模式才构成了心境障碍的诊断。

（一）抑郁发作

抑郁发作是以抑郁为特征的疾病状态，典型临床表现是"三低"症状，即情绪低落、思维迟缓、意志活动减退，但现认为这是重度抑郁发作的典型症状。目前认为抑郁发作的表现可分为核心症状、心理症状群与躯体症状群。

1. **核心症状**　核心症状包括情绪低落、兴趣缺乏和快感缺失三大主症，诊断抑郁状态时至少应包括此三种症状中的一个。抑郁症状必须持续存在 2 周以上，才考虑为抑郁发作。

（1）情绪低落：患者自觉情绪低沉，高兴不起来，情绪的基调是低沉、昏暗的。情绪低落具有晨重暮轻的节律特点，即早晨醒来情绪最为低落，而傍晚时分低落的情绪和症状则有所减轻。患者常表现为终日愁眉苦脸、忧心忡忡、郁郁寡欢，可出现典型的"抑郁面容"，即眉头紧锁、长吁短叹。严重者甚至出现痛不欲生、度日如年、生不如死之感。少部分抑郁发作患者会出现"微笑型抑郁"，如同在抑郁的心境表面蒙上了一层微笑的面纱。

（2）兴趣缺乏：患者对过去喜欢做的各种活动失去兴趣，做任何事都提不起劲，即使能做事也是敷衍了事，或是为了消磨时间、希望摆脱悲观失望情绪而做事。典型者对无论好坏的任何事物都缺乏兴趣，离群索居，不愿见人。

（3）快感缺失：患者丧失了体验快乐的能力，不能从平时从事的活动中获得乐趣，生活索然无味。部分患者能参与一些看书、看电视等活动，表面看似存在兴趣，但进一步询问发现患者根本无法从这些活动中获得乐趣,有些患者会觉得参加活动是一种负担。

2. 心理症状群

(1) 抑郁性认知:在抑郁内心体验的基础上,患者往往会出现认知扭曲,即抑郁性认知,是抑郁发作的重要特征之一,如对各种事物均做出悲观的解释。常有"三无"症状,即无用、无助、无望。"无用"即认为自己一无是处,充满了失败感,生活毫无价值;"无助"即对自己的现状缺乏改变的信心;"无望"即对前途充满了失望,一片茫然。

在"三无"症状的基础上,患者往往会出现自责、自罪、自杀为主要表现的"三自"症状。患者对自己既往的一些轻微过失或错误痛加责备,认为自己给家人或社会带来了巨大负担,严重时会对自己的过失无限制地"上纲上线",产生深深的内疚甚至罪恶感,约半数患者会出现自杀观念。轻者常常会想到与死亡有关的内容,或感到活着没意思;重者会有生不如死的感觉,认为"结束自己的生命是一种解脱",之后则会主动寻找自杀的方法,并反复寻求自杀。抑郁障碍患者的自杀率约比一般人群高 20 倍,最终会有 10%~15% 患者死于自杀。患者偶尔可出现"扩大性自杀",即患者认为活着的亲人也非常痛苦,在杀死亲人后再自杀,从而导致极其严重的后果。自杀风险在重度抑郁患者中长时间存在,尤其是开始治疗的初期及症状消失后的 6~9 个月内,应提高警惕。

(2) 思维迟缓:患者思维联想速度缓慢,反应迟钝,思路闭塞,思考问题困难,自觉"大脑像机器生了锈转不动"。表现为主动言语减少,语速慢,语音低,应答及交流困难,工作和学习能力下降。

(3) 注意力和记忆力下降:抑郁发作伴发的认知症状主要是注意力和记忆力下降。患者往往无法集中注意力思考一个问题,思维效率下降,无法进行创造性思考。这类症状属于可逆的,随有效的治疗而缓解。

(4) 精神病性症状:常见于严重抑郁状态。抑郁发作患者可在一段时间内出现幻觉和妄想,内容可与抑郁心境相协调,常见的有罪恶妄想、关系妄想、疑病妄想、虚无妄想,伴嘲弄性或谴责性幻听。

(5) 自知力缺乏:多数患者自知力完整,一般能够主动求治。严重者或存在明显自杀倾向的患者自知力可能有所扭曲甚至缺乏,甚至完全失去求治愿望。伴有精神病性症状的患者自知力不完整甚至完全丧失自知力的比例较高。

(6) 焦虑:是抑郁发作患者主要的心理症状之一,常常与抑郁共病。若焦虑症状十分突出,则为激越性抑郁。这类患者常有不祥的预感,恐惧紧张、无法放松、易激惹等,有些患者主观的焦虑可以伴发胸闷、心率加快、尿频、出汗等躯体症状,躯体症状可能掩盖主观的焦虑和抑郁体验而成为临床主诉。

(7) 精神运动性抑制或激越:精神运动性抑制表现为行动迟缓,生活被动、懒散,不想做事,不愿与周围人交往,常独坐一旁;或整日卧床,不愿上班,不愿外出,常闭门独居,疏远亲友;严重者不顾吃喝及个人卫生,甚至发展为不语、不食、不动,可达到抑郁性木僵。有些患者则相反,表现为激越,头脑中思绪繁杂混乱,心烦意乱、坐卧不安、来回踱步,但又不知道自己因何烦恼。

3. 躯体症状群　患者可出现睡眠障碍、食欲紊乱、性功能减退、精力下降、非特异性躯体症状等伴随的躯体症状群。

(1) 睡眠障碍:睡眠障碍是患者最常伴随的躯体症状之一,主要表现为早醒,一般比平时早醒 2~3 小时,醒后不能继续入睡,这对诊断具有特征性意义。有的患者表现为入睡困难、睡眠不深,非典型患者也可出现睡眠过多的情况。

(2) 食欲紊乱:轻者表现为食不甘味,但进食量不一定明显减少,此时患者体重改变在一段时间内可能不明显;重者进食的欲望明显下降,体重明显减轻,甚至导致营养不良。不典型患者会有食欲亢进和体重增加的情况。

（3）性功能减退：部分患者性欲减退。有的患者可勉强维持性行为，但无法从中体验到快乐。

（4）精力下降：表现为无精打采、疲乏无力、懒惰、不愿见人，与精神运动性抑制相伴随。患者感到"自己整个人都垮了、散架了"，常诉说"什么都没做也感到疲惫不堪"。

（5）非特异性躯体症状：大部分患者各种主观躯体不适体验十分突出，如疼痛、心悸、胸闷、胃肠不适、便秘、食欲缺乏等，甚至掩盖了抑郁情绪，称隐匿性抑郁。这些患者大多长期在综合医院的内科或中医科求治，大多无阳性发现，容易造成误诊。

儿童和老年患者的抑郁症状常不典型。儿童患者多表现为兴趣减退、不愿参加活动、学习成绩下降等。老年患者除抑郁心境外，常伴有焦虑，有时也可表现为易激惹和敌意，精神运动性抑制和躯体不适主诉较为突出，病程较长，易发展为慢性。

（二）躁狂发作

躁狂发作的典型临床表现是"三高"症状，即情感高涨、思维奔逸和活动增多，可伴有夸大观念或妄想、冲动行为等。发作时间至少持续1周，并有不同程度的社会功能损害，可给自己或他人造成危险或不良后果。

1. 情感高涨　是躁狂发作的主要症状。典型表现为自我感觉特别良好，主观体验特别愉快，整日兴高采烈，得意洋洋，笑逐颜开。患者高涨的情感具有较强的感染力，而且谈吐诙谐风趣，常博得周围人的共鸣。但当受到挫折时，患者可表现为易激惹、焦虑、愤怒。

2. 思维奔逸　随着情感高涨，患者的联想速度也同时明显加快，思维内容丰富多变，自觉大脑反应敏捷，比常人聪明。说话时声音洪亮、语速快，口若悬河，甚至自己觉得语言表达跟不上思维速度，说话难以被打断。联想丰富，交谈内容不停转换，或引经据典，或评论时事政治，高谈阔论，信口开河，若讲话过程被强行打断则容易与他人发生争执。由于患者注意力随境转移，思维活动常受周围环境变化的影响致使话题突然改变，讲话常从一个主题很快切换到另一个主题，严重时可出现"音联"和"意联"。患者讲话时眉飞色舞或手舞足蹈，常因说话过多而口干舌燥，甚至声音嘶哑。

3. 活动增多　患者自觉精力旺盛，能力强，兴趣范围广，想多做事、做大事，想有所作为，整日忙碌不停，因而活动明显增多。由于患者思维奔逸，注意力不停转移，因此尽管患者精力旺盛，但做事多虎头蛇尾、有始无终。有的表现为喜欢交往，爱凑热闹，与陌生人一见如故，爱管闲事，爱打抱不平，爱与人开玩笑，爱接近异性，言语轻佻甚至粗言秽语。注重打扮装饰，但并不得体，行为轻率或鲁莽（如挥霍、不负责任或不计后果等），自控能力差，易激惹。患者无疲倦感，声称"全身有使不完的劲"。病情严重时，自我控制能力下降，举止粗鲁，可出现攻击他人和毁物行为。

4. 夸大观念及夸大妄想　患者的思维内容多与情感高涨一致。在情感高涨的背景上，谈吐内容常夸大（常涉及健康、容貌、能力、学识、地位和财富等），自我评价过高，说话漫无边际，认为自己能力很强、才华出众、出身名门、腰缠万贯、神通广大等。严重时可表现为夸大妄想。由于患者说话具有感染力，常常使人信以为真。

5. 睡眠需求减少　睡眠明显减少，无困倦感，是躁狂发作的特征之一。主要表现为睡眠需求量明显减少，每天只睡2～3小时，但仍然诉睡眠足够，且整天精力充沛。

6. 其他症状　可有食欲增加、性欲亢进，有时可在不适当的场合出现与人过分亲热而不顾别人的感受，甚至对异性出现性骚扰行为。体格检查可发现瞳孔轻度扩大，心率加快，且有交感神经兴奋症状等。多数患者在疾病的早期没有自知力。

儿童和老年患者的症状常不典型。儿童患者情绪和行为症状较单调，多表现为活动和要求增多。老年患者临床主要表现为易激惹、狂傲、言语增多，有夸大观念及妄想，情感高涨和活动增多等症状多不明显。

（三）轻躁狂发作

躁狂发作可以有不同的严重程度，临床表现较轻者称为轻躁狂发作。患者可存在持续数天的情感高涨、精力充沛、活动增多，有显著的自我感觉良好，注意力不集中，轻度挥霍。部分患者有时达不到影响社会功能的程度，一般人常不易察觉。轻躁狂发作的核心症状与躁狂发作一致，不同之处在于轻躁狂发作程度较轻，不会导致显著的功能损害或导致入院治疗，且不伴有精神病性症状。

（四）混合发作

抑郁症状和躁狂症状可在一次发作中同时出现，如抑郁心境伴以连续数日至数周的活动过度和言语急促，躁狂心境伴有激越、精力和本能活动降低等。抑郁症状和躁狂症状也可快速转换，因日而异，甚至因时而异。如果在目前的疾病发作中，两类症状在大部分时间里都很突出，则应归为混合发作。

三、诊 断 要 点

（一）抑郁障碍

抑郁障碍是以与现实处境不相称的、显著而持久的情绪低落为基本临床特点的一类心境障碍，包括单次发作的抑郁障碍、复发性抑郁障碍、心境恶劣和混合性焦虑与抑郁障碍。诊断抑郁障碍时，一般要求病程持续至少2周，并且存在临床意义的痛苦或社会功能受损。

1. 心境恶劣　过去称为抑郁性神经症，是一种以持久的心境低落状态为主的轻度抑郁，从不出现躁狂或轻躁狂发作。病程常持续2年以上，其间无长时间的完全缓解，缓解期一般不超过2个月。患者具有求治意愿，生活不受严重影响，通常起病于成年早期，持续数年，与生活事件及个人性格存在密切关系。

2. 混合性焦虑与抑郁障碍　在ICD-11抑郁障碍章节首次出现，主要表现是焦虑与抑郁症状持续几天，但不足2周，分开考虑任何一组症状群的严重程度和/或持续时间均不足以符合相应的诊断，此时应考虑为混合性焦虑与抑郁障碍。该障碍会给患者造成相当程度的主观痛苦和社会功能损害。

知识链接

青少年抑郁障碍的特异性表现

人们常常将青少年的抑郁症状与其思想品德、个性问题相混淆，而未被及时发现。青少年抑郁障碍主要有以下特异性表现：

1. 心事重重　整日愁眉苦脸，即使面对达到的目标也表现为忧伤和痛苦，无任何喜悦之情。

2. 似病非病　常感觉咽喉部有异物，或呼吸困难、头痛头晕，症状看起来似乎很重，检查后却无任何器质性病变，经对症药物治疗无好转迹象。

3. 不良暗示　一种是潜意识层的不良暗示，会导致头晕、恶心、腹痛、肢体无力等生理障碍；另一种是意识层的不良暗示，容易往负面去猜测。

4. 变换环境　患者经常心烦意乱，郁郁寡欢，不能安心学习，变换环境后状态仍不缓解。

5. 反抗父母　患者在童年时代对父母的管教言听计从，到了青春期后，不但不与父母交流，反而处处与父母对立。

6. 自杀行为　重症患者利用各种方式自杀。对于自杀未遂者，如果只抢救了生命，未对其进行抗抑郁治疗（包括心理治疗），患者仍会重复自杀。

（二）双相障碍

双相障碍指同时存在躁狂（或轻躁狂）发作和抑郁发作的一类心境障碍。双相障碍患者可出现躁狂发作和抑郁发作反复循环或交替，常常呈发作性病程，也可以混合方式存在，每次发作症状往往持续一段时间,发作期间对患者的日常生活和社会功能等产生较大的不良影响。双相障碍包括双相障碍Ⅰ型(BP-Ⅰ)、双相障碍Ⅱ型(BP-Ⅱ)及环性心境(cyclothymia)。

双相障碍Ⅰ型:至少出现1次躁狂发作或混合发作,持续时间最少为1周,这是临床上最常见的心境障碍。

双相障碍Ⅱ型:有明显的抑郁发作,同时有1次或多次轻躁狂发作,但无躁狂发作。

环性心境:长期(≥2年)心境不稳定,表现为大量轻躁狂期和抑郁期。轻躁狂期的严重程度或病程可能满足或不满足诊断要求,抑郁期的严重程度和病程不满足诊断要求;从未出现稳定的缓解期(持续时间≥2个月);无躁狂发作或混合发作史。

双相障碍的诊断主要根据家族史、病史、临床症状、病程、体格检查、实验室检查,以及连续、密切的临床观察,把握疾病横断面的主要症状及纵向病程的特点,进行科学分析,这是临床诊断的可靠基础。为了提高诊断的一致性,国内外都制定了诊断标准供参照。无论是DSM-5还是ICD-11,双相障碍的诊断要点主要包括症状特征、病程特征、躯体和神经系统检查及实验室检查。

1. 症状特征　多数患者的思维和行为异常与高涨或低落的心境相协调。躁狂发作以显著而持久的情感高涨为主要表现,伴有思维奔逸、活动增多、夸大观念及夸大妄想、睡眠需求减少、性欲亢进、行为鲁莽、食欲增加等。抑郁发作以显著而持久的情绪低落为主要表现,伴有兴趣缺乏、快感缺失、思维迟缓、意志活动减少、精神运动性抑制或激越、自责自罪、自伤/自杀观念和行为、早醒、食欲减退、体重下降、性欲减退、抑郁心境晨重暮轻的节律改变等。

2. 病程特征　发作性病程,发作间歇期精神状态可恢复病前水平。双相障碍Ⅰ型中,躁狂发作是持续至少1周的极端情绪状态,混合发作是至少2周出现显著的躁狂和抑郁症状交替;双相障碍Ⅱ型中,轻躁狂发作的持续时间是至少4天,抑郁发作的持续时间是至少2周;环性心境中,心境不稳定至少2年,且其间有轻度躁狂或抑郁的周期。既往有类似的发作,或病程中出现躁狂与抑郁的交替发作情况和具体发作次数,对明确诊断有重要的帮助。

3. 躯体和神经系统检查及实验室检查　一般无阳性发现。

四、治疗与预后

心境障碍的治疗主要包括躯体治疗(含药物治疗和物理治疗)和心理治疗两方面,将两种方法合并使用可以获得更好的效果。治疗的目的在于控制急性发作和预防复发,降低心理社会性不良后果,并增强发作间歇期的心理社会功能。

(一)药物治疗

目前各类心境障碍均以药物治疗为主,尤其是躁狂与中、重度抑郁。药物治疗不仅可缓解痛苦,有效地防止自杀,还能明显减少社会负担,恢复患者的工作生活能力。

1. 抑郁障碍的药物治疗　抑郁障碍往往有复发倾向,药物治疗的目的主要是控制急性发作与预防复发。

(1)药物治疗原则

1)全病程治疗:50%以上的抑郁障碍患者会在发病后2年内复发。为改善预后、减少复燃和复发,现提倡全病程治疗。全病程治疗分为急性期治疗、巩固期治疗和维持期治疗。

2)个体化合理用药:选用抗抑郁药时应遵循个体化原则,需结合患者的年龄、性别、伴随疾病、既往治疗史等因素,从安全性、有效性、经济性等角度为患者选择合适的药物和剂量。

3)量化评估:在治疗前、治疗中要定期对患者进行评估。治疗前需综合评估患者的病情、躯体情况、社会功能及社会家庭支持等,在治疗中应重点观察病情变化及患者对药物的反应等。

4)联合用药:抗抑郁治疗一般不主张联合用药。联合用药常用于难治性患者,选择两种作用机制不同的抗抑郁药联合使用以增加疗效,但不主张联用两种以上抗抑郁药。此外,还可根据患者的具体情况考虑联合锂盐、第二代抗精神病药或三碘甲状腺原氨酸治疗。伴有精神病性症状的抑郁障碍,可考虑采用抗抑郁药和抗精神病药联合的治疗方案。

（2）治疗疗程

1）急性期治疗:推荐疗程为 8～12 周。目标以控制症状为主,尽量达到临床痊愈,同时促进患者社会功能的恢复,提高生活质量。抗抑郁药治疗 2～4 周开始起效,如果患者用药 4～6 周无效,可改用其他抗抑郁药。

2）巩固期治疗:推荐疗程为 4～9 个月。目标以防止病情复燃为主。此期患者病情不稳定易复燃,应保持与急性期一致的治疗方案。

3）维持期治疗:一般认为应维持治疗 2～3 年,对于多次反复发作或残留症状明显者建议长期维持治疗。维持治疗后,若患者病情稳定且无其他诱发因素可缓慢减药直至停药,一旦发现有复发的早期征象,应迅速恢复治疗。

（3）常用药物:一线抗抑郁药为新型抗抑郁药,包括 5- 羟色胺选择性重摄取抑制剂（SSRI）、去甲肾上腺素和多巴胺再摄取抑制剂（NDRI）、5- 羟色胺和去甲肾上腺素再摄取抑制剂（SNRI）、5-羟色胺 2A 受体拮抗剂和 5- 羟色胺再摄取抑制剂（SARI）、去甲肾上腺素和特异性 5- 羟色胺抗抑郁药（NaSSA）等,大量的循证医学研究验证了这些药物治疗抑郁障碍的有效性。传统抗抑郁药包括三环类抗抑郁药、四环类药物及单胺氧化酶抑制剂,由于其耐受性和安全性问题已作为二线推荐药物。此外,中药也可用于轻至中度抑郁障碍的治疗,如舒肝解郁胶囊、巴戟天寡糖胶囊等。

2. 双相障碍的药物治疗

（1）药物治疗原则

1）综合治疗:药物治疗的同时可联合物理治疗、心理治疗、康复训练等措施,以改善患者的社会功能,提高生活质量,预防复发和自杀。

2）个体化治疗:个体对精神药物治疗的反应存在很大差异,制定治疗方案时需要考虑患者的性别、年龄、主要症状、躯体情况、是否合并使用药物、首发或复发、既往治疗史等多方面因素。治疗过程中需要密切观察治疗依从性、治疗反应、不良反应及可能出现的药物相互作用等,并及时调整,提高患者的耐受性和依从性。

3）长期治疗:双相障碍几乎终身以循环方式反复发作,应坚持长期治疗原则。

4）心境稳定剂为基础治疗:不论双相障碍为何种临床类型,都建议以心境稳定剂为主要治疗药物。

5）联合用药:根据病情需要可及时联合用药,心境稳定剂可与苯二氮䓬类药物、抗精神病药、抗抑郁药联合使用。

（2）治疗疗程

1）急性期治疗:推荐疗程为 6～8 周。目标为控制症状、缩短病程、避免症状复燃或恶化。

2）巩固期治疗:推荐疗程为 3 个月左右。目标为防止症状复燃、促进社会功能恢复。药物剂量与急性期一致。如无复燃,即可转入维持期治疗。

3）维持期治疗:目标为防复发、维持良好的社会功能、提高患者的生活质量。

（3）双相障碍躁狂发作常用药物

1）锂盐:是治疗躁狂发作的首选药物,总有效率约为 70%。临床常用碳酸锂,既可用于躁狂的急性发作,也可用于缓解期的维持治疗。碳酸锂起效时间为 1 周左右。锂盐治疗量与中毒量的血药浓度接近,故需密切观察病情变化和治疗反应,同时定期监测血锂浓度。急性治疗期血锂浓度应维持在 0.8～1.2mmol/L,维持治疗期为 0.4～0.8mmol/L,血锂浓度不宜超过 1.4mmol/L,老年患者血锂浓度不宜超过 1.0mmol/L,以防锂中毒。

2）抗癫痫药:当碳酸锂治疗效果不佳或不能耐受其副作用时可选用抗癫痫药。目前临床主要使用丙戊酸盐和卡马西平。许多研究显示,丙戊酸盐对急性躁狂发作的疗效与锂盐相同,对混合发作、快速循环发作的疗效与单纯躁狂发作的疗效接近。卡马西平适用于锂盐治疗无效、快速循环发作或混合发作的患者。

3）抗精神病药：对躁狂发作时的兴奋、冲动症状，尤其对伴有精神病性症状（如幻觉、妄想、怪异行为等）有很好的治疗作用，且起效时间比锂盐快。目前尤其推荐第二代非典型抗精神病药，如喹硫平、奥氮平等。

（4）双相障碍抑郁发作常用药物

1）心境稳定剂：研究表明，碳酸锂治疗双相障碍抑郁发作有效，平均有效率约为76%，而且不会导致转相或诱发快速循环发作。故双相障碍抑郁发作的急性期可单独使用足量锂盐，或在治疗开始时尽快使血锂浓度达到0.8mmol/L以上，是确保有效治疗的重要一步。

2）第二代抗精神病药：研究证实，奥氮平能有效治疗双相障碍抑郁发作并预防短期内转为躁狂，奥氮平联合氟西汀的疗效优于单独使用奥氮平。

3）抗抑郁药：《中国双向障碍防治指南（第二版）》建议轻至中度的双相障碍抑郁发作应避免使用抗抑郁药，因为有可能导致转躁，而应单独使用心境稳定剂。对于重度或持续的双相障碍抑郁发作患者，在使用抗抑郁药至症状缓解后应尽快撤用抗抑郁药。

（二）物理治疗

1. 改良电休克治疗　对重症躁狂急性发作、锂盐治疗无效或不能耐受的患者可使用改良电休克治疗，起效迅速，可单独使用或联合药物治疗（具体治疗方法参考第四章第二节内容）。

2. 重复经颅磁刺激治疗　作为一种辅助治疗方法，其治疗抑郁发作、躁狂发作的疗效与安全性已有研究证实（具体治疗方法参考第四章第三节内容）。

（三）心理治疗

心理治疗常贯穿于治疗的始终，尤其对于有明显心理社会因素作用的抑郁发作患者及轻度抑郁或恢复期患者。心理治疗的目的主要在于改变患者的不良认知方式，矫正适应不良的行为，改善人际交往能力和心理适应功能，提高患者对家庭和婚姻生活的满意度，从而消除其不必要的顾虑和悲观情绪，缓解情感症状，促进康复，预防复发。心理治疗的方法有很多种，比较常用的有认知疗法、行为疗法、人际心理治疗、家庭干预等。支持性心理治疗指通过倾听、解释、指导、鼓励和安慰等方式帮助患者正确认识和对待疾病，主动配合治疗。对于有明显消极自杀观念和行为的患者，应提供及时有效的危机干预措施。

（四）预防复发

心境障碍复发的频率因人而异，研究显示，经药物治疗已康复的患者在停药后1年内复发率较高。绝大多数双相障碍患者可有多次复发，若在过去的2年中每年都有1次以上的发作，则主张长期服用锂盐预防性治疗。锂盐具有双向治疗作用，可有效防止躁狂或抑郁复发，且预防躁狂发作更有效，有效率达80%以上。有资料显示第一次抑郁发作后复发概率为50%，第二次为75%，第三次为100%，因此，需对抑郁障碍患者进行维持治疗，预防复发。对第一次发作且药物治疗临床缓解的患者，多数学者主张维持治疗6个月到1年；若为第二次发作，主张维持治疗3~5年；若为第三次发作，主张长期维持治疗。此外，心理治疗和社会支持系统对预防本病复发也具有重要的作用。

第二节　心境障碍患者的护理

一、护 理 诊 断

面对患者所表现出来的多种多样的护理问题，护士应重视确立护理诊断的优先次序，将威胁患者生命安全、对患者影响较大的健康问题放在突出的位置,作为护理工作的重点。

（一）与抑郁发作有关的常见护理诊断/问题

1. 有自杀的危险　与抑郁、自我评价低、自责自罪、消极观念等有关。

2. 自我认同紊乱　与抑郁情绪、自我评价过低有关。

3. 营养失调:低于机体需要量　与抑郁导致的食欲缺乏、卧床不动、木僵等所致摄入量不足有关。

4. 睡眠型态紊乱　与抑郁所致的早醒、入睡困难等睡眠障碍有关。

5. 沐浴/穿着/进食/如厕缺陷　与精神运动性抑制、兴趣丧失、无力照顾自己有关。

6. 焦虑　与恐惧、回避有关。

7. 社交孤立　与抑郁情绪、兴趣丧失、缺乏人际交往意愿等因素有关。

（二）与躁狂发作有关的常见护理诊断/问题

1. 有对他人施行攻击行为或受外伤的危险　与易激惹、好挑剔、爱管闲事、不合理要求受阻有关。

2. 自我认同紊乱　与思维障碍(夸大妄想)的内容有关。

3. 睡眠型态紊乱:入睡困难、早醒　与精神运动性兴奋、精力旺盛有关。

4. 不依从行为　与情感高涨、易激惹、自知力缺乏有关。

5. 营养失调:低于机体需要量　与兴奋消耗过多、进食无规律有关。

6. 卫生/穿着/进食自理缺陷　与躁狂兴奋、无暇料理自我有关。

7. 便秘　与生活起居无规律、饮水量不足有关。

二、护 理 措 施

护理措施应遵循个体化原则。每一个心境障碍患者都有各自的临床特点和个性特征,即使医疗、护理诊断都一致,也会存在一定的个体差异和特性,因此决定了制定护理计划、实施护理措施方面也应该具有独立的个体性。

（一）抑郁发作的护理措施

1. 安全和生活护理

（1）环境管理:提供安静、安全、舒适的病房环境,在疾病急症期,切忌让患者独居一室,严格执行交接班制度、危险物品管理制度和服药检查制度。

（2）保证营养供给:抑郁患者常有食欲减退,甚至受精神症状影响,自责自罪而拒绝饮食。护理人员必须了解患者不愿进食或拒食的原因,根据不同情况制定相应的对策,给予高蛋白、高热量、高维生素饮食,以保证患者的营养摄入。如选择患者平时喜爱的食物、陪伴患者用餐、少量多餐、让患者从事一些为别人服务的活动以促进患者接受食物等。若患者坚持不肯进食,则需采取另外的措施,如喂食、鼻饲、静脉营养支持等。

（3）改善睡眠:抑郁患者的睡眠障碍主要表现为早醒,且醒后难以入睡,而早醒的同时常伴有情绪低落。患者发生的许多意外事件,如自杀、自伤等,常发生在此时。护理人员应教会患者应对失眠和早醒的方法,清晨应加强巡视,对早醒者应予以安抚,使其延长睡眠时间。

（4）日常生活护理:抑郁患者常感到无力、不想做事,甚至连最基本的起居、梳理都感到吃力。护理人员应提供必要的帮助,可以帮患者拟定一个简单的作息时间表,内容包括梳理、洗漱、沐浴等,每天让患者自行完成作息时间表所规定的内容,同时给予积极的鼓励和支持,使患者逐步建立生活的信心。对重度抑郁生活完全不能自理的患者,护理人员应协助其做好日常生活护理工作。

（5）鼓励患者参与活动:了解患者的兴趣爱好,鼓励参与易完成、有趣味的活动,提高患者的自信心。

2. 特殊护理　主要为自伤自杀行为的防范与处理。

（1）将有自伤自杀危险的患者安置于重点房间，其活动范围必须在护理人员的视线范围内。对有严重企图者，应严加防范，禁止其单独活动与外出，禁止在危险场所逗留。

（2）严密观察病情，加强沟通，对患者的言语、行为和去向等情况应随时做到心中有数，及时辨认出患者自杀意愿的强度与可能性及可能采取的方法，及早发现自杀先兆。

（3）一旦发生自伤自杀等意外，应立即隔离患者，实施抢救措施，并做好相应的心理护理。

3. 心理护理　主要目的是改善患者的抑郁情绪。

（1）建立良好的护患关系：抑郁患者往往情绪低落，对任何事物都失去兴趣，因此，护理人员在与患者相处时会倍感困难，需要具有高度的耐心和同情心，理解患者痛苦的心境。

（2）建立有效的护患沟通：与患者交谈时，应保持稳定、温和与接受的态度，适当放慢语速，允许患者有足够的时间反应和思考，并耐心倾听；与患者交谈时，应避免使用简单生硬的语言，更要避免使用训斥性语言，以免加重患者的自卑感；也不要过分认同患者的悲观感受，避免强化患者的抑郁情绪。

（3）培养正性认知方式：交谈中，尽量选择患者感兴趣或较为关心的话题，鼓励和引导患者回忆以往愉快的经历和体验，用讨论的方式抒发和激励其对美好生活的向往。当患者对自己或外界事物不自觉地持否定看法（负性思考）时，护理人员首先需要协助患者确认这些负性思考，然后设法打断这种负性循环，协助患者回顾自身的优点、长处或成就，以增加患者对自身或外界的正性认识。

（4）教会正确的应对方式：积极营造和运用一切个人或团体的人际交往机会，改善患者以往消极被动的交往方式，逐步建立积极健康的人际交往方式，增加社交技巧。另外，还应改善患者处处需要别人关照和协助的心理，并通过学习和行为矫正训练的方式，改变患者的病态应对方式，建立新的应对技巧，为患者今后重新融入社会、独立处理各种问题奠定基础。

（二）躁狂发作的护理措施

1. 安全和生活护理

（1）环境管理：躁狂发作患者往往躁动不安，很容易受周围环境刺激，因此，简单、宽敞、安静的环境常具有镇静作用，可以稳定患者的情绪，保证患者的休息、睡眠。同时，合理安排患者的活动也有利于休息和睡眠。

（2）建立良好的护患关系：患者常兴奋好动、语言增多，患者诉说的诸多感受往往并非真正的内心感受和体验，而是用否认的意念逃避真正的想法。因此，建立良好的护患关系有利于护患间的沟通和交流，让患者表达内心的真实想法，以利于患者情感的稳定、病情的缓解。

（3）饮食护理：按时督促和协助患者进食高营养、易消化的食物及摄入充足的水，以满足生理需求。患者由于极度兴奋、精力充沛，整日忙碌于其认为有意义的活动，而忽略了最基本的生理需求，同时由于活动过多也会消耗大量的能量，因此做好饮食护理非常重要。

（4）个人卫生护理：引导鼓励患者按时料理个人卫生及参与打扫病房卫生。对患者异常的打扮和修饰给予婉转的指正，教会其更好地体现个人修养和身份。

（5）引导患者朝建设性方向消耗过剩的精力：躁狂发作患者往往精力充沛、不知疲倦，且急躁不安、判断力差，易使精力的发泄具有破坏性，可能伤害自己和他人或损坏周围的物品。护理人员可根据患者的病情及医院场地设施等，安排既需要体能又没有竞争的活动项目，如健身器运动、跑步等。也可鼓励患者把自己的生活写出来或画出来，这类静态活动既减少了活动量，又可发泄内心感受。对患者完成的每一项活动，护理人员应予以恰当的鼓励和肯定，以增强患者的自尊，避免破坏性事件的发生。

2. 特殊护理　主要为攻击行为的防范与处理。部分躁狂发作患者以愤怒、易激惹、敌意为特征，动辄暴跳如雷、怒不可遏，甚至可出现破坏和攻击行为，护理人员需做好预防和处理。

（1）及时了解每个患者既往发生攻击行为的原因，评估这些原因是否仍然存在，或有无新的诱发因素出现,设法消除或减少这些因素。

（2）提供安静、宽敞、安全的病房环境,引导患者遵守和执行病区安全管理制度,将冲动、易激惹患者与其他患者分开居住与活动。

（3）尽可能地满足患者的合理要求,对于不合理、无法满足的要求也应尽量避免采用简单、直接的方法拒绝,以避免激惹患者。

（4）避免激惹性语言和强制性措施,对患者的过激言行不予辩论,但不轻易迁就,应因势利导,鼓励患者按可控制和可接受的方式表达与宣泄激动和愤怒情绪。

（5）加强巡视,严密监护,注意观察和早期发现攻击行为的先兆,如情绪激动、挑剔、质问、无理要求增多、有意违背正常秩序、出现辱骂性语言、动作多而快等,以便及时采取预防措施。当确定患者有明显的攻击行为先兆时,应立刻采取防范措施。

（6）一旦发生攻击行为,应尽快制止。当难以制止时,可予以隔离或约束。

（7）在冲动后做好心理护理,制定切实可行有针对性的防范措施。在解除隔离或约束时,依然要解释隔离或约束的必要性。

3. 用药护理　在药物治疗的过程中,护理人员应密切观察患者的合作性、药物的耐受性和不良反应,特别对于应用锂盐治疗的患者,要注意监测血锂浓度。对恢复期的患者,应明确告知维持用药对巩固疗效、减少复发的意义,并了解患者不能坚持服药的原因,与患者一起寻找解决的办法。

三、健　康　指　导

（一）生活指导

指导患者及家属料理患者的个人卫生、合理饮食等,提高患者的自理能力。鼓励患者多参与活动,教会患者应对睡眠障碍的方法,指导患者控制和宣泄高涨或抑郁的心境。

（二）疾病知识指导

选择适当的时机,运用良好的沟通技巧,向患者讲解疾病相关知识,让患者认识到自己的情感失常是病态,并能从主观上主动调整自己的思想、情感和行为。同时,向患者讲解维持用药对巩固疗效和防止复发的重要性、药物的作用及可能出现的不良反应,使患者主动配合治疗。随着病情的好转,教会患者克服性格弱点,正确对待疾病和面对未来。

（王定玺）

？　复习思考题

ER-8-3

扫一扫,测一测

患者,女,25 岁。因"情绪高涨、兴奋话多、易激惹 2 周,冲动伤人 1 天"入院。2 周前,患者无明显诱因出现情绪高涨,兴奋话多,好管闲事,行为轻浮,自觉能力很强,不停地说"我是国家领导人,你们都得听我的!"认为什么事都难不倒自己,每晚只睡 3 小时。做事虎头蛇尾,无法坚持。1 天前独自一人去超市购物,推着装满物品的购物车横冲直撞并撞击货架,被保安干涉后上前挥拳打伤保安的脸,并说"你们整个超市我都可以买下来,我想干什么就干什么!"随后在家属的安抚下带往医院治疗。

请思考:

（1）上述案例中患者出现了哪些精神症状?

（2）患者最有可能的疾病诊断是什么?

（3）提出 3～5 个护理问题及相应的护理措施。

（4）简述如何预防和制止患者的攻击行为?

（5）列出对该患者的健康教育内容。

PPT课件

知识导览

第九章　神经症患者的护理

　　掌握神经症患者的临床表现及护理措施。熟悉神经症的治疗要点。了解神经症的病因及发病机制。

案例分析

　　患者,女,32岁,患病前性格内向、敏感。患者3个月来经常莫名担心、紧张,整日心烦,坐立不安,常彻夜不眠,但又说不出心烦的理由。1个月前,患者突感胸闷、气急、大汗淋漓、全身颤抖、极度恐惧,并伴有窒息感,想大声呼救但发不出声音,随后眼前发黑,四肢无力,倒在地上。此后又有过几次类似发作,每次持续15～30分钟,被家人送往急诊留观,但24小时心电监护、超声心动图和心电图等检查均无明显异常。此次入院查体发现患者心率较快,手心出汗明显,呼吸略显急促,双手细微震颤,在室内不停走动。精神检查:意识清晰,接触合作,求医迫切,未见幻觉、妄想。

请思考:

1. 患者可能的临床诊断是什么?

2. 患者出现哪些精神症状?

3. 如何对患者进行护理?

第一节　概　　述

　　神经症(neurosis)为曾用名,是一组以持久的精神痛苦、焦虑、恐惧、强迫、疑病症状为主要表现的精神障碍。ICD-11和美国《精神障碍诊断与统计手册》第5版(DSM-5)均已弃用"神经症"这一术语。不过,与神经症这一总的概念有相对稳定关系的几种神经症亚型基本被各分类系统保留下来,但所属类别与名称均有所改变。本章参照ICD-11,重点介绍焦虑与恐惧相关障碍、强迫症、躯体忧虑障碍和分离障碍。

　　神经症作为一组疾病,尽管各亚型有不同的症状,但也有其共同特征。神经症有以下共同特征:

　　1. 发病常与心理社会因素有关。如长期而持续的工作压力、人际关系紧张及其他生活事件,甚至不同的社会文化背景与神经症不同亚型的发生都有关系。

　　2. 病前多有一定的素质与人格基础。神经症常见于性格内向和情绪不稳的人,其个性多具有焦虑、刻板、过于严肃、多愁善感、孤僻等特点,在不同的亚型中可观察到各具特点的个性特征。

　　3. 症状无任何可证实的器质性病变基础。借助目前的诊疗手段和技术还未能发现肯定的、相应的病理生理学和组织形态学变化。

4. 社会功能相对完好，行为一般保持在社会规范允许的范围内。

5. 患者对疾病有相当的自知力，能够评判自己的病态感受，能分清病态体验和现实环境，并因此而痛苦万分，进而主动求医治疗。

6. 患者无明显精神病性症状，病程大多持续迁延。

第二节　神经症的临床特点

一、焦虑与恐惧相关障碍

焦虑与恐惧相关障碍（anxiety and fear-related disorder）是一组以焦虑症状群为主要临床相的精神障碍的总称，其特征包括过度的焦虑与恐惧，以及相关行为紊乱，导致患者个人、家庭、社会、教育、职业或其他重要领域的苦恼和 / 或损害。

2019 年发布的中国精神卫生调查（CHMS）结果显示，焦虑障碍是我国最常见的精神障碍，年患病率为 5.0%，终生患病率为 7.6%。焦虑障碍可发生于各年龄段，通常起病于儿童期或少年期，到成年期就诊。焦虑障碍有性别差异，女性患者是男性患者的 2 倍。

（一）病因与发病机制

1. 遗传因素　荟萃分析提示广泛性焦虑障碍有明显家族聚集性，遗传度为 30%～40%，有研究发现广泛性焦虑障碍可能与多巴胺 D_2 受体、多巴胺转运体受体、5- 羟色胺转运体受体等基因多态性相关；从家系和双生子研究推断，惊恐障碍的遗传度为 40% 左右，女性患病率高于男性可能提示惊恐障碍与性别相关的遗传因素有关；场所恐惧障碍的遗传度报道高达 61%；有研究提示遗传因素在社交焦虑障碍发病中起到重要作用，遗传度为 30%～65%。

2. 神经生化因素

（1）乳酸学说：有人发现焦虑障碍患者运动后血液中的乳酸盐水平较对照组高；如果给患者注射乳酸钠，则大部分可诱发惊恐障碍。另有研究发现广泛性焦虑障碍和惊恐障碍患者血乳酸水平均较正常对照组显著增高。

（2）神经递质：中枢去甲肾上腺素、5- 羟色胺、多巴胺和 γ- 氨基丁酸等几种神经递质可能与焦虑和恐惧障碍的发病机制有关。研究发现，焦虑状态时，血、脑脊液中去甲肾上腺素的代谢产物增加，去甲肾上腺素水平的升高与惊恐发作的躯体症状（心动过速、心悸等）有关，提示去甲肾上腺素的调节障碍可能是惊恐发作的病因；5- 羟色胺能系统在背侧中缝核能抑制与焦虑相关的行为，中枢 5- 羟色胺活动具有保持警觉和控制焦虑的作用；多巴胺能系统与情感行为和情感表达有关；γ- 氨基丁酸则为主要的抑制性神经递质。这 4 种神经递质在脑内不同部位相互作用，引起脑及躯体各部位功能不同的变化，产生焦虑的各种临床表现。此外，研究发现社交恐惧症患者神经系统的觉醒水平增高，约 50% 患者在出现恐惧时肾上腺素水平增高。

3. 心理社会因素　心理社会因素在焦虑与恐惧相关障碍的发生中有着重要作用，常为一种诱发因素，无特异性。行为主义理论认为焦虑的发作是通过后天学习而获得的对既往可怕情景的条件性反射，亦即焦虑是害怕某些环境或情景刺激所形成的条件反射；精神分析学派认为过度的内心冲突对自身威胁的结果可以导致焦虑障碍的发生。美国心理学家认为恐惧症状的扩展和持续是因为症状的反复出现使焦虑情绪条件化，回避行为则阻碍了条件化的消退。有资料表明，近 2/3 的患者主动追溯到与其发病有关的某一事件，部分患者会诉说自己曾有受惊吓的经历；性格内向、胆小、被动、依赖，易焦虑、恐惧、有强迫倾向者，易发生恐惧症。

（二）临床表现

1. 广泛性焦虑障碍　是焦虑障碍最常见的表现形式。可见于任何年龄段，较多见于 40 岁之前。缓慢起病，以泛化且持久的无明显对象的烦恼、过分担心和紧张不安为特征。主要表现为：

（1）精神方面：过分担心而引起的焦虑体验是广泛性焦虑障碍的核心症状，患者不能明确意识到其担心的对象或内容，而只是一种提心吊胆、惶恐不安的强烈内心体验。

（2）躯体方面：运动性不安（患者小动作增多、不能静坐、搓手顿足，或者自感战栗），肌肉紧张（多表现为紧张性疼痛），自主神经功能紊乱（表现为心悸、出汗、胸闷、呼吸急促、口干、便秘、腹泻、尿频、尿急、皮肤潮红或苍白等；有的患者还可能出现阳痿、早泄、月经紊乱等症状）。

（3）警觉性增高：表现为对外界过于敏感、注意力难以集中、易受干扰、难以入眠、睡眠中易惊醒、情绪激惹、易出现惊跳反应。

（4）其他症状：广泛性焦虑障碍患者常合并疲劳、抑郁、强迫、恐惧、惊恐发作及人格解体等症状，但不是该病的主要临床相。

知识链接

广泛性焦虑障碍的诊断要点

广泛性焦虑障碍的病程须至少 6 个月，其诊断要点包括以下 3 点：①焦虑（如过分担心未来、感到紧张不安等）；②运动性紧张（如坐卧不宁、颤抖等）；③自主神经活动亢进（如心动过速、出汗等）。以上症状的持续存在会对患者的日常生活、工作和学习等造成显著的不利影响。

2. 惊恐障碍　特点是莫名突发惊恐，历时 5～20 分钟，自行缓解。发作后一切正常，不久后可再发。

（1）惊恐发作：患者在进行日常活动时，突然出现强烈的恐惧感，感到自己马上就要失控（失控感），即将死去（濒死感），这种感觉使患者痛苦万分，难以承受。同时患者会伴有一些躯体不适，如呼吸困难、心悸、胸痛或不适、眩晕、呕吐、出汗、面色苍白、全身发抖或全身无力等，可突然尖叫逃跑、躲藏或呼救。有些患者出现现实解体、人格解体等痛苦体验。10 分钟可达到高峰，往往不超过 1 小时可自行缓解，患者意识清晰，事后能够回忆。

（2）回避及求助行为：发作时极度的恐惧感使患者做出各种求助行为，包括向周围人群和医疗机构求救。约 60% 的患者在发作间期因担心再次发作无人在侧或发作时被围观的尴尬，而采取明显的回避行为，如不去热闹的地方、不能独处，甚至不愿意乘坐公共交通工具。

（3）预期焦虑：大多数患者会一直担心是否会再次发作、什么时间会再发作、下次发作会在什么地点等，从而在发作间歇期出现紧张不安、担心害怕等明显的焦虑情绪。

知识链接

惊恐障碍的诊断要点

1. 1 个月内存在至少 3 次惊恐发作，或首次发作后因害怕再次发作而产生持续性焦虑 1 个月。

2. 惊恐发作不局限于任何特定的情境或某一类环境，具有不可预测性。

3. 惊恐发作时除强烈的恐惧、焦虑外，有明显的自主神经症状，如心悸、胸痛、哽咽感、头昏、出汗、发冷、发热等，以及非真实感（人格解体或现实解体）、濒死感、失控感等。

4. 惊恐发作突然开始，迅速达到高峰。

5. 发作间歇期除害怕再次发作外无明显焦虑症状。

6. 患者因难以忍受又无法摆脱而感到痛苦，影响日常生活。

3. 场所恐惧障碍　表现为对某些特定场所或环境恐惧，主要是开放的场所或人群聚集的地方，如商城、广场、车站等。患者因担心不易逃离或无法获得救助而回避这些环境,常呆在家里,不敢单独外出,重者长期闭门不出,对患者的社会功能影响较大。多起病于20~40岁,女性多于男性。

知识链接

场所恐惧障碍患者害怕的特定场所或场景

场所恐惧障碍患者置身于难以迅速离开或逃离的地点及场景时出现恐惧或焦虑,可同时伴有惊恐发作或惊恐发作样症状。患者害怕的特定场所或场景包括:①公共交通工具,如拥挤的船舱、火车、地铁、汽车、飞机等;②开阔的场所,如空旷的广场、公园、停车场、桥梁等;③封闭的场所,如火车站、商场、剧院、电影院、餐馆等;④站着排队或人多拥挤的场所;⑤独自离家外出。

---

4. 社交焦虑障碍　多于17~30岁起病,男女发病率无差别。常无明显诱因突然起病,主要特征是害怕被人注视,一旦发现别人注意自己就不自然,不敢抬头、不敢与人对视,不敢在公共场合演讲,集会不敢坐在前面,回避社交。常见的恐惧对象是异性、严厉的上司和未婚妻(夫)的父母亲等,可有脸红、手抖或尿急等症状,可伴有自我评价低、害怕被批评,症状可发展到惊恐发作的程度。

5. 特定恐惧障碍　指患者的恐惧局限于特定的情境或物体,如害怕接近特定的动物,害怕黑暗、雷鸣、高处、飞行、封闭空间、进食某些东西、目睹流血或创伤,害怕接触特定的疾病等。特定恐惧障碍多发生在童年或成年早期,如不加以治疗,可持续数十年。

(三)治疗要点

1. 心理治疗　心理治疗可以与药物治疗联用,也可以单独使用。常用的心理治疗包括认知行为治疗、人际关系治疗、精神动力治疗等。应结合患者的具体情况选择治疗方法,有机结合,以发挥更好的治疗作用。认知行为治疗是目前焦虑障碍的一线心理治疗,常用的治疗技术包括针对疾病的心理教育、错误信念的认知矫正、躯体不适症状的内感性暴露及呼吸控制技术等。对于特定恐惧障碍或社交焦虑障碍,认知行为治疗是最有效的方法,包括暴露疗法、系统脱敏疗法、放松训练、认知矫正等。暴露疗法针对不同的刺激源,将患者多次直接暴露于诱发恐惧的情境中并逐渐提高暴露等级,体验恐惧情境,进行放松训练而逐步减轻症状。

2. 药物治疗　抗焦虑药既能稳定患者的情绪,又有助于心理治疗,以苯二氮䓬类最常用,如阿普唑仑0.4~0.8mg,每天2~3次;艾司唑仑1~2mg,每天2~3次。亦可选用具有抗抑郁和抗焦虑双重作用的抗抑郁药,如多塞平12.5~25mg,每天2~3次;马普替林12.5~25mg,每天2~3次。惊恐发作时可静脉缓慢注射地西泮。三环类抗抑郁药丙米嗪和氯米帕明对恐惧症有一定的疗效,并能减轻焦虑和抑郁症状。5-羟色胺选择性重摄取抑制剂氟西汀、帕罗西汀等也可缓解恐惧症状。

二、强　迫　症

强迫症(obsessive-compulsive disorder, OCD)是以反复出现强迫观念和强迫动作为主要表现的一类神经症,临床特点是意识清醒,深知这些强迫症状不合理、不必要,但却无法控制或摆脱,因而焦虑和痛苦。世界范围内报告的强迫症终生患病率为0.8%~3.0%;国内报告的强迫症时点患病率为0.1%~0.3%,终生患病率为0.26%~0.32%。强迫症有两个发病高峰期,即青少年前期和成年早期,多发病于19~35岁,至少1/3的患者在15岁以前起病。男女患病率近似。

(一)病因与发病机制

强迫症的病因及发病机制目前尚未完全明了,但遗传因素、强迫型人格特征及心理社会因素在强迫症发病中起一定作用。

1. 生物因素　强迫行为的素质与遗传有关,患者近亲属中的患病率高于一般居民,双生子调查结果也支持强迫症与遗传有关;5-羟色胺选择性重摄取抑制剂对强迫症有良好疗效,5-羟色胺水平下降时强迫症状可以减轻,表明5-羟色胺系统功能亢进与强迫症有关;脑损伤、器质性疾病伴有强迫症患者的脑CT检查以及强迫症患者的正电子发射脑扫描、功能磁共振成像等报告显示,选择性基底节功能失调,即眶额-边缘-基底节的功能失调可以导致强迫症的发生。

2. 个性特征　1/3强迫症患者病前均有一定程度的强迫型人格。其特征为拘谨、优柔寡断、节俭、胆小怕事、过分注意细节、好思索、要求十全十美,但又过于刻板和缺乏灵活性等。弗洛伊德学派认为强迫症状是在固执、孤立、退化、反应形式等心理机制作用下,发展为强迫人格。

3. 心理社会因素　强迫症的发生与心理社会因素有一定关系。上海调查资料显示,5%患者病前有精神创伤。当躯体健康不佳或长期心身疲劳、处于情绪紧张和焦虑不安状态或受到意外事故等精神打击,均可诱发具有强迫性格者出现强迫症。

(二)临床表现

强迫症临床表现多种多样,既可为某一症状单独出现,也可为数种症状同时存在。在一段时间内症状内容可相对固定,也可随时间的推移,症状内容出现不断改变。根据临床表现,强迫症可分为强迫观念和强迫行为。

1. 强迫观念　即某种联想、观念、回忆或疑虑等反复出现,难以控制。

(1)强迫联想:反复想象一系列不幸事件会发生,虽明知不可能,却不能克制,常激起情绪紧张和恐惧。

(2)强迫回忆:反复而持久地回忆曾经做过的无关紧要的事,虽明知无任何意义,却不能克制。

(3)强迫疑虑:反复怀疑自己言行的正确性,虽意识到事情已经做好了,但仍不放心继而反复核实。如总是怀疑门窗是否关好、水龙头是否关好、钱物是否点清等。

(4)强迫性穷思竭虑:反复思考自然现象或日常生活中的事件,明知毫无意义却不能克制。如反复思考"房子为什么朝南而不朝北"。

(5)强迫性对立思维:两种对立的词句或概念反复在脑中相继出现而感到苦恼和紧张。如想到"拥护",立即出现"反对";说到"好人"时,立即想到"坏蛋"等。

(6)强迫意向:患者体验到一种强烈的内在冲动要去做某种违背自己意愿的事情,明知这种冲动是非理性的、荒谬的,也能控制自己不去做,但内心冲动无法摆脱。如一位母亲抱自己孩子时,便出现"把孩子扔出窗外"的冲动。

2. 强迫动作

(1)强迫洗涤:反复多次洗手或洗物件,心中总摆脱不了"感到脏"的想法,明知已洗干净,却无法自控,非洗不可。

(2)强迫检查:对明知已做好的事情不放心,反复检查,明知没有必要,却无法自控。如反复核对已写好的账单、信件或文稿等。

(3)强迫计数:不可控制地数台阶、电线杆等,否则感到不安,若有遗漏要重新计数。

(4)强迫性仪式动作:日常活动前先要做一套有一定程序的动作,如睡前要按一定程序脱衣、鞋并按固定的规律放置,否则感到不安,必须重新穿好衣服、鞋袜再按程序进行脱和摆放。

(三)治疗要点

1. 心理治疗　心理治疗对强迫症患者具有重要意义,解释性心理治疗、支持性心理治疗、行为治疗及精神分析均可用于治疗强迫症。行为治疗中的暴露和反应预防可逐渐减少患者重复行为的次数和时间。如治疗强迫洗涤患者时,规定第一周每次洗手不超过20分钟,每天不超过5次;第二周每次不超过15分钟,每天不超过3次;以后依次递减,过程中可配合地西泮和普萘洛尔减轻焦虑。对药物治疗无效者可试用厌恶疗法来控制强迫观念。森田疗法对强迫症也有效,患者对治疗的精神领悟越深刻，远期疗效越好。

2. 药物治疗　主要是三环类抗抑郁药和 5- 羟色胺选择性重摄取抑制剂。较有效的药物是氯米帕明，常用剂量为 150～300mg/d，一般 2～3 周开始显效，3～4 周症状明显改善，治疗时间不宜短于 6 个月，部分患者需长期用药。对伴有严重焦虑者可合用苯二氮䓬类药物；对难治性强迫症，可合用心境稳定剂或小剂量抗精神病药，可取得一定疗效。

3. 其他　电休克治疗适用于强迫观念强烈并伴有浓厚消极情绪者；对症状顽固、久治无效、极端痛苦的患者，可试用精神外科治疗。

三、躯体忧虑障碍

躯体忧虑障碍（bodily distress disorder，BDD）是 ICD-11 提出的一组新的诊断类别，取代了 ICD-10 中的躯体形式障碍类别。躯体忧虑障碍是以持续存在躯体症状为特征的精神障碍，患者常以躯体不适为主诉就医，因而最初往往就诊于综合医院。尽管各种医学检查结果均正常，且医生反复说明和解释，均不能打消患者对自身症状的看法；由于得不到他人对症状的认可，患者常伴有焦虑或抑郁情绪。尽管患者症状的发生与不愉快的生活事件或心理冲突密切相关，但患者常常否认心理因素的存在。病程多慢性波动。躯体忧虑障碍主要包括躯体化障碍、未分化躯体形式障碍、躯体形式自主神经功能失调和躯体形式疼痛障碍等。

躯体忧虑障碍是 ICD-11 新的分类名称，目前还没有躯体忧虑障碍的终生患病率、现患病率等资料。使用传统的相关诊断术语、标准所做的社区调查发现，躯体化障碍患病率少于 1%，女性的患病率为男性的 2 倍。另外，流行病学调查发现，反复或持续性疼痛存在于约 1/3 的普通人群中。

（一）病因与发病机制

1. 个性因素　人格缺陷与本病有一定关系，如自恋倾向、多疑、孤僻、主观、固执、对自身过分关注等性格特点，为本病的发生提供了素质基础。

2. 心理社会因素　错误的传统观念，过分、不恰当的宣传及以往经历，特别是医源性影响，都可能导致本病的发生。

3. 其他　青春期和更年期常会出现自主神经功能紊乱症状，老年人独处时间长、各器官功能衰退，均可能导致疑病观念的出现。

（二）临床表现

1. 躯体化障碍（somatization disorder）　又称布里凯综合征（Briquet syndrome），是一种以多种多样、反复出现、经常变化的躯体不适症状为主的神经症。可涉及全身各器官系统，各种医学检查均不能证实有任何器质性病变足以解释躯体症状，常伴有明显的焦虑、抑郁情绪，导致患者反复就医和明显的社会功能障碍。常在成年早期起病，女性多见，病程持续 2 年以上。患者的临床表现至少有下列症状中的 2 组 6 个症状：①胃肠道症状（反酸、呃逆、恶心、呕吐、腹痛、腹胀等）；②呼吸、循环系统症状（心悸、胸闷、气短等）；③泌尿生殖系统症状（尿频、排尿困难、生殖器或其周围不适感、性冷淡等）；④皮肤症状或疼痛症状（痒、麻木感、刺痛、烧灼感、酸痛等）。

2. 未分化躯体形式障碍（undifferentiated somatoform disorder）　患者常诉一种或多种躯体症状，症状具有多变性，临床表现类似躯体化障碍，但不够典型，也不那么丰富，症状涉及的部位不如躯体化障碍广泛，或者完全不伴社会和家庭功能的损害，病程半年以上、不足 2 年。

3. 躯体形式自主神经功能失调（somatoform autonomic dysfunction）　是一种由自主神经支配的器官系统发生躯体忧虑障碍所致的神经症样综合征。患者在自主神经兴奋症状（如脸红、出汗、颤抖、心悸等）的基础上，又发生了非特异性、更具有个体特征和主观性的症状，如部位不确定的烧灼感、疼痛感、紧束感等，经检查不能证明这些症状系相应的器官或系统发生障碍所致，但患者坚持将这些症状归咎于某一器官或系统发生了严重的障碍,为此痛苦,医生反复的解释与保证也无济于事。

4. 躯体形式疼痛障碍(somatoform pain disorder)　是一种不能用生理过程或躯体障碍予以合理解释的持续、严重的疼痛。情绪冲突或心理社会因素直接导致了疼痛的发生,医学检查不能发现相应主诉的躯体病变。患者声称疼痛剧烈,但可能缺少器质性疼痛时所伴有的生理反应。患者主诉最多的是头痛、腰背痛、不典型的面部疼痛和慢性盆腔痛,疼痛可位于体表、深部组织或内脏器官,性质可为钝痛、胀痛、酸痛或锐痛。患者反复就医,镇痛剂、镇静剂往往无效。发病高峰年龄为30～50岁,女性多见,病程迁延,常持续6个月以上,并使社会功能受损。

(三)治疗要点

1. 心理治疗　心理治疗的目的在于让患者逐渐了解所患疾病的性质,改变错误的观念,解除或减轻精神因素的影响,使患者对自己的健康状态有一个相对正确的评估。目前以支持性心理治疗为基础,同时辅以暗示治疗、工娱治疗。森田疗法对消除疑病观念可能有效,值得试用。

2. 药物治疗　精神药物对症治疗非常重要,患者的症状多样,可合并使用精神药物,如三环类抗抑郁药、5-羟色胺和去甲肾上腺素再摄取抑制剂对躯体形式疼痛障碍有效。另外,对确实难以治疗的病例可以使用小剂量非典型抗精神病药,如喹硫平、利培酮等,以提高疗效。

治疗实践中尚需注意医患关系。对患者的主诉和症状不要急于否认,需认真检查以确定是否存在躯体疾病,以免漏诊、误诊、延误治疗。在查明病情的基础上,巧妙机敏地婉拒不必要的检查。

四、分 离 障 碍

分离障碍(dissociative disorder)旧称癔症(hysteria),指患者对过去的记忆、身份的觉察、即刻的感觉乃至身体运动控制之间正常的整合出现部分或完全丧失的一种精神障碍。患者非自主地、间断地丧失部分或全部心理功能的整合能力,在感知觉、思维、记忆、情感、运动及行为、自我(身份)意识及环境意识等方面出现失整合状态,即所谓的分离状态。这种状态可能是部分的或完全的,持续时间从几分钟至数年不等。

在处于创伤情境的个体中,约70%会出现短暂的、不构成诊断的分离症状。分离障碍的女性终生患病率为3‰～18‰,男性患者少于女性。多在35岁以前发病。患病率和症状的表现形式受到社会文化及其变迁的影响,如文化封闭、贫穷的地区患病率较高,受教育程度低的个体患病率较高。

(一)病因与发病机制

1. 心理社会因素

(1)应激性事件:家庭、工作、人际关系等方面的应激性事件往往使患者感到委屈、气愤、羞愧、窘迫、恐惧等,可直接诱发疾病。部分患者多次发病后可无明显诱因,而可能通过触景生情、联想及自我暗示而发病。

(2)人格特征:患者病前性格特点显著,与本病有明显的关系。此类性格特点是:

1)情感丰富:情感鲜明、强烈但不稳定,容易从一个极端走向另一个极端。总是以自己的情感体验来判断外界事物和指引自己的行为。

2)自我中心:处处吸引他人对自己的注意,总是希望自己成为别人注意的中心或成为一个群体的中心,喜欢将自己的意志强加于别人,爱炫耀自己,富于夸张、表演色彩。

3)暗示性高:患者具有高度暗示性,即在一定的环境气氛及情感基础上,对外界某种观念或某种影响易于接受,易轻信;另一方面,容易对自身感觉或某种观念无条件接受,称自我暗示。

4)富于幻想:在情感的基础上,想象丰富、生动、活泼,使人产生难以分辨现实与虚幻的印象。可有幻想性说谎现象。

2. 遗传因素　家系研究发现，男性一级亲属的患病率为 2.4%，女性一级亲属的患病率为 6.4%。但同卵双生子和二卵双生子的研究没有发现同患分离障碍者。

3. 其他　脑外伤及某些躯体疾病可促成发病。

（二）临床表现

ICD-11 中，分离障碍主要包括：①分离性神经症状障碍；②游离性遗忘；③人格解体 - 现实解体障碍；④恍惚障碍；⑤附体性恍惚障碍；⑥复杂分离性侵入障碍；⑦分离性身份障碍；⑧其他特定或未特定的分离障碍。

1. 分离性神经症状障碍　是一组以运动障碍、感觉障碍、抽搐、木僵等为主要临床特征的精神障碍，其症状与神经解剖特征或生理功能不相符。

（1）运动障碍：包括异常运动、步态异常、肢体麻木、震颤、舞蹈样抽动和瘫痪。

1）肢体瘫痪：可表现为单瘫、截瘫或偏瘫，伴有肌张力增强或弛缓，无神经系统损害的体征，但病程持久者可有失用性肌萎缩。

2）肢体震颤、抽动和肌阵挛：表现为肌肉粗大阵挛或不规则抽动，肌阵挛为一群肌肉的快速抽动，类似舞蹈样动作。

3）起立不能、步行不能：患者双下肢可活动，但不能站立，扶起需人支撑，否则向一侧倾倒，但通常不会跌伤；不能起步行走，或行走时双足并拢，或呈摇摆步态。

4）失音症：患者想说话，但发不出声音，或只能用耳语或嘶哑的声音交谈。

（2）感觉障碍：可表现为躯体感觉缺失、感觉过敏、感觉异常、视觉障碍和听觉障碍。

1）感觉缺失：可以是半身感觉缺失，也可表现为手套、袜套型感觉缺失，缺失的感觉可为痛觉、温度觉、冷觉、触觉，缺失范围与神经分布不一致。

2）感觉过敏：皮肤对触摸特别敏感，很轻的抚摸都会感到疼痛不堪。

3）感觉异常：患者在咽部检查无异常的情况下，感觉到咽部异物感或梗阻感。

4）视觉障碍：可表现为失明、管窥、视野缩小等。常突然发生，也可经过治疗突然恢复正常。患者虽有视觉丧失的主诉，但却惊人地保留着完好的活动能力。

5）听觉障碍：多表现为突然听力丧失，电测听和听觉诱发电位检查正常。

2. 游离性遗忘　主要特征是不能回忆重要信息，通常是创伤性或应激性事件，遗忘内容广泛，甚至包括个体身份。游离性遗忘无法用正常的遗忘来解释，且不是由精神活性物质或神经系统及其他疾病导致的。急性游离性遗忘的患者常常经历过心理社会因素的巨大打击，如暴力打击、丧失亲人、目睹死伤场景等，患者体验了无法忍受的惊吓、羞辱、内疚、愤怒、失望和绝望，或有重大内心冲突。

3. 人格解体 - 现实解体障碍　是持续或反复出现人格解体和 / 或现实解体的分离障碍，主要表现为个体感知到自己的完整性和 / 或个体对环境的感知出现非现实感。人格解体指患者感受到完整的自我有分离的体验，如患者说"我行走时感到身体不能跟上我的腿，好像分开一样"，或感到自己像一个旁观者从外部来审视自我；现实解体的患者常感到周围环境虚无缥缈，自己像生活在另一个世界，仿佛自己是一个外部的观察者，有朦胧感，恍若隔世。患者非常苦恼，症状常导致患者在个人、家庭、社会、教育、职业等方面的功能受损。

4. 分离性身份障碍　包括双重人格或多重人格，表现为两种或两种以上不同的人格，每种"人格"或"身份"均各有其独特的个性、行为和态度，完全独立，交替出现，互无联系。不同人格间的转换常很突然，遗忘以往的身份而以另一身份进行日常活动，每种人格都较完整，甚至可与患者的病前人格完全对立，首次发作常与精神创伤有关。

5. 附体性恍惚障碍　又称为附体状态，特征是患者在某个时刻或某一阶段出现不由自主的意识状态的显著改变，个体原有的身份被新身份替代，后者的身份认同感受到某种精神、力量、神灵或另一个人的影响,伴随着不由自主的、通常被患者体验为被支配的行为或动作,事后对发作过程部分或完全遗忘。

6. 分离障碍的集体发作 既往称流行性癔症,多发生于共同生活的群体,如学校学生。首先一人发病,围观和目睹者受到感染,在暗示和自我暗示下相继出现类似症状,短时内暴发流行。

(三)治疗要点

1. 心理治疗 本病的症状是功能性的,因此以心理治疗为主,包括暗示、催眠、解释性心理治疗等。暗示治疗时,应把注意的重点放在讨论促发症状的心理因素上。也可借助药物进行催眠暗示治疗,使暗示性增高,治疗效果更好。

2. 药物治疗 目前没有针对性药物。对于抑郁、焦虑、睡眠障碍、行为紊乱等精神症状,可对症使用精神药物治疗。

第三节 神经症患者的护理

一、护理诊断

1. 有对他人/自己实施暴力的危险 与焦虑、抑郁等有关。
2. 慢性疼痛或急性疼痛 与自主神经功能紊乱有关。
3. 躯体移动障碍 与分离性运动障碍、分离性木僵有关。
4. 有皮肤完整性受损的危险 与肢体瘫痪、木僵有关。
5. 睡眠型态紊乱 与焦虑、恐惧等负面情绪有关。
6. 营养失调:低于机体需要量 与焦虑症状导致的食欲差有关。
7. 应对无效 与焦虑、恐惧而无法应对压力情境有关。
8. 社会交往障碍 与缺乏自信、依赖心理、回避行为有关。
9. 焦虑 与紧张、担心、不愉快的观念反复出现有关。
10. 恐惧 与暴露在所害怕的客体或不能控制焦虑反应有关。

二、护理措施

(一)安全和生活护理

1. 安全护理 急性焦虑反应的患者、强迫症状较重的患者均可继发情绪低落,可能出现自伤、自杀行为,故应谨慎防范。详见第三章相关内容。

2. 饮食护理 患者可能出现食欲减退、体重下降、消瘦等,其原因多为紧张、焦虑、恐惧、抑郁等负性情绪以及胃肠不适、腹痛、腹胀、恶心、便秘等胃肠功能紊乱。因此,应鼓励患者进食,选择易于消化,富有营养,色、香、味俱全的可口食物。

3. 排泄护理 观察大小便情况,患者可能因药物副作用出现便秘,应鼓励患者多食蔬菜水果、多喝水、多活动,对便秘患者,可按医嘱给予缓泻剂或灌肠等处理。

4. 睡眠护理 睡眠障碍是神经症患者最为苦恼的症状之一。患者常有入睡困难、似睡非睡、易惊醒等,因而白天疲倦常卧于床上。护士应协助患者制定合理的作息制度与计划,鼓励参加病区工娱活动和体育锻炼,减少白天卧床时间。创造良好的睡眠环境,安抚患者情绪,教会促进睡眠的措施,必要时遵医嘱使用镇静催眠药,保证睡眠质量。

（二）特殊护理

1. 广泛性焦虑障碍患者的护理　加强与患者的沟通,态度和蔼,注意倾听患者的心声,提问要简单,聚焦当前问题。对不太合作的患者,护士应耐心等候,给患者足够的时间以做调整,或择期再询问;患者愿意诉说时,要及时给予鼓励,逐步深入,帮助患者识别自己的焦虑情绪,共同找出负性情感发生前的有关事件,制定相应的护理措施。

2. 惊恐障碍患者的护理

（1）患者在惊恐发作时,护士应镇静、稳重,防止将自身的焦虑传给患者,立即让患者脱离应激源或更换环境,有条不紊地进行治疗和护理。态度和蔼,耐心倾听与安抚,对其表示理解和同情,并可给予适当的安慰和按摩。对患者当前的应对机制表示认同、理解。鼓励患者按可控制和可接受的方式表达焦虑、激动,允许自我发泄;如患者表现为挑衅和敌意,要适当限制,并对可能的后果有预见性,针对可能出现的问题,预先制定相应的处理措施。

（2）惊恐发作间歇期,健康宣教,让患者理解什么是惊恐障碍,有多少人在遭受惊恐障碍的痛苦,能够使症状减轻;教会患者放松技术,以便急性发作时能够自我控制;做好家属工作,争取家庭和社会的理解和支持。认知干预,帮助患者辨别可能的诱发因素,如特殊的情景或想法,当患者明白惊恐发作与诱发因素是分离而相互独立的,这些诱发因素的作用就会降低甚至消失。想象暴露疗法,让患者反复想象处于惊恐发作时体验到的感觉(如心悸或头晕)中,通过控制过度换气或体力活动(如跑步、疾步上楼以引起心动过速)减轻恐惧感,让患者体会这些感觉不一定发展成惊恐发作。

3. 强迫症患者的护理　改善患者的认知情况,帮助患者终止负性思维,引导其正确认识自身的强迫症状,树立战胜疾病的信心;注意观察患者症状,适当控制患者的强迫动作或行为,帮助患者减少强迫动作的时间和频率,并转移其注意力缓解症状。

4. 分离障碍患者的护理

（1）发作时及时采取保护措施,并将患者和家属及他人隔离。不过分关心,不表示轻视,不表现惊慌失措,避免他人围观,以免对患者造成暗示作用,加重症状。

（2）患者表现为挑衅和敌意时,须加以限制。如出现情感暴发或痉挛发作,应安置单间,适当约束。

（3）患者出现意识朦胧时,需加强生活护理和观察,防止发生意外,同时强化其原来身份,促使恢复自我定向。

（4）对失明、失聪患者,应让其了解功能障碍是短暂的,在暗示治疗见效时,应加强功能训练。

（5）在发作间歇,教会患者放松技术,遵医嘱使用相应的治疗药物。

（三）用药护理

督促患者完成药物治疗计划,注意观察药物疗效和不良反应。

（四）心理护理

1. 建立良好的护患关系　使患者对护理人员产生信任,对治疗抱有信心。以真诚、理解的态度接触患者,当患者述说躯体不适时,不能简单地否认或评判,应耐心倾听,让其感受到自己的痛苦能被理解和接受,得到心理安慰。

2. 与患者共同探讨解决问题的方法　与患者讨论疾病的诱因,改变应对方式。重建正确的疾病观念和对待疾病的态度,顺其自然,接受症状,转移注意力,尽量忽视它;鼓励患者参加力所能及的劳动。

3. 鼓励患者表达　鼓励患者表达自己的情绪和不愉快的感受,有助于释放内心储积的焦虑能量,创造帮助患者认识自身负性情绪的宣教时机,所以应认真倾听,鼓励患者正确的情感表达,当患者表达自己的想法和感受时,护士做出一定的反应,表示同情与理解;针对患者表达的问题,制定相应的护理措施。

4. 教会放松技术 教会患者意向引导、深呼吸或其他放松技术。

三、健康指导

1. 向家属讲解症状及疾病相关知识,帮助家属接受和理解患者的痛苦,减少因患者的怪异行为而感到羞耻和难堪的感受。

2. 鼓励家属参与治疗计划,与患者和家属一起讨论疾病对家庭的影响,帮助患者获得良好的社会及家庭支持。

3. 协助患者及家庭维持正常角色行为,提倡家属以平和的心态对待患者,帮助患者改善自我照顾能力,协助患者增强对社会环境和家庭的适应能力,鼓励患者学会自我调节,尽早摆脱依赖性。

4. 帮助患者分析现有的人际资源,鼓励患者扩大社会交往的范围,以最大限度满足自身的心理需求。鼓励患者积极参加团体治疗,增加人际交往机会,借此获得情感支持,消除或减少寂寞、孤独感;鼓励患者加入群众互助团体,发展新的社会支持系统。

（于丽丽）

扫一扫,测一测

? 复习思考题

1. 简述神经症的共性特征。

2. 简述各类神经症的临床特点。

3. 案例思考题

患者,女,13岁,初中学生。在校与同学吵架时被对方掐住颈部,第二天发现不能说话。入院检查:患者意识清晰,想说话但发不出音,检查神经系统和发音器官无器质性病变,也无其他神经系统损害的证据。既往体健,无精神疾病史。

请思考:

（1）提出可能的疾病诊断。

（2）提出患者的主要护理诊断。

（3）列出主要护理措施。

（4）列出健康教育内容。

第十章　应激相关障碍患者的护理

PPT课件

知识导览

学习目标

掌握应激相关障碍患者的临床表现及护理措施。熟悉应激相关障碍的治疗要点。了解应激相关障碍的病因及发病机制。

案例分析

患者，女，31岁，农民。1年前与他人发生争执并被殴打，受伤后被送入当地医院，诊断为颅脑损伤、全身多发软组织损伤。给予降颅压、抗炎等对症治疗，半个月后出院。患者出院后情绪低落、心烦、话少、不愿接触人。常无故害怕、恐惧，会突然想起遭殴打时的情景而情绪失控，四肢发抖，蜷作一团蹲在墙角。不敢外出，极力回避谈及遭殴打的事件。患者饮食、睡眠均差，经常半夜被噩梦惊醒。对生活失去信心，对曾经喜欢的活动失去兴趣，注意力难以集中，以上情况持续至今。

请思考：

1. 该患者可能的临床诊断是什么？
2. 患者出现了哪些精神症状？
3. 如何对患者进行护理？

第一节　概　　述

应激相关障碍（stress-related disorder）是一组主要由强烈或持久的心理社会因素引起异常心理反应所导致的精神障碍，也称为心因性/反应性精神障碍。其共同特点为：①心理社会因素是发病的直接原因；②症状表现与心理社会因素的内容有关；③病程、预后与精神因素的消除有关；④病因大多为剧烈或持久的精神创伤因素，如战争、亲人突然死亡、经历重大灾害事故、罹患重大疾病、被强奸、失恋、家庭矛盾等；⑤一般预后良好，无人格方面的缺陷。

普通人群应激事件暴露的概率因研究样本的特点、调查方法、研究工具、诊断标准的不同，得出的结论也不相同。但多数调查发现，50%以上的女性和60%以上的男性一生中会经历一次严重的精神应激性事件。但经历应激性事件后，应激相关障碍的发生率却存在很大的差异。国外的研究显示，经历过应激性事件的个体，多数会出现明显的心理反应，而6%～33%的个体会出现应激相关障碍。

一、病因与发病机制

引起应激相关障碍的病因有以下几个方面。

（一）社会环境因素

包括自然灾害和人为灾害，如战争、洪水、地震、车祸、风暴等严重威胁生命安全和造成巨大财产损失的灾害。

（二）严重的生活事件

主要包括失恋、分居、离异、外遇、配偶患病或死亡等。

（三）个体因素

包括个体的人格特点、教育程度、智力水平、生活态度和信念，以及社会文化背景、健康状态、造成内心冲突的严重程度等。如敏感、自我中心、固执等个人素质者易发生此病，慢性躯体疾病、月经期、产褥期、过度疲劳等情况下也易发生本病。

应激相关障碍的发病机制至今仍未完全阐明。一般认为应激状态时，机体通过中枢神经系统、神经生化系统、神经内分泌系统、免疫系统等相互作用，影响机体内环境平衡，引起组织结构变化、各器官功能障碍，出现一系列生理、心理的改变。生理方面表现为心率增快、呼吸急促、血压增高、肌肉紧张、出汗、尿频；认知方面表现为记忆力下降、注意力不集中；情感方面表现为情绪不稳、焦虑不安、紧张恐惧；行为方面表现为兴奋激越或意志行为减退。

二、临床特点

应激相关障碍主要包括创伤后应激障碍、延长哀伤障碍及适应障碍。

知识链接

急性应激反应

急性应激反应（acute stress reaction）指由于遭受急剧的、严重的心理社会应激因素后，在数分钟或数小时之内所产生的短暂心理异常。表现为强烈恐惧体验的精神运动性兴奋，行为有一定的盲目性，或者为精神运动性抑制甚至木僵。如果应激源消除，症状一般历时短暂，在几天至1周内完全恢复，预后良好，缓解完全，因此在ICD-11中不再将其列为一类疾病，而将其归类于"影响健康状态的因素和需要健康服务的非疾病现象"。DSM-5中对于在创伤性事件之后，完整的症状持续少于3天的急性应激反应也不作为疾病进行诊断。

（一）创伤后应激障碍

创伤后应激障碍（post-traumatic stress disorder，PTSD）又称为延迟性心因性反应，指突发性、威胁性或灾难性生活事件导致个体延迟出现和长期持续存在的精神障碍。临床表现以再度体验创伤为特征，并伴有情绪的易激惹和回避行为。简言之，PTSD是一种创伤后的心理失衡状态。其核心症状有三组：

1. 闯入性症状

（1）短暂"重演"性发作，即在无任何因素或相关事物的影响下，创伤情景经常不由自主地出现在患者的联想和记忆中，或使患者出现错觉、幻觉，仿佛又完全置身创伤性事件发生时的情景，重新表现出事件发生时所伴发的各种强烈情感反应和明显的生理反应，如心跳加快、出汗、面色苍白，持续时间从数秒钟到几天不等。此种短暂"重演"性发作的现象称为闪回现象。

（2）暴露于创伤性事件相关联或类似的事件、情景或其他线索时，出现强烈的情感痛苦或生理反应。如事件发生的周年纪念日、相近的天气及各种场景因素都可能促发患者的心理与生理反应。

（3）闯入性症状还会在睡眠状态中以梦魇的形式出现，表现为患者梦中反复重现创伤性事件或做噩梦。

2. 回避症状　即回避与创伤性事件有关的刺激，以及对一般事物的反应显得麻木，反映了患者试图在生理和情感上远离创伤。主要表现为：

（1）回避表现：回避谈及与创伤有关的话题，回避可能勾起恐怖回忆的事情或环境，或不能回忆（遗忘）创伤性经历的某些重要方面。

（2）麻木表现：患者整体上给人以木然、淡然的感受。表现为对周围环境的一般刺激反应迟钝，过去热衷的活动也无法激起患者的兴趣，情感淡漠，与人疏远，有脱离他人或觉得他人很陌生的感受；难以体验和表达细腻的情感（如无法表达爱恋）；对未来失去憧憬（如很少考虑或计划未来的学习、工作或婚姻等）。

3. 警觉性增高症状　表现为自发性的高度警觉状态，反映患者长时间处于对创伤事件的"战斗"或"逃跑"状态。该症状在创伤后第一个月最为普遍，表现为睡眠障碍（难以入睡、易惊醒）、易激惹、容易受惊吓，出现惊恐反应（如紧张、恐惧、心慌、面色苍白、出冷汗等）、难以集中注意力等。

4. 主要特点

（1）临床表现随年龄的不同有所差异，年龄越大，重现创伤性体验和易激惹症状越明显。成人大多主诉与创伤有关的噩梦、梦魇；儿童因为语言表达、词汇等大脑功能发育尚不成熟等因素限制，常常无法清楚叙述噩梦的内容，仅表现为从梦中惊醒，在梦中尖叫或主诉头痛、胃肠不适等躯体症状。

（2）少数患者可因人格缺陷或神经症病史等因素，降低对应激源的应对能力或加重疾病过程。

（3）症状通常在创伤后延迟出现，即经过一段无明显症状的间歇期后才发病、间歇期为数日至数月，甚至长达半年以上。症状一旦出现，即可持续数月至数年。大多数患者可以自愈或治愈，但是有少数患者由于病前人格缺陷或有神经症病史导致预后不良、迁延不愈或转化为持久的人格改变或社会功能缺损。

（二）延长哀伤障碍

延长哀伤障碍（prolonged grief disorder，PGD）指丧失亲人之后持续的哀伤反应，持续往往超过6个月，且难以随着时间的推移而得到缓解。临床特征是以丧亲事件为中心的、持续性的、极度的痛苦体验。一方面，患者对逝者过度追忆，表现为常沉浸在对逝者的缅怀之中，不愿接受逝者已逝的现状，仍旧幻想着重新相聚；患者对与逝者相关的事物过度敏感，有意识地避免接触与逝者相关的事物，对亲人的离世可能存在过分自责。另一方面，患者难以进行正常的生活，表现为找不到生活中的自我定位，也不愿接受生活中新的角色，难以再次相信他人；患者与外界隔离、疏远，不接受他人的帮助，或不愿与他人建立亲密关系。另外，患者还会表现为情感麻木，存在孤独的感受，对未来的生活不抱有希望，个人的社会功能受到显著影响，生活质量严重受损等。

（三）适应障碍

适应障碍（adjustment disorder）是因长期存在应激源或困难处境，加上患者有一定的人格缺陷，产生以烦恼、抑郁等心境障碍为主，同时有适应不良的行为障碍或生理功能障碍，并使社会功能受损的一种慢性心因性障碍。疾病的发生是对某一明显的生活变化或应激性生活事件所表现的不适反应，如更换新工作、移居国外、离退休等引起的生活适应性障碍，是一种短期的和轻度的烦恼状态和情绪失调，常影响社会功能，但不出现精神病性症状。

根据临床症状不同，可分为以下几种类型：

1. 以焦虑、抑郁等心境障碍为主的抑郁型和焦虑型

（1）抑郁型适应障碍：是成人中最常见的适应障碍。主要表现为无望感、哭泣、心境低落等，但比抑郁障碍轻。

（2）焦虑型适应障碍：以惶惑不知所措、紧张不安、注意力不集中、胆小害怕和易激惹为主要表现，还可伴有心慌和震颤等躯体症状。

（3）混合型适应障碍：表现为抑郁和焦虑的综合障碍。

2. 以适应不良行为为主的品行障碍型和行为退缩型

（1）品行障碍型适应障碍：表现为侵犯他人利益或不遵守社会准则和规章、违反社会公德，如逃学、说谎、打架斗殴、毁坏公物等。

（2）行为退缩型适应障碍：表现为孤僻离群、不注意卫生、生活无规律、尿床、幼稚语言或吸吮手指等。

以上类型均可出现生理功能障碍，如睡眠不好、食欲缺乏、头痛、疲乏、胃肠不适等症状，同时可因适应不良的行为而影响到日常活动，导致社会功能受损。

患者的临床表现可以某一类型为主要症状，也可以混合出现，如心境障碍合并品行障碍。部分患者表现为不典型的适应障碍，如社会退缩，但不伴有焦虑、抑郁心境；或社会功能突然下降，但无明显的焦虑、抑郁情绪。

患者通常在应激性事件或生活改变发生后 1 个月内起病，病程较长，但一般不超过 6 个月。随着时过境迁、刺激消除或经过调整形成了新的适应，精神障碍随之缓解。

三、治　疗　要　点

应激相关障碍的治疗主要为心理治疗与药物治疗相结合。治疗的关键在于尽可能去除精神因素或脱离引起精神创伤的环境，转移或消除应激源。

（一）心理治疗

心理治疗是主要的治疗手段，比药物治疗更加持久而有效。心理治疗能改善症状，提高药物疗效，并能巩固治疗效果、促使患者早日康复。根据患者病情的特点，选择指导性咨询、支持性心理治疗、精神分析治疗、认知行为治疗等方法。通过疏泄、解释、支持、鼓励、指导等手段，帮助患者摆脱痛苦，认识疾病，面对现实，配合治疗，提高适应能力。

（二）药物治疗

精神症状明显的患者需要用药物治疗对症处理，为心理治疗打好基础。对焦虑、恐惧不安者，可使用抗焦虑药；对抑郁症状突出者，可选用丙米嗪、阿米替林或 5- 羟色胺选择性重摄取抑制剂等抗抑郁药；对有妄想、幻觉、兴奋躁动者，可短期应用抗精神病药，但要注意剂量不宜过大，疗程应因人而异，一般治疗 3～6 个月。

（三）其他治疗

对于严重抑郁、有自杀自伤行为，或明显冲动、伤人毁物行为的患者，可采用电休克治疗，以迅速控制症状，保证患者和周围人的安全。对于木僵、抑郁等进食较差的患者，可给予补充营养、纠正电解质紊乱等支持疗法。

第二节　应激相关障碍患者的护理

一、护　理　诊　断

1. 急性意识障碍　与应激事件导致精神刺激有关。

2. 有自残的危险　与应激事件引起的焦虑、抑郁情绪等有关。

3. 有对他人实施暴力的危险　与应激事件引起的兴奋状态、冲动行为等有关。

4. 思维过程紊乱　与应激事件导致精神刺激有关。

5. 营养失调：低于机体需要量　与应激导致食欲不振等有关。

6. 睡眠型态紊乱　与惊恐、害怕、焦虑、恐惧等有关。

7. 焦虑　与应激反应有关。

8. 恐惧　与应激事件导致精神刺激有关。

9. 自我忽视　与应激事件导致行为紊乱或行为退缩有关。

10. 应对无效　与应激持续存在有关。

二、护 理 措 施

应激相关障碍的护理包括生理、心理和社会功能等多方面的综合护理措施，由于应激源不同、患者表现不同，因此不同类型患者的护理各有所侧重。对急性应激反应的患者，护理的重点在于保障患者的安全，满足患者的基本生理需要及稳定患者的情绪；对创伤后应激障碍患者的护理主要在疾病早期，以保障患者安全、消除情绪障碍为主，后期则以帮助其建立有效应对机制为主；对适应障碍患者的护理，主要在于帮助患者提高对应激的应对能力。

（一）脱离应激源

首要的护理措施是帮助患者尽快消除精神因素或脱离引起精神创伤的环境，最大限度地避免进一步的刺激。同时，提供安静、宽敞、温度适宜、色彩淡雅及陈设简单、安全的环境，减少各种不良环境因素对患者的刺激和干扰。

（二）安全护理

急性应激反应的患者常常由于意识障碍、精神运动性兴奋、精神运动性抑制等症状导致跌倒、出走、伤人、自伤等安全问题，而创伤后应激障碍患者和适应障碍患者常常因情绪低落导致自杀、自伤行为。因此，对于以上患者须严加观察和护理，防止各种安全问题发生。具体措施为：

1. 评估患者意识障碍的程度，评估自杀自伤、攻击行为的危险度。

2. 密切观察患者的各种表现，注意有无自杀自伤、攻击行为的征兆。一旦发现患者有明显的自杀自伤、攻击行为征兆时，应立即采取措施，保证患者及周围人员的安全。

3. 提供安全舒适的环境，将患者安置于易观察的房间，并保证房间内设施安全、光线明亮、整洁舒适、空气流通。对各种危险品，如刀剪、绳索、药物、玻璃等尖锐物品，需妥善保管。定期进行安全检查，发现危险物品或安全隐患要及时处理，杜绝不安全因素。

4. 对有自杀危险的患者，需加强沟通，掌握其病情、心理活动的变化，并利用各种机会，运用沟通技巧，鼓励患者表达思想、情感，争取动摇和消除患者的自杀意念。患者的活动范围需控制在护理人员的视线内，避免患者独处，必要时专人护理。尤其在夜间、清晨、节假日等容易发生自杀的时段，更要严加防范。

5. 当患者出现严重的精神运动性兴奋导致行为紊乱、冲动时，给予适当的保护性约束，以保证患者安全。

6. 对意识障碍患者加强观察和护理，限制其活动范围，防止走失、跌伤或受其他患者的伤害。

（三）生理护理

1. 维持营养及电解质平衡　应激相关障碍患者常常由于抑郁情绪不思进食，或者处于木僵、退缩状态而拒绝进食，导致患者的营养状况较差。因此，保证患者的正常入量、维持营养及电解质平衡是生理护理的一项重要工作。护理人员可先了解患者的饮食习惯，尽量满足其口味，或安排患者与其他患者一起进餐，或采用少量多餐的方式，以促进食欲。对抑郁、退缩或木僵的患者,必要时需专人耐心劝导并协助喂饭。如上述方法均未奏效,可按医嘱行鼻饲饮食或静脉补液。

2. 改善睡眠　睡眠障碍是应激相关障碍患者比较常见的症状,尤其是合并抑郁或焦虑情绪的患者更为突出。因此,改善患者的睡眠是一项重要的护理工作。详见本教材相关章节。

3. 协助料理个人生活　木僵或退缩状态的患者常丧失自理能力,甚至穿衣、梳理、如厕都无法进行。因此,需要护理人员提供生活料理帮助。对于终日卧床、完全不能自理的患者,护理人员需要做好各项基础护理,包括口腔护理、皮肤护理、二便护理、会阴护理等,以保证患者的基本生理需要得到满足,避免发生长期卧床导致的并发症,如压疮、口腔溃疡等。当患者的病情开始缓解,意志行为逐步增强时,应鼓励患者自行料理个人卫生。

(四)心理护理

1. 建立良好的护患关系　良好的护患关系是实施心理护理的基础。如果不能与患者建立良好的沟通与合作关系,心理干预技术将难以实施。与患者建立良好护患关系的措施为:

(1)主动接近患者,以真诚、友善的态度关怀、体贴、尊重患者;接纳患者的病态行为,不加批评和指责。

(2)耐心倾听,不催促患者回答或打断谈话。

(3)操作前耐心解释,以取得患者的合作,减少刺激。

(4)运用非语言沟通技巧,如静静陪伴、抚触、鼓励关注的眼神,以传达护士的关心和帮助。

2. 给予支持性心理护理　对急性期患者给予支持性心理护理,可使患者的情感得到释放与疏泄,使其情绪尽快稳定。避免因回避和否认而进一步加重损害。具体方法包括:

(1)保持与患者密切接触:每天定时或在治疗护理中随时与患者交谈。

(2)鼓励表达:鼓励患者倾诉疾病发作时的感受和应对方法。

(3)认同接纳:对患者当前的应对机制表示认同、理解和支持,强调患者对应激事件的感受和体验完全是一种正常的反应。

(4)合理解释、指导:对患者的症状进行解释,帮助患者认识疾病,解除患者的思想顾虑,树立战胜疾病的信心;对疾病的发生发展情况进行适当的讲解,帮助患者分析疾病的症状和导致不良情绪的原因和危害性,使患者认识到恶劣情绪有害身心健康;帮助患者分析病因和如何对待这些病因,如何处理和解决好这些应激源;鼓励、指导患者正确对待客观现实。

(5)帮助宣泄:通过鼓励患者用言语描述、联想、回忆、表达及重新体验创伤性经历等,达到宣泄的目的;讨论创伤性事件,包括患者的所见所闻、所思所想,减少患者可能存在的自我消极评价;鼓励患者按可控制和可接受的方式表达焦虑、激动,允许自我发泄(如来回踱步、哭泣等),但不过分关注。

(6)坚定信心:帮助患者强化疾病可以治愈的信念。

(7)鼓励患者参加活动:根据患者的承受能力安排适当的活动,让患者多与他人交往,分散患者对创伤体验的注意力,减轻孤独感和回避他人、环境的行为。

3. 帮助患者纠正负性认知　积极的、建设性的思维方式可以改变自己对问题的看法,减轻应激与焦虑水平。当患者情绪稳定时,心理护理可进一步加深,采取认知治疗方法帮助患者分析和了解自己的心理状态,认识与情绪抑郁和适应障碍有关的心理因素,纠正自己的负性认知,并建立积极的应对策略。

(1)帮助患者找到自己的负性自动思维。通过提问、指导患者想象或角色扮演来探寻其在负性情感反应和创伤之间起中介作用的歪曲认知,并要求患者归纳出其中的一般规律,自己找出认知上的错误。

(2)告诉患者其认知评价(即各种想法)是如何导致不良情绪反应和行为表现的。

(3)指导患者通过现实检验发现自己的消极认知和信念是不符合实际的,并找出认知歪曲与负性情感的关系，从而矫正这些认知障碍。

4. 暴露疗法　暴露可以通过想象实现，也可以真正进入某种情景（如在车祸后重新乘车或驾驶车辆），让患者面对与创伤有关的特定的情景、人、物体、记忆或情绪。反复地暴露可使患者认知到其所害怕和回避的场所已经不再危险，以帮助患者面对痛苦的记忆和感受，控制情绪，理性处事，正视现实，最大限度消除不合理信念。

5. 帮助患者学习应对技巧

（1）教会患者缓解焦虑的方法，以更好地应对应激。主要的方法有放松训练（系统的肌肉放松）、呼吸训练（学习缓慢的腹式呼吸）、正性思维（用积极的想法替代消极的想法）、自信训练（学会表达感受、意见和愿望）、思维阻断法（默念"停"来消除令人痛苦的想法）。

（2）帮助患者学习以问题解决法消除压力情景。

（3）帮助患者学会处理应激的技能

1）选择性忽视：有意不去注意自己的挫折和精神痛苦，对创伤性事件不去感知，不接触、不回忆。

2）选择性重视：重视自己的优点和成绩，以自己的长处与他人的短处相比较。

3）改变原有的价值系统：用一颗平常心去看待事物，不与他人做对比、不计较得失、学会放弃，接受自己的长处与缺点。

4）改变愿望满足的方式：放弃目前难以实现愿望的方法，采取其他方式满足愿望。

5）降低自己的期望值：将自己的期望值降低，使之更符合现实。

6）转移刺激：用运动、户外散步、听音乐、看电视、与人交谈等方式转移自己对应激的注意力。

（4）帮助患者运用社会支持系统：与患者讨论哪些人现在或过去能提供关心、支持，以帮助患者寻求适当的支持系统或社会资源；指导患者重新调整和建立社会支持系统，鼓励其调动一切可以利用的资源，减轻自己的应激反应，促进身心康复。

三、健康指导

帮助患者和家属学习疾病知识，使患者和家属对应激相关障碍的发生有正确的认识，消除模糊观念引起的焦虑、抑郁。帮助家属理解患者的痛苦和困境，做到既要关心和尊重患者，又不过分迁就或强制患者。指导家属协助患者合理安排工作、生活，恰当处理与患者的关系。

（于丽丽）

❓ 复习思考题

扫一扫，测一测

1. 应激相关障碍包括哪些类型？其表现如何？

2. 案例思考题

患者，男，30岁，地震幸存者。半年来焦虑万分，经常被噩梦（如逃跑、追踪、地震复现）所惊醒。有时表现为发作性惊恐、心慌、胸闷、腿软、跌倒、精神崩溃感、大汗淋漓。既往体健，无精神疾病史。

请思考：

（1）提出可能的疾病诊断。

（2）提出患者的主要护理诊断。

（3）列出主要护理措施。

（4）列出健康教育内容。

PPT课件

知识导览

第十一章　进食障碍患者的护理

学习目标

　　掌握神经性厌食症、神经性贪食症患者的护理诊断、护理措施及健康教育。熟悉进食障碍的概念、常见类型及临床表现。了解进食障碍的病因及发病机制。

案例分析

　　李某，女，19岁，大二学生。因"发作性暴食1年余，加重伴情绪低落2个月"入院。1年多以前，患者学习压力较大，发现吃东西可以缓解紧张、焦虑情绪，开始大量进食，之后逐渐出现发作性暴食，每次发作均在晚餐后不久，出现进食欲望，控制不住地买大量零食，然后在无人处大吃，一直吃到胀或呕吐出来为止。每次暴食后都后悔不已，害怕因此发胖又自行催吐。最初这种发作仅在情绪不好的时候，每月发作1～2次。最近两个月，因与同学发生矛盾暴食发作增加，每周3次以上，有时一天内反复3～4次。患者出现情绪低落、焦虑，认为自己无能，活着很累，有时在暴食后痛恨自己不能自控，甚至有轻生念头。自患病以来，能坚持正常学习，成绩稳定，体重无明显改变，睡眠可，月经、二便均正常。既往体健，病前性格外向、好强，家族中无精神病史和遗传病史。

　　体格检查：无异常。

　　精神检查：意识清，仪表整，接触合作，表情略显焦虑，主动诉说病情，有自知力，未引出幻觉、妄想，智力好。

　　请思考：

　　1. 该患者最有可能的诊断是什么？

　　2. 应如何对其进行护理？

　　进食是人类赖以生存的基本生理需求之一。健康的进食行为能满足人的生理需求，保持身体健康，不同的社会文化、环境、风俗下，人们具有不同的进食习惯。随着社会发展和工作节奏日益加快，与心理社会因素相关的进食障碍的发病率呈逐年上升趋势。

第一节　概　　述

　　进食障碍（eating disorder）指在心理因素、社会因素与特定的文化压力等因素交互作用下导致的，以进食行为异常和心理紊乱为特征的一组精神障碍。临床类型主要包括神经性厌食、神经性贪食等。

一、流行病学特点

　　进食障碍好发于青少年及成年早期人群，尤以女性群体居多，如芭蕾舞女演员、时装模特等。神经性厌食症的初发年龄约13～20岁，男女比例约1:6～1:10，美国12～18岁的女性患病率约为 0.5%～1%，国内尚无大规模流行病学调查资料。神经性贪食症发病年龄稍晚，约 18～25 岁，大部分是由神经性厌食症发展而来。近年来进食障碍发病率有逐年增高的趋势。

二、病因与发病机制

（一）生物学因素

与进食行为有关的神经内分泌功能失调可能是进食障碍的生物学基础，如下丘脑 - 垂体 - 性腺轴异常。研究发现，有抑郁障碍、酒精依赖、肥胖或进食障碍家族史的人群中，进食障碍发生的危险性明显增高。

（二）心理因素

进食障碍患者性格多具有敏感、脆弱、情绪不稳定、依赖性强、对自我要求严格的特点；具有强迫型及神经质倾向，有的存在边缘型人格障碍。神经性厌食与家庭环境中的不良因素密切相关，如家庭教育方式不当、过多保护和干涉、家庭破裂、父母嗜酒或家庭中过多谈论减肥和体型美等。

（三）社会文化因素

发病率上升与追求苗条的审美文化和对自身形体要求提高有关。一般认为拥有苗条身材的女性更易获得社会的认可和赞许，而把肥胖视为个人的失败，为此，不少年轻人不惜代价追求苗条体形。

第二节　常见进食障碍患者的临床特点

一、神经性厌食的临床表现

神经性厌食（anorexia nervosa）是以个体担心发胖而故意节食，以致体重显著下降为主要特征的一种进食障碍。通常体重下降至标准体重的 85% 以下。临床表现主要有：

（一）病态恐惧肥胖，关注体形

本病的核心症状是对"肥胖"的强烈恐惧和对体重的过度关注。怕胖是患者最突出的表现之一，约 1/3 的患者病前轻度肥胖，在意他人对自己身材的评价，并开始减肥；多数患者内心为自己制定了明显低于正常的体重目标。部分患者存在体象障碍，即对自身体象缺乏客观的认识，即使已经骨瘦如柴，仍认为自己太胖，或身体的某一部位过胖，如腰太粗、臀部太大等，经他人反复解释劝说无效，仍然不断追求降低体重。

（二）病理性减肥

患者常采用各种措施甚至极端的方式来避免体重增加。严格限制饮食，抵制热量摄入。从最初少吃主食、蛋、肉等，逐渐发展为完全避免食用高热量或高蛋白的食物。多数患者对食谱有严格的要求，甚至在某段时间内只吃某一种自认为不使人发胖的食物。为确保食物不被吸收，有些患者咀嚼后吐出，或者进食后立即刺激咽部引吐。在限制饮食过程中，部分患者会有发作性暴食。患者还会通过服用大量泻药、利尿剂和减肥药等方式来降低体重，这些行为往往避开他人秘密进行，需要注意观察才能发现。患者通过不停地走动、跑步、游泳、做健身操等行为消耗热量，即使身体已十分虚弱，仍坚持运动。

（三）生理功能紊乱

患者由于长期摄入不足及服用药物，常会出现生理功能紊乱的症状，表现为消瘦、皮肤干燥、脱发、代谢减慢、便秘、畏寒、头痛、多尿和睡眠障碍等，重者出现多器官功能低下、电解质紊乱而导致死亡。女性患者有月经稀少、闭经或初潮不来的表现。约 20% 的女性患者在体重下降之前先出现闭经，常因闭经而就医。性欲减退、第二性征发育停滞等也较常见。长期闭经和体重过低会引发骨质疏松、不孕不育、卵巢早衰等问题。男性患者常出现痔疮和无性欲。体格检查可发现水肿、低血压、脉搏迟缓、心律失常、阴毛稀疏和幼稚子宫等体征。

（四）精神症状

约 2/3 的患者合并一种或多种情绪障碍。其中抑郁症状最常见，表现为情绪低落、情绪不稳、易冲动，严重者有自杀的危险；其次是焦虑；强迫症、惊恐发作、恐惧也较常见。大约 20%～80% 的患者有人格障碍。

知识链接

神经性厌食症患者扭曲的认知

神经性厌食症患者往往将一些不如意的事情归于身材的不满意，如相亲失败，认为是自己身材不够漂亮，于是开始疯狂减肥。常见的认知扭曲有：

1. 以偏概全　将某单一事件与其他不相关的事件建立联系，"他拒绝了我，一定是因为我胖"。
2. 极端认知　推理是绝对的和极端的，非黑即白，非好即坏，"如果我允许自己发胖，我会像气球一样爆炸"。
3. 大祸临头感　放大事件的后果，"如果我的体重增加，我的人生就毁了"。
4. 过度自我化　过度诠释事件，"我知道每个人都在看着我吃"。
5. 推理情绪化　主观情绪决定现实，"我知道我胖是因为我觉得我胖了"。

二、神经性贪食的临床表现

神经性贪食（bulimia nervosa）是以反复发作的不可抗拒的摄食欲望和行为及有惧怕发胖的观念为主要特征的一种进食障碍，多由神经性厌食症发展而来。神经性厌食症和神经性贪食症可发生于同一个体，常交替出现，约 50% 的厌食症患者会合并贪食症状。临床表现主要有：

（一）不可控制的暴食

不可控制的发作性暴食是本病的主要特征。暴食发作时，患者会对某种食物产生强烈的渴望且无力抗拒，在短时间摄入大量食物，直至腹胀或恶心时才停止。进食量远高于一般人，较喜欢高热量的松软甜食和含油多的食物，如蛋糕、巧克力、油条等。此类患者暴食时常避开他人，在公共场所则尽量克制。

（二）代偿性清除行为

患者暴食后因担心体重增长而出现代偿性清除行为，如自我诱吐、导泻、过度运动等。自我诱吐（借催吐剂或用手指刺激咽后壁呕吐）常使患者手背上有特征性的损伤。由于暴食和代偿行为的反复循环，患者的体重虽有波动，但大多仍处于正常范围。

（三）生理功能受损

暴食行为与代偿性清除行为长期存在时，会引起一系列躯体并发症，如胃酸和呕吐物所致的牙齿和齿龈损坏、电解质紊乱、月经紊乱、闭经、头痛、唾液腺肿大、咽喉肿痛、软弱无力等，少数患者会出现胃食管黏膜损伤、急性胃扩张甚至胃破裂。

（四）精神症状

此类患者精神症状较厌食症患者更为突出。暴食前常有抑郁情绪，或因进食冲动导致内心紧张焦虑，暴食可以暂时缓解这种紧张，但暴食后会因不能控制自己的冲动及担心发胖而更加抑郁，甚至悔恨、内疚。部分患者可有骗钱、偷窃等行为。

三、治 疗 要 点

患者对医护人员的信任和配合是决定治疗成败的关键环节。治疗目标为纠正营养状况，重建正常的进食行为。治疗要点包括支持治疗、药物治疗、躯体治疗、心理治疗和家庭治疗。

（一）支持治疗

急性期以支持治疗为主，如供给高热量饮食，补充各种维生素及微量元素，防止脱水、电解质紊乱和营养缺乏导致的衰竭和死亡。

（二）药物治疗

抗抑郁药、抗精神病药、胰岛素低血糖疗法、锂盐等均可使用，虽不能直接改善患者怕胖的观念，但对患者的恐惧、易激惹、沮丧等情绪有明显疗效，可间接促使患者的行为改变，也可适当选用一些中医食疗方法。有研究显示，与其他大部分精神障碍相比，神经性厌食症对药物干预有明显抵抗，仅有少数人能对药物有反应。

知识链接

神经性厌食症的中医治疗

神经性厌食症属于中医学"郁证""不食""恶食""纳呆"等范畴，多以疏肝解郁、健运脾胃为主要治疗原则。在口服中药的同时，还可结合针灸、推拿、穴位贴敷、食疗等非药物治疗方法，提高治疗效果。如有学者推荐四花茶（百合花6g、合欢花9g、绿梅花3g、代代花3g、生姜片3片）泡水代茶饮，每日1剂，具有疏肝安神、健脾和胃之效。

（三）躯体治疗

对于神经性厌食症患者，餐前肌内注射胰岛素促进食欲，但要防止低血糖反应，加强营养；对于神经性贪食症患者，控制暴食行为，打破恶性循环，建立正常进食行为。

（四）心理治疗

心理治疗是主要治疗方法。急性期后，针对病因给予认知治疗、行为治疗和家庭治疗。认知治疗主要针对患者的体象障碍予以纠正。行为治疗主要采取阳性强化法，结合物质和精神奖励，重建正常的进食行为。

（五）家庭治疗

对有家庭矛盾冲突的患者，给予系统的家庭治疗，通过调整家庭成员的相互关系、改变不良的家庭动力模式缓解症状、改善抑郁情绪、减少复发。

第三节　常见进食障碍患者的护理

一、护 理 诊 断

1. 营养失调：低于机体需要量　与限制或拒绝进食或分解代谢增强有关。
2. 营养失调：高于机体需要量　与强迫进食有关。
3. 不合作　与情绪不稳定或自主神经功能异常有关。
4. 有感染的危险　与营养不良、异物滞留、机体免疫力低下有关。
5. 恐惧　与精神受到强烈刺激有关。

6. 体温过低　与中枢性体温调节失常有关。

7. 体液过多　与生理性水肿或液体摄入量过多有关。

8. 便秘　与焦虑情绪及排便无节律有关。

9. 知识缺乏　与缺乏健康相关营养知识有关。

10. 体象紊乱　与社会文化因素、心理因素导致对身体形象看法改变有关。

11. 有攻击行为的危险　与应对方式不良有关。

二、护理措施

（一）生活护理

1. 饮食护理

（1）提供安静舒适的进餐环境,鼓励患者自行选择食物种类,餐前注意适当休息和补充水分。

（2）制定进食计划,向患者讲解体重异常的危害,解释治疗目的,根据患者的饮食习惯、文化、宗教、经济情况、家庭饮食方式等情况制定患者的每天食谱及进食量,并根据患者的体重变化调整食谱及进食量。

（3）陪伴患者进餐并至餐后至少 1 小时,确保无诱吐发生。

（4）必要时给予肠内外营养,准确记录入量。

（5）监测体重。

（6）对执行饮食和运动计划所产生的冲突和压力（如患者发脾气,与护理人员和病友发生矛盾、争执,拒绝接受治疗等）,给予及时干预。

2. 排泄护理

（1）便秘者,应找出诱因,可使用缓泻剂。

（2）帮助患者建立良好的排便习惯,保证每天足够的进食量,提供富含纤维的食物。

知识链接

神经性厌食患者的进食监测

1. 鼓励患者按计划进食,厌食严重者亦需注意进食、进水速度,要从小剂量、流质饮食开始,逐渐缓慢过渡到半流质、软食、普食,并逐渐增量,使胃肠道逐渐适应,不出现饱胀感。

2. 体重恢复以每周增加 0.5～1kg 为宜,过快易导致急性胃扩张和急性心力衰竭。

3. 就餐速度不宜过快或过慢,以 15～30 分钟为宜。进食时和进食后需严密观察,防止患者采取引吐、导泻等清除行为。

（二）对症护理

1. 有感染危险　注意预防感染:①保持病房清洁卫生,并将患者与感染性疾病患者隔离,给予富含营养的饮食,以提高机体免疫力;②做好患者的口腔、皮肤和外阴护理,密切监测生命体征,如有异常及时报告医师,并协助医师进行对症处理;③贫血者需注意休息,严重贫血者需卧床休息。

2. 不合作　密切观察患者的进食量、活动量及其与疾病的关系,当症状有所改善时及时给予肯定和表扬,增强患者的治疗信心。评估不合作的原因,建立良好的护患关系,取得患者的信任,允许患者参与治疗、护理计划的制定。向患者讲解疾病的相关知识,以取得患者的主动配合,避免使用强制性措施,以免增加患者的抵触情绪。

3. 体温过低　监测生命体征,尤其是体温的变化。保持适宜的病房温度和湿度,做好患者的保暖护理。

4. 体液过多　评估患者出现水肿的部位、程度、发展速度及引起水肿的原因。保护水肿的肢体,避免受到损伤。指导患者适量活动,经常变换体位。适当限制液体摄入,减少饮水量;尽可能减少静脉输液量;合理安排膳食,保证适量的蛋白质和盐分摄入。遵医嘱给予白蛋白、氨基酸、脂肪乳,密切观察疗效及有无过敏反应。详细记录每天液体出入量、监测体重及电解质变化。

(三)心理护理

1. 评估患者恐惧的来源,并设法减少或消除恐惧情绪。

2. 患者恐惧时,护士应陪伴安慰,并鼓励其表达恐惧的感受,教会患者正确运用放松技巧应对恐惧。

3. 必要时遵医嘱给予适当的药物治疗减轻不适体验。

4. 鼓励患者学习新的行为方式,帮助患者建立正常的进食行为模式,对患者的进步及时给予肯定,以增强患者的治疗信心。注重其情绪反应及生理障碍背后所隐藏的情绪冲动,如有无抑郁、自杀的危险,帮助患者掌握切实可行的应对策略,预防复发。

三、健 康 指 导

结合患者的具体情况制定健康指导的目标、内容,组织学习讨论营养学、美学、生理学、营养与健康方面的知识。讲解病因、相关因素、预防措施、治疗护理知识,提供与疾病有关的健康信息。向患者及家属进行健康指导宣传,传授有关新陈代谢、营养摄入量、健康体重的标准和营养状况判断的知识。

(张要珍)

? 复习思考题

1. 什么是进食障碍?

2. 简述进食障碍的治疗要点。

3. 案例思考题

王某,女,15岁,因"食欲缺乏、消瘦1年"就诊。患者1年前因自感肥胖开始减肥,进食量由少量主食(50～100g)逐渐发展到只进食水果、蔬菜和坚果。同时间断服用番泻叶,并过度增加体育运动。10个月前,患者体重下降至36kg,仍自觉肥胖,继续节食减肥,方法同前。6个月前,患者体重下降至30kg,同时出现闭经、双下肢水肿,就诊于当地医院,行多项检查发现子宫萎缩、贫血。给予对症治疗,体重增加至34kg后出院。3个月前,患者再次节食减肥,间断出现乏力、头晕症状,因个人原因未再次就诊。现为求系统治疗前来就诊。既往体健,无吸烟、饮酒史,无特殊疾病史,无特殊用药史。

体格检查:血压94/62mmHg,心率96次/min,呼吸22次/min,身高160cm,体重33kg,面色灰暗,毛发稀疏,身体极度消瘦,皮下脂肪极少,皮肤干燥、弹性差,乳房萎缩,双下肢轻度水肿。

精神检查:神清语明,接触被动,精力不集中,无幻觉、妄想等精神病性症状。自诉父母家教严格,自幼父母过度关注。述自己以前很胖,现在不太胖了,否认患病,是父母认为她有点瘦便要求她来看病的。承认近来情绪不太稳定,常因小事与家人争吵。病前性格:胆小、听话、容易紧张、敏感,非常关注他人对自己的评价,缺乏主见。

临床诊断:神经性厌食。

请思考:

(1)患者的护理诊断/合作性问题是什么?

(2)对该患者如何进行饮食护理?

ER-11-3

扫一扫,测一测

第十二章　睡眠－觉醒障碍患者的护理

案例分析

　　患儿，男，8 岁，小学三年级学生。因"间断夜间睡眠中下床行走 1 年，加重 1 个月"由父母陪同就诊。1 年前，患儿无明显原因出现夜间入睡 2～3 小时后自行下床，走到客厅站几分钟又自行上床入睡，其间呼唤、交谈均无反应，次日醒后对前晚情况无任何记忆。上述情况每周出现 1～2 次。1 个月前，患儿因未完成作业在学校被老师批评，当晚入睡后 2 小时突然醒来大叫，对家人的安抚无反应，挣脱家人从卧室跑到客厅，哭喊道"别打我，我不会"，家人反复安抚、呼唤 10 余分钟后患儿醒来，仍哭泣，可以与家人简单沟通交流，但对之前的过程不能回忆。此后，患儿几乎每晚都会在入睡后数小时出现惊醒，醒后跑到客厅或在床上喊叫哭闹，持续几分钟到半小时，家人呼唤可唤醒，不论是否唤醒随后均可再次入睡，次日早上可正常醒来。

　　请思考：

　　1. 患儿最有可能的诊断是什么？

　　2. 应如何开展护理？

　　睡眠是人体正常生理节律的重要环节，是一种周期性的、可逆的静息现象，对维持身体健康和正常精神活动有重要作用。正常人对睡眠的需求因年龄、个体差异而不同，良好而充分的睡眠可以使人产生心理上的满足感，维持人体健康。

第一节　概　　述

　　人的一生约有 1/3 的时间在睡眠中度过。如果睡眠的启动和调节过程发生障碍，就会产生各种睡眠－觉醒障碍，从而使个体感到倦怠、不适，出现一系列的躯体、心理症状。睡眠－觉醒障碍指在睡眠过程中出现的各种心理行为异常表现。

　　与心理因素相关的睡眠－觉醒障碍有失眠障碍、过度嗜睡障碍、睡眠－觉醒节律障碍、异态睡眠障碍等。引起睡眠－觉醒障碍的因素多样，有些病症病因至今未明。常见原因有：

　　1. 生理因素　饥饿、疲劳、性兴奋等。

　　2. 环境因素　环境嘈杂、居住拥挤或突然改变睡眠习惯等。

　　3. 心理因素　生活和工作中的各种不愉快事件造成焦虑、紧张、抑郁，导致失眠，此类患者又对自身健康要求过高，过分关注。

4. 睡眠节律改变　如起居无常、频繁改变工作时间、跨时区旅行等。

5. 药物和食物因素　如酒精、咖啡、药物依赖等。

6. 精神障碍　各类精神障碍大多伴有睡眠障碍，失眠可以是精神症状的一部分。

7. 各种躯体疾病。

8. 其他　如年龄、遗传和发育因素等。

第二节　常见睡眠‐觉醒障碍患者的临床特点

一、常见睡眠‐觉醒障碍及临床表现

（一）失眠障碍

失眠障碍（insomnia disorder）指睡眠的始发和维持发生障碍，致使睡眠的质和量长时间不能满足个体的正常需要。根据不同评价标准，失眠障碍患病率约 4%～50%，在女性和老年人中较为多见。主要表现为：

1. 失眠症状　主要表现为入睡困难和睡眠维持困难。入睡困难最多见，即在适当的睡眠机会和环境下入睡困难，儿童和青少年入睡时间超过 20 分钟、中老年人入睡时间超过 30 分钟有临床意义；睡眠维持困难表现为睡眠不实、睡眠表浅、夜间醒后难以再次入睡、早醒、睡眠不足等。其他表现还有睡眠感缺失，即患者体验不到睡眠的感觉，诉说自己彻夜不能入睡，但家人却能听到患者的酣睡声。

2. 觉醒期症状　失眠会引起次日日间功能损害，如疲劳或全身不适感，日间困倦思睡，注意力不集中或记忆障碍，社交、工作或生活能力受损。由于长期失眠带来的上述不适及对失眠的担心常常引起情绪沮丧、紧张、焦虑不安、个性改变等。

（二）过度嗜睡性障碍

过度嗜睡性障碍（hypersomnolence disorder）指不存在睡眠质量不足的情况下，白天睡眠过多或睡眠发作，或醒来时过渡到完全清醒的时间延长。常与心理社会因素有关，临床较少见，此处主要介绍发作性睡病。

发作性睡病（narcolepsy）是一种原因不明的睡眠障碍，主要表现为长期警醒程度降低和不可抗拒的发作性睡眠。患者白天有不可抗拒的短暂睡眠发作，发作时常在 1～2 分钟内进入睡眠状态。睡眠发作前常有不可抗拒的困倦感，部分患者可无发作征兆，从相对清醒状态突然陷入睡眠。每天均可发作数次，发作后可自然醒转或被他人唤醒，清醒后有数小时的精神振奋。

（三）睡眠觉醒节律紊乱

睡眠觉醒节律紊乱（sleep-wake rhythm disorder）指睡眠‐觉醒规律与常规不符而导致的睡眠紊乱。本病与长期生活节律失常有关，常出现于夜间工作或生活无规律的人群中，心理社会压力也可导致本病，多见于成年人。临床表现主要为睡眠‐觉醒节律紊乱。

部分患者睡眠时段延迟（通常大于 2 小时），常在凌晨 2～6 点入睡，日间 10～13 点觉醒。患者睡眠与觉醒时间相对稳定，可保持 24 小时睡眠觉醒周期，睡眠时间及质量正常，常见于青少年和年轻人。

部分患者睡眠时段提前（通常大于 2 小时），常在晚上 6～8 点入睡，凌晨 2～5 点觉醒。由于长期早睡早起，下午或傍晚时精神不振，影响社会功能，常见于老年人。

（四）异态睡眠障碍

异态睡眠障碍（parasomnia disorder）指在入睡、睡眠期间或觉醒时发生的非自主性躯体行为或体验，包括睡眠相关的各种异常、复杂的躯体活动、行为、感知、情绪、梦境及自主神经系统活

动，以及导致的自伤或伤人、睡眠中断、不良健康效应和不良心理社会效应等。此处介绍其中的睡行症、睡惊症。

1. 睡行症（sleep walking） 又称梦游症，是睡眠和觉醒现象同时存在的一种意识改变状态。多发生于入睡后的 2~3 小时内，主要表现为在睡眠中尚未清醒时起床行走或做一些简单活动，双目向前凝视，虽念念有词但口齿欠清，答非所问，可有一些复杂的行为，如倒水、吸烟、吃东西、开抽屉等，难以被唤醒，一般历时数分钟，少数持续 0.5~1 小时，继而自行上床，再度入睡，次日醒后对所有经过无法回忆。多发生在儿童，以 11~12 岁年龄段为最多，男孩多见，可伴有睡惊症和遗尿症。目前病因不清。

2. 睡惊症（sleep terror） 夜间出现，以极度恐惧和惊恐动作为特征，伴有强烈的语言、运动形式和自主神经系统的高度兴奋状态。常发生在夜间入睡后 2~3 小时内，表现为在睡眠中突然惊叫、哭喊、身体扭动或坐起、表情恐惧、大汗淋漓、心率增快、呼吸急促、瞳孔扩大等。每次发作持续 1~10 分钟。发作时为意识朦胧状态，清醒后有定向障碍，对发作不能回忆。多见于儿童，以 5~7 岁最多见。

二、治 疗 要 点

（一）一般治疗
明确睡眠 - 觉醒障碍的特点、规律及诱发原因；调整和改善睡眠环境；养成良好的生活习惯。

（二）心理治疗
认知治疗可以帮助患者正确认识睡眠障碍的症状及后果，减少消极情绪；行为治疗（如放松训练、刺激控制训练和自由想象训练）可以帮助患者建立新的良好的睡眠行为方式，代替原来不健康的睡眠行为方式；还可提供一般性的支持性心理治疗。

（三）药物治疗
镇静催眠药可作为治疗失眠障碍的辅助手段，但应注意避免长期用药，一般以 1~2 周为宜，防止药物依赖的形成；低剂量中枢兴奋剂可用于过度嗜睡障碍的治疗。

第三节 常见睡眠 - 觉醒障碍患者的护理

一、护 理 诊 断

1. 有受伤的危险 与异常睡眠型态发作时不能及时关注环境安全、不能防范风险有关。
2. 睡眠型态紊乱 与环境改变、睡眠节律或精神障碍等有关。
3. 疲乏 与失眠、异常睡眠等引起的不适有关。
4. 焦虑 与睡眠型态紊乱有关。
5. 营养不良：低于机体需要量 与长期失眠导致的食欲减退有关。

二、护 理 措 施

（一）睡眠护理
1. 观察患者的睡眠型态，有无早醒、睡眠维持困难、入睡困难，睡眠时数、入睡方式、睡眠深度和辅助药物等，消除或减少诱发因素，以减少发作次数。
2. 对患者进行睡眠卫生宣教，教会患者自我处理各种失眠的措施，包括睡前不要喝咖啡、浓茶,洗热水澡,避免阅读小说或看惊险的电视节目,白天多进行户外活动,营造最佳的睡眠环境。

3. 纠正不良习惯,重建规律、有质量的睡眠模式。

4. 有计划地安排活动及治疗护理,尽量减少对患者睡眠的干扰,减少睡前的活动量。

5. 对于严重失眠障碍的患者,遵照医嘱给予镇静催眠药,并密切观察患者用药后的治疗效果和不良反应。

(二)安全护理

1. 防范患者睡眠环境中的危险因素,如清除环境中的障碍物、收好各种危险品、门窗加锁等。

2. 评估患者异常睡眠的表现形式及发作的危险因素,如过度嗜睡障碍、睡行症、睡惊症等,保证患者症状发作时的安全,并消除患者和家属的恐惧心理。

3. 异常睡眠发作频繁的患者特别是儿童不能单独居住,以便及时发现患者的异常睡眠,防止意外受伤。

4. 减轻白天的劳动强度,减少精神刺激。

(三)心理护理

结合患者的实际情况开展心理护理,运用支持性心理护理和认知疗法帮助失眠患者了解睡眠的相关知识,引导患者以正确的态度对待失眠,解除心理负担,纠正恶性循环状态;教会患者自我处理失眠的各种措施,如放松技术、暗示疗法等。

(张要珍)

? 复习思考题

ER-12-3

扫一扫,测一测

1. 常见睡眠 - 觉醒障碍有哪些?

2. 引起睡眠 - 觉醒障碍的常见原因有哪些?

3. 案例思考题

夏某,男,21 岁,大二学生,因"嗜睡进行性加重 1 年"入院。患者 1 年前无明显诱因出现嗜睡,白天上课时尤为明显,不能很好地完成学业。患者自尊心受到伤害,很苦恼,自行口服提神醒脑药物后症状未见明显好转,此后过度嗜睡症状逐渐加重,表现为走路、进餐时入睡,因个人原因一直未予诊治。现为求系统治疗,前来就诊。既往体健,无吸烟、饮酒史,无特殊疾病史,无特殊用药史。

体格检查:神色疲倦,精神困乏,注意力不集中。余查体未见明显阳性体征。

诊断:过度嗜睡障碍。

请思考:

(1)患者的护理诊断 / 合作性问题是什么?

(2)对该患者应采取哪些应对措施?

第十三章　人格障碍与性心理障碍患者的护理

学习目标

　　掌握人格障碍、性心理障碍的护理要点。熟悉人格障碍、性心理障碍的临床特征。了解人格障碍、性心理障碍的概念。

案例分析

　　李某,27岁,已婚,本科学历,技术员工。母亲性格敏感多疑,经常与父亲吵架,8岁时,父母最终因性格不合而离异,母亲独自将李某抚养长大。李某性格较内向,从小表现出疑心重、不合群的特点,经常向老师反映同学们有意针对他,不和他玩,故意排斥他。老师调查后发现同学们并没有如此表现,是李某思虑过多、疑心过重,没有主动与同学交往。老师解释后仍然无法消除李某的疑虑,甚至认为老师处理不公平,认为老师对自己有偏见,故意偏袒其他同学。李某非常要强、非常努力,做什么事都要比其他人好,经常与人争辩,学习成绩不错。步入职场后,李某经常因工作分配与同事发生矛盾,认为领导不公平,与领导、同事的关系紧张,没有知心朋友,因此想换工作。

请思考:
1. 李某有哪些性格特点?
2. 李某是否属于人格障碍? 如果是,符合哪类人格障碍的特征?

第一节　人格障碍患者的护理

一、概　　述

(一)概念

　　人格障碍(personality disorder)指明显偏离正常且根深蒂固的行为方式,具有适应不良的性质,使患者自己或他人遭受痛苦,并给个人或社会带来不良影响。人格障碍的基本特征是人格发展的内在不协调,主要表现为持久的心理、行为模式社会适应不良,突显在情感情绪反应、本能欲望和行为方式等方面的异常,而思维和智能活动并无异常。这些行为模式相对稳定,对行为及心理功能多个环节都有影响。患者常常但并非总是伴有不同程度的主观苦恼及社会功能与行为方面的问题。

　　值得注意的是,人格障碍和人格改变不能混为一谈。人格障碍开始于童年或青少年时期,并且持续终生,主要的评判标准来自社会的一般准则,并不是继发于其他精神障碍或脑部疾病。人格改变指一个人原来的人格正常,在严重的脑部疾病或损伤、严重的精神障碍、严重或持久的应激之后而发生对环境和对自身的感知、思维和交往方式上确定而持久的改变,随着疾病的好转和境遇的改善,有可能恢复或部分恢复,是获得性的,参照物是病前人格。

知识链接

　　人格(personality)又称个性,是一个人固有的行为模式及在日常活动中待人处事的习惯方式,是全部心理特征的综合。人格的形成与先天的生理特征及后天的生活环境均有较密切的关系。

(二)病因与发病机制

　　人格障碍的病因迄今仍不明确,一般认为是在生理素质基础上受成长环境因素影响的结果。

　　1. 生物学因素

　　(1)遗传因素:研究发现,人格障碍患者亲属中人格障碍的发生率也较高,并且精神病患者及犯罪者的比例明显高于普通人群。即使把反社会型人格障碍患者的子女寄养在正常家庭中,这些子女成人后的反社会型人格障碍发生率也达20%以上。这些研究结果提示遗传因素在人格障碍的形成中发挥很重要的作用。

　　(2)脑发育因素:人格障碍患者的脑电图研究发现,轻度异常的比例明显高于正常人群,其中约50%患者有慢波出现,与儿童脑电图相似。这似乎表明人格障碍患者的大脑发育、成熟过程较正常延迟。另外,围生期及婴幼儿期营养不良也影响大脑的正常发育,且在此期间的感染、产伤、脑损伤等因素也可导致人格发育异常。

　　2. 心理因素　童年生活经历对个体人格的形成具有非常重要的影响。一方面,童年时期幼儿心理发育不成熟,另一方面,重大负性事件的刺激或重大生活挫折易造成心理创伤,如父母离异、家庭关系不和谐、家庭教育方式不当等,对儿童人格的发育产生极为不利的影响。

　　3. 社会环境因素　不良的社会生活环境、具有品行障碍的"朋友"、不合理的社会风气及扭曲的价值观等,对人格障碍的形成和发展都具有重要影响。家庭破裂、父母的不良行为,或父母患有精神障碍、人格障碍,或父母有刑事犯罪等不良家庭环境影响,可能使儿童较早出现人格异常。另外,反复受到不良内容的小说、音像制品等的影响,也会对儿童人格的发育产生不良影响。

二、人格障碍的共同特征和诊断标准

(一)人格障碍的共同特征

　　1. 人格障碍开始于童年、青少年或成年早期,并一直持续到成年乃至终生。没有明确的起病时间。

　　2. 人格显著持久偏离正常,从而形成与众不同的行为模式,如情绪不稳、易激惹、情感冷漠等。行为常受本能欲望、偶然动机的驱使,缺乏目的性、计划性和完整性,自制力差。

　　3. 可能存在脑功能损害,但一般没有明显的神经系统形态学病理变化。

　　4. 人格障碍主要表现为情感和行为异常,但认知能力、意识状态、智力均无明显缺陷。一般没有幻觉和妄想,可与精神病性障碍相鉴别。

　　5. 多数人格障碍患者对自身人格缺陷无自知力,难以从失败中吸取教训,尽管经常碰壁、冲突不断。

　　6. 人格障碍患者一般能应对日常工作和生活,能理解自己行为的后果,也能在一定程度上理解社会对其行为的评价,主观上往往感到痛苦。

(二)人格障碍的诊断标准

　　根据ICD-11,人格障碍的诊断标准为:

1. 症状表现　至少下列一项：

（1）自我领域功能（如身份、自我价值、自我认识的准确性、自我引导）的问题。

（2）人际功能受损（如建立与维持相互满意的人际关系的能力、理解他人感受的能力、对人际关系中冲突的管理能力受损）。

2. 持续时间　持续一段较长的时间（如 2 年或更长）。

3. 表现形式　紊乱可表现在认知模式、情感体验、情感表达、适应性行为等领域，且在范围广阔的各种人际或社交情境中出现（即不局限于一种人际关系或社会角色）。

4. 归因特点　此种行为模式的紊乱表现与生长发育的情况不一致，且不能归因为社会文化因素（如社会 - 政治冲突）。

5. 不良影响　行为模式的紊乱与巨大的痛苦，或个人、家庭、社交、学业、职业及其他重要领域功能的显著损害相关。

三、人格障碍的类型

在确诊基础上，ICD-11 进一步区分了人格障碍的严重程度及特征维度。

（一）严重程度区分

1. 轻度人格障碍（mild personality disorder）　人格问题仅仅影响人格功能的一部分领域，且在一些情境中可不表现。可以维持一般的人际关系和职业角色，但也会存在一些问题。功能的损害可表现为仅限于一部分领域的较严重损害，也可以表现为较多领域受影响，但程度相对较轻。

2. 中度人格障碍（moderate personality disorder）　人格问题影响到人格功能的多个领域（如同时影响到自我身份、构建亲密关系、冲动控制），导致人际关系存在明显的问题，可表现为冲突、回避、拒绝或极度依赖等，有时会对自我或他人造成伤害，但有一部分领域的功能仍能维持。

3. 重度人格障碍（severe personality disorder）　人际功能受到严重影响，以至于所有的人际关系都存在问题，无法履行正常的社会和职业角色，常导致对自我和他人的严重伤害。

（二）特征维度区分

1. 负性情绪型（negative affectivity）　核心表现是泛化的负性情绪。负性情绪是常见的表现。具体包括：经历泛化的负性情绪，频率和强度与所处的情境不匹配；情绪不稳定和情绪调节的能力弱；消极态度；低自尊、低自信；对他人的怀疑和不信任。

2. 分离型（detachment）　核心表现是个体有保持人际关系距离和情感距离的倾向。具体包括：回避社交互动，缺少朋友；回避亲密关系，情感的保留、冷漠；受限的情感表达和体验。

3. 社交紊乱型（dissociality）　核心表现是个体不在乎他人的权益和感受，自我中心且缺乏同理心。具体特征包括：权利感，期望他人的尊敬，积极或消极寻求关注的行为，考虑问题时总是顾及自己而不考虑他人。

4. 解离型（disinhibition）　核心表现是个体在受到外在或内存刺激（感觉、情感和思想）时鲁莽行动、不考虑可能的负性后果的倾向。具体特征包括：冲动，分心，不负责任，鲁莽和缺乏计划性。

5. 强迫型（anankastia）　核心表现是个体过度关注自己及他人的行为，并对其进行控制和约束。具体特征包括：完美主义、严格控制情感表达，倔强顽固和不懂变通，做事规避风险、持续而坚忍、小心谨慎。

6. 边缘型（borderline）　可适用于广泛不稳定的人格紊乱模式的个体，如人际关系、自我印象、情感不稳定，并伴有明显的冲动行为。表现为以下特征：疯狂努力以避免被抛弃（真正的或想象的）；不稳定而强烈的人际关系模式；明显而持续的自我印象或自我感觉不稳定；在高度负性的情感中行为鲁莽的倾向；反复发作的自我伤害；心境反应明显，导致情感不稳定；慢性空虚感；不适当的、难以控制的愤怒；在情绪高度唤起时出现短暂的分离性症状或精神病样特征。

四、人格障碍的治疗要点

由于人格障碍的病因与发病机制复杂，对其本质研究未取得根本突破。人格的形成是一个长期的过程，变化也比较缓慢，治疗比较困难。根据病情，多种方法灵活运用，坚持治疗，对行为予以矫正可以发挥一定的作用。因此，需要医务人员的极度耐心和家属及患者的密切配合。

（一）心理治疗

心理治疗很有帮助，主要目标是帮助患者最大程度地降低人格特征与生活方式、行为方式、生活环境之间的冲突，减少人格障碍带来的负面影响。根据患者的具体情况，可采用不同的心理治疗方法，帮助患者建立良好的行为模式、生活方式，矫正其不良习惯。

心理治疗是否有效取决于在治疗前能否真正建立医患/护患之间的信任关系，同时，治疗过程中家庭成员的行为也会对患者的行为与心理产生重要影响，因此家庭成员的介入也是十分必要的。

（二）药物治疗

尽管药物不能改善人格结构，只能对症治疗，但可以改善症状。

1. 抗精神病药　主要用于有认知障碍的人格障碍患者及情绪不稳定的患者，可选择利培酮、奥氮平、喹硫平、阿立哌唑、齐拉西酮、氟哌啶醇等。

2. 情感稳定剂　主要用于以情绪不稳定为特征的人格障碍类型及有冲动、攻击行为的患者，可选择碳酸锂、卡马西平、丙戊酸盐等。

3. 抗焦虑、抑郁、强迫药物　可选择的药物包括抗焦虑、抗强迫作用突出的抗抑郁药，如氯米帕明、舍曲林、氟伏沙明等，也可以选择苯二氮䓬类药物或其他抗焦虑药。

4. 其他药物　哌甲酯（利他灵）对成人的行为躁动、情绪不稳定也有一定的效果。

（三）教育和训练

有些人格障碍患者可能存在程度不等的危害社会行为，被收容于工读学校等机构，对其行为矫正有一定帮助。有的患者随着年龄的增长，也可能逐渐缓和。

五、人格障碍患者的护理

（一）护理诊断

1. 有（对自己或他人）施行攻击行为的危险　与缺乏自我控制、情绪不稳定、充满敌意、易激惹、易冲动及自我认识扭曲有关。

2. 偏执、多疑　与缺乏信任感、无道德观念、对善恶是非缺乏正确判断有关。

3. 个人调适不良　与急切满足眼前欲望及操纵行为有关。

4. 自我概念紊乱　与自卑、不安全感、社交改变有关。

5. 社交障碍　与不能正确地自我评价和缺乏人际沟通技巧、社会行为和社会价值不被接受、无责任心、无爱心及冲动行为有关。

（二）护理措施

1. 安全护理　提供安全、安静的环境，避免各种激惹因素；加强病区环境检查，发现设施损害及时修理；与患者商定行为限制条例；采取积极措施，预防意外发生；加强病房巡视，及时发现病情变化，并做好护理记录。同时，护士也应注意自己的安全，做好自我保护。

2. 生活护理　根据患者的病情确定护理等级、饮食种类，合理安排患者的生活起居。向患者详细介绍病房情况及各种规章制度。加强患者的生活管理，按时休息、服药，督促患者参加集体活动,培养良好的卫生习惯。

3. 心理护理

(1)建立良好的护患关系。主动接触患者,表达对患者的尊重和关怀,了解其心声,理解其感受,满足其合理需求,以取得信赖。

(2)在良好护患关系的基础上,适时以诚恳的态度明确地告知患者不能接纳其反社会行为,与患者讨论、分析不良行为对人对己的危害性,并鼓励其改进。

(3)要求患者尊重他人的人格和人权,不能只考虑满足个人需要,学会凡事要为别人着想,逐步做到能根据实际情况适当延迟满足个人的欲望。

(4)创造条件让患者表现个人的合理行为。当理想的行为出现时,及时给予鼓励和肯定,指导患者逐步学会适当的人际交往和培养正向情感。

(5)帮助患者建立正确的价值观和人生观,树立信心,努力纠正自身的个性缺陷。帮助患者练习和增进社交技巧,增进人际关系。

4. 特殊护理

(1)与患者商讨制定行为限制的条例,告知违规的后果,增强其自控能力,防止发生冲动行为。

(2)鼓励患者用语言表达愤怒和敌意,指导患者用社会所能接受的方式表达内心感受。

(3)当患者出现攻击行为先兆时,应有相当数量的工作人员出现在患者周围,展示力量以暗示患者要克制自己的行为。

(4)当患者出现冲动行为时,要及时用简明的言语、坚定的语调劝说患者,可采取保护性隔离,必要时加以约束;按医嘱给予镇静药;向患者讲解目前所做处理的必要性;对于攻击行为,工作人员必须采取坚决和一致的态度,以及相应的护理措施。

5. 康复治疗和护理　提供适宜的环境,制定特定的规则和限制,定期召开会议,开展集体治疗,使患者学习按规范进行日常生活、人际交往、工作、劳动等,以利于建立新的行为模式。

（三）健康指导

1. 儿童早期教育指导　一般来说,与人格障碍形成密切相关的品行障碍在童年或少年阶段即出现,并贯穿整个生命过程,因此,预防尤为重要。应重视儿童早期教育,家庭、幼儿园、学校要对孩子的不良行为及时纠正。

2. 家庭成员指导　家庭成员需要了解人格障碍形成的原因,意识到家庭成员所扮演的重要角色;家庭成员根据患者人格障碍的临床特点,有针对性地、有耐心地、以积极的态度帮助患者。人格障碍的恢复是一个长期过程,所造成的影响可能比较大,家庭成员要接纳、包容患者,创造舒适的家庭环境与和谐的人际关系。

3. 疾病知识指导　人格障碍的特点决定了患者行为方式的改变非常缓慢,治疗及护理的目标应注重长期目标。短期目标必须与现实情况相符合。若治疗期间未达到目标,应将情况介绍给家属和社会相关机构,使治疗能继续下去。

第二节　性心理障碍患者的护理

一、概　述

性心理障碍（psychosexual disorder）的特征是持续而强烈的异常性唤起模式,表现为关于性的想法、性幻想、性冲动或行为。性唤起模式涉及他人,而涉及的对象由于年龄或身份状态,其意志被违背或无同意的能力,或异常的性唤起模式为个体带来了明显的痛苦。性心理障碍也包括性唤起模式仅涉及单独或同意个体的、但仍带来明显痛苦的行为（这种痛苦不仅仅是异常性唤起模式被他人拒绝或担心遭到他人拒绝而引起的），或有造成伤害的显著风险（甚至可能致命）的行为。

性心理障碍患者触犯社会规范，大多数不是道德败坏、流氓成性或性欲亢进。他们具备正常人的道德伦理观念，一般社会适应良好，对寻求性欲满足的异常行为方式有充分的辨认能力，事后大多有愧疚之心，但往往难以控制自己。

性心理障碍区别于人格障碍，不具备人格障碍所具有的特征。性心理障碍不等同于性犯罪。性犯罪是法律概念，其中包含性心理障碍患者的违法行为。

二、性心理障碍的病因与发病机制

性心理障碍的成因复杂，个体差异大，其病因与发病机制尚未阐明，通常是生物、心理、社会因素综合作用的结果。

（一）生物学因素

内分泌学研究多源于一些动物实验，但在人类，患者内分泌激素变化和子代性行为变化的病因学意义并无一致的结论。也有人认为胎儿期的雄激素水平影响成人后大脑对性活动的控制能力。临床观察和动物实验提示，大脑半球的不对称及皮质下、下丘脑边缘系统的异常在性心理障碍行为的发生中发挥了作用，优势半球的神经病理改变及下丘脑 - 垂体 - 内分泌的异常，为异常行为的表达提供了物质基础。

（二）心理因素

心理因素可能在性心理障碍的病因学中占主导地位。行为医学强调后天环境的影响，认为性心理障碍是个体在生活中通过学习而获得的，儿童早年的一些无关刺激通过某种偶然的机会与性兴奋相结合，形成了条件联系。弗洛伊德认为性心理障碍与其性心理发展过程中遇到挫折走向歧途有关。

（三）社会因素

性心理障碍的产生与社会文化有一定关系，不同的社会环境、社会风气可能为性心理障碍的形成提供了土壤。

与异性交往不顺畅是性心理障碍形成的原因。如正常的异性恋遭受阻挠，或在结交异性朋友时遭到失败，特别是与性伴侣缺乏满意融洽的关系等。

重大的负性生活事件是性心理障碍形成的基础。如遭受某种生活事件、事业上的失败、压力等，或长期生活压力过大。

儿童早期家庭生活中的不良因素是性心理障碍形成的重要原因。儿童早期受到家庭环境中性刺激、性兴奋经验的作用和影响。如儿童、少年时遭受成年人的性玩弄、强奸，在成年人教唆下过早形成的频繁自慰习惯等。

社会不良性文化的影响是性心理障碍形成的外在诱因。暴露于淫秽、色情物品下的观众可产生原发性损害，如持续手淫等；还可产生继发性损害，如对性问题的认识、态度扭曲而导致特殊效应，如对女性性侵犯等；在青春期或儿童期受到不良的诱导也是导致性变态的原因之一。

三、性心理障碍的类型

（一）暴露障碍（exhibitionistic disorder）

在公共场所，向不知情的他人暴露自己的生殖器官。通常患者没有意愿、也不会邀请被害者进行更近的接触。诊断暴露障碍还要求个体必须有基于这种关于性的想法、幻想或冲动的实际行为,或感到明显的痛苦。

(二)窥视障碍(voyeuristic disorder)

在他人不知情的情况下,窥视其裸体(如窥视他人更衣或进行性行为),以获得性刺激。诊断窥视障碍还要求个体必须有基于这种关于性的想法、幻想或冲动的实际行为,或感到明显的痛苦。

(三)恋童障碍(pedophilic disorder)

涉及对象是青春期前的儿童。诊断恋童障碍还要求个体必须有基于这种关于性的想法、幻想或冲动的实际行为,或感到明显的痛苦。对于青春期前后年龄近似的儿童之间的各种性行为,不能做出恋童障碍的诊断。

(四)强迫性性施虐障碍(coercive sexual sadism disorder)

对非同意的他人实施躯体或心理上的虐待。诊断强迫性性施虐障碍还要求个体必须有基于这种关于性的想法、幻想或冲动的实际行为,或感到明显的痛苦。

(五)摩擦障碍(frotteuristic disorder)

在公共场合,涉及对非同意的他人的触碰或摩擦。诊断摩擦障碍还要求个体必须有基于这种关于性的想法、幻想或冲动的实际行为,或感到明显的痛苦。

(六)涉及非同意个体的其他性心理障碍(other paraphilic disorder involving non-consenting individuals)

性唤起的目的涉及意志被违背或无同意能力的对象,内容未限定于其他已被命名的性心理障碍(如涉及遗体或动物的性唤起模式)。基于这种关于性的想法、幻想或冲动,个体必须有实际行为,或感到明显的痛苦。

(七)涉及单独行为或同意个体的性心理障碍(paraphilic disorder involving solitary behaviour or consenting individuals)

涉及已同意的成年人,或仅为单独行为。诊断此障碍必须符合以下两者之一:

1. 性唤起模式的异常性质对个体造成了明显的痛苦,这种痛苦不仅仅是异常性唤起模式被他人拒绝或担心遭到他人拒绝而引起的。

2. 性心理异常行为的性质具有显著的风险造成伤害,甚至可能是致命的,包括对个体及其伴侣的风险(如性窒息)。

四、性心理障碍的治疗要点

(一)性心理教育

1. 儿童期性别角色教育　性别角色的健康指导应从 4 个方面着手:①给予正确的角色期盼和性别角色装扮;②予以正确的性别角色行为引导,根据儿童性别特点开展有益于性别角色形成的游戏活动;③给予相应性别角色的知识教育(性知识、性道德)和心理诱导;④家长要认真扮好自身的性别角色,给儿童做好榜样。

2. 性知识教育　青少年时期性知识教育是至关重要的课题。青少年甚至大学生的性知识目前主要来源于科普书刊和文艺宣传,极少得到父母及社会的关注和指导。针对不同年龄段青少年,应进行有关性生理、性心理、性解剖、恋爱婚姻等方面的知识教育。

3. 性道德教育　性道德指规定个人性行为的道德规范。性道德标准应具备自愿原则、无伤害原则、爱的原则。具备性道德观念,可以正确控制生理本能表现出的性要求,可以使自己的恋爱及婚姻家庭沿着健康、美好的方向发展。

(二)性心理咨询与治疗

主要以心理治疗为主,且需要长期治疗。

1. 药物治疗　主要目的是缓解性心理障碍患者伴有的焦虑、抑郁等情绪,降低个体的性驱力,减弱带有强制性的异常性观念。

（1）抗焦虑药:用于治疗焦虑情绪。丁螺环酮常用且最具效果,但需长时间维持用药,停药有复发危险。

（2）抗抑郁药:患者常具有抑郁障碍的诸多特点,且抗抑郁药具有肯定的中枢和外周抑制性欲和性反应的药理作用。目前使用较多的药物有氯米帕明、氟西汀及帕罗西汀等。

（3）抗精神病药:可以改善带有偏执色彩的变态观念,减弱患者的性驱力,对抗冲动行为和焦虑情绪。可考虑使用利培酮、奥氮平。

2. 心理治疗

（1）支持性心理治疗:针对患者出现的焦虑、抑郁、恐惧、害怕的心境,给予解释、疏导等支持疗法。

（2）认知领悟疗法:指出患者行为的危害性,有些甚至是违法的,不符合道德要求,对个人的生活、学习和工作均有重要影响,帮助患者认识自我,激发内在的治疗欲望。

（3）厌恶疗法:厌恶刺激与变态观念和行为反复结合,以期达到消除变态观念和行为的目的。

（4）其他心理治疗:对不同类型患者采用不同的心理治疗,如系统脱敏疗法、暴露冲击疗法、婚姻疗法等。

五、性心理障碍患者的护理

（一）护理诊断

1. 性生活型态改变　与社会普遍公认的性观念偏离有关。
2. 有攻击行为的危险　与性施虐等异常性心理有关。
3. 社交障碍　与性心理异常导致的羞愧、自卑等心理有关。

（二）护理措施

性心理障碍患者以变态性行为获得快感,这些行为有悖道德和法律观念。因此,多具有隐匿性,即使本人意识到是一种病态,也不积极求医。有的导致犯罪,受到法律的制裁;有的被配偶或亲人发现后强迫就医,因这种行为被揭露,常表现为抑郁、焦虑、自责情绪等。护理要点主要有:

1. 安全护理　性变态患者多自卑及唯唯诺诺,不敢主动与护士接触。在与患者接触的过程中,护士既要大方,又要严格要求患者在住院期间克制自己的病态行为,不能侵犯周围患者,遵守法律及道德规范。

2. 生活护理　合理安排患者的饮食及睡眠,在治疗期间适当安排患者参加工娱治疗,注意观察病情变化,一旦发现患者出现性变态行为应立即报告医生及时处理。

3. 心理护理　对于性变态行为,只要患者愿意治疗,护士首先要向患者宣传法制观念,让患者明白性变态行为破坏了社会道德且触犯法律,其次要告诉患者想取得治疗的成功必须有毅力,对治疗有决心和信心是治疗成功的关键。另外还要引导患者向正常性行为的方向发展,帮助患者分析导致性变态的原因,向患者宣讲社会伦理道德规范,并加以正确引导及解释。

4. 特殊护理　对抑郁、焦虑、自责等情绪做出恰当的护理诊断,制定可行的护理计划（短期目标和长期目标）、护理措施,并及时评价结果,从中找出新的问题等,这是一个动态的长期过程。

5. 健康教育　性心理障碍患者不能长久住院,因此护士要向其家属宣教有关护理知识,以巩固疗效。

（龚　超）

扫一扫，测一测

? 复习思考题

1. 简述人格障碍的临床特点。
2. 简述人格障碍患者的护理要点。
3. 简述性心理障碍患者的护理要点。
4. 案例思考题

　　王某，男，20岁，大学生。性格内向腼腆，不善于与女生交往，基本不和女生说话，偶尔和女生说话会脸红。多次趁天蒙蒙亮的早晨或黄昏，向在学校公园读书的女生露出生殖器官，因女生受到惊吓而感到性满足。一次在公交车站对下车的陌生女性暴露生殖器官，被其他人扭送到派出所。

　　请思考：

（1）上述案例中王同学属于哪种性心理障碍？

（2）此类性心理障碍主要临床特点有哪些？

（3）列出主要护理措施。

第十四章 神经发育障碍患者的护理

PPT 课件

知识导览

学习目标

掌握常见神经发育障碍的临床表现和护理措施。熟悉常见神经发育障碍的护理评估和治疗原则。了解常见神经发育障碍的病因与发病机制。

ICD-11 精神、行为与神经发育障碍分类中，神经发育障碍包括智力发育障碍、发育性言语或语言障碍、孤独症谱系障碍、注意缺陷多动障碍、发育性学习障碍、运动障碍等，抽动障碍归入神经系统疾病中的运动障碍。本章简要介绍几种临床常见的神经发育障碍及抽动障碍的临床特点和护理。

第一节 智力发育障碍

案例分析

患儿，男，小学二年级学生。因"学习成绩差"就诊。患儿 1 岁半开始学习走路，2 岁开始学习喊"爸爸""妈妈"，4 岁时进幼儿园，自我照顾能力比其他同龄儿童差。患儿 7 岁入小学，老师发现其上课时能安静听课，但反应慢，记忆力差，经常不能独自完成课堂作业，小学语文、数学最多考 10 多分，在家里需要母亲辅导才能完成家庭作业。在家性格温顺，能从事打扫卫生、叠被子等简单家务。患儿系第一胎，母孕期正常，分娩时发生脐带绕颈。既往无重大疾病史，父母非近亲结婚，无精神病和神经疾病家族史。躯体检查无阳性体征。精神检查时合作、安静，能认真回答问题，语言表达简短。韦氏儿童智力量表测验总智商 64，言语智商 60，操作智商 62。

请思考：

1. 该患儿的临床诊断是什么？
2. 如何对该患儿及其家属进行健康教育？

智力发育障碍（intellectual developmental disorder）在 ICD-10 中称精神发育迟滞（mental retardation，MR），是发生于发育阶段，即中枢神经系统发育成熟（18 岁）之前，以智力发育迟缓和社会适应能力低下、未能达到相应年龄水平为主要临床表现的一种神经发育障碍。智力发育障碍的患病率及发病率在不同的国家或地区存在较大差异，可能与调查采用的诊断标准、方法和工具不一致有关。2006 年第二次全国残疾人抽样调查显示，我国儿童智力低下者占儿童总数的 1.07%。

一、病因与发病机制

从胎儿到 18 岁以前影响中枢神经系统发育的因素都可能导致智力发育障碍，目前已明确的病因主要有以下几个方面：

（一）遗传因素

包括染色体异常、基因异常和颅脑先天性畸形等。

（二）围生期有害因素

孕产期感染、药物、中毒、妊娠毒血症均能对胎儿大脑造成损伤。孕产期的各种并发症，如先兆流产、妊娠高血压、前置胎盘、母亲妊娠年龄偏大、长期心理应激、分娩过程中脑损伤、产程延长、脐带绕颈等均可造成中枢神经系统损害。

（三）出生后不良因素

出生后中枢神经系统感染、核黄疸、新生儿肝炎、败血症、颅脑损伤、营养不良、中毒均可使儿童大脑功能损害，导致智力低下和社会适应不良。

（四）心理社会因素

发育期的社会环境因素，特别是婴幼儿期的教育、心理都会对儿童的智力发育造成影响。儿童不能接受文化教育或接受文化教育的机会被剥夺，也是引起智力发育障碍的原因，但此类儿童智力发育受损的程度一般不严重，适应能力一般不受影响或影响程度小，且很少有其他方面的损害，一旦有接受文化教育的机会，患者的智力水平可有提高。

二、临 床 表 现

主要表现为不同程度的智力低下和社会适应困难。WHO 根据智商（IQ）水平将智力发育障碍分为以下 4 个等级：

（一）轻度

约占全部智力发育障碍的 85%，智商在 50～69 之间，成年以后可达到 9～12 岁的心理年龄。患者在幼儿期即可表现出智力发育较同龄儿童迟缓，如语言发育迟滞，词汇不丰富，理解能力和分析能力差，抽象思维不发达，适应社会能力低于正常水平。就读小学以后学习困难，学习成绩较差，经努力可勉强完成小学学业。患者能进行日常的语言交流，但对语言的理解和使用能力差。

（二）中度

约占智力发育障碍的 10%，智商在 35～49 之间，成年以后可达到 6～9 岁的心理年龄。能做简单的家务劳动，但质量差、效率低。部分患者可自理简单的日常生活，成年时期不能完全独立生活。少数患者伴有躯体发育缺陷和神经系统异常的体征。

（三）重度

约占智力发育障碍的 3%～4%，智商在 20～34 之间，成年以后可达到 3～6 岁的心理年龄。患者从小就表现出躯体及运动功能发育迟缓，在监护下生活，不能进行生产劳动。社会适应能力明显缺陷，一切日常生活均需别人照护，不知危险和防御。言语发育明显障碍，或只能学会一些简单的词句，不能理解别人的言语。运动功能发育受限，严重者不能坐、立和行走。常合并较重的脑部损害。

（四）极重度

约占智力发育障碍的 1%～2%，智商在 20 以下，成年以后可达到 3 岁以下的心理年龄。患者终生需别人照料，无法接受训练。没有语言能力，既不会说话也听不懂别人的话，仅以尖叫、哭闹等来表达需求，感知觉明显减退，对危险不会躲避，不认识亲人及周围环境。多数患者因生存能力薄弱及严重疾病而夭折。

三、防 治 要 点

治疗的原则是早发现，早诊断，查明原因，早期干预；以教育和康复训练为主，药物治疗为辅。智力发育障碍一旦发生难以逆转，因此重在预防。预防措施包括产前遗传性疾病监测和遗传咨询、围生期保健和积极治疗围生期并发症、产前先天性疾病的诊断、新生儿遗传代谢性疾病复查、高危儿童的健康复查、预防和尽早治疗中枢神经系统疾病，另外，加强全社会的健康教育和科普宣传，提倡非近亲结婚、科学健康的生活方式等，都是预防的重要方法。对某些智力发育障碍病因明确者，在特殊教育训练的同时，应针对病因治疗，促进或改善脑细胞功能，以防止病情发展，有利于康复。如苯丙酮尿症、半乳糖血症给予特殊饮食，先天性甲状腺功能减退给予激素替代治疗等。对于不同的精神症状给予相应的对症治疗，若患者伴有精神运动性兴奋、攻击行为或自伤行为，可选用利培酮、氟哌啶醇、奋乃静。

知识链接

活动观察训练

　　活动观察训练（action observation training，AOT）是一种先进行动作观察再进行动作模仿的训练方法，通过激活大脑镜像神经元，提高大脑运动皮质的兴奋性，增加皮质的可塑性，改善运动功能。让患者主动观察人（微笑、伸舌、点头和面部表情变化等）或物体（玩具、个性化和特殊的仪器设备），并进行反复主动的模仿训练，有效促进运动功能及认知发展。对正常儿童、特需儿童和遗传病（Williams 综合征、普拉德 - 威利综合征和唐氏综合征等）儿童均有效，并且可改善健康成年人的大脑灰质结构，从而促进大脑的可塑性和功能。

第二节　孤独症谱系障碍

案例分析

　　徐某，男，3 岁。其父亲诉患儿 6 个月时便觉得有异于其他儿童，吃奶时从不看母亲的脸，也不抚摸母亲的乳房。年龄稍长时不能参与到周围小朋友的游戏中，喜欢独处于偏僻的角落，对亲人的关爱不予理睬。1 岁半时会叫"爸爸""妈妈"，会说一些简单的话。后来逐渐沉默不语，不与父母交流，拒绝父母的拥抱。对正常儿童喜欢的游戏、玩具不感兴趣，喜欢长时间盯着天花板，刘呼唤没有反应。

　　请思考：

　　1. 该患儿的临床诊断是什么？

　　2. 如何对该患儿及其家属进行健康教育？

　　孤独症谱系障碍（autism spectrum disorder，ASD）以往称广泛性发育障碍。该病起病于婴幼儿期，主要表现为不同程度的社会交往障碍、语言发育障碍、兴趣狭窄和行为方式刻板三组症状，多伴有智力障碍，预后差。此病以男孩多见。

一、病因与发病机制

　　遗传与环境的多种病因综合作用于中枢神经系统导致精神障碍。有关因素如下：

（一）遗传

　　遗传因素对孤独症谱系障碍的作用已明确。家系研究发现孤独症谱系障碍同卵双生子和二卵双生子的同病率分别为 96% 和 27%，常染色体 2 号和 7 号上有孤独症谱系障碍相关基因，约 15% 患者存在基因突变。

（二）神经递质

多种神经递质功能失调与孤独症谱系障碍有关。如研究发现 5- 羟色胺和 γ- 氨基丁酸抑制系统异常。

（三）大脑发育可塑性异常

脑结构磁共振研究发现，不同年龄阶段的孤独症谱系障碍患者脑体积与正常对照组有差异，推测患者在大脑发育可塑性关键期存在异常。

（四）免疫系统异常

孤独症谱系障碍患者免疫系统可能存在缺陷，如有研究发现胎儿的淋巴细胞对母亲抗体产生反应，导致胎儿神经系统受损的可能性增加。

二、临床表现

（一）社会交往障碍

患者不能与他人建立正常的人际交往方式。在婴儿期表情贫乏，缺乏期待父母和他人拥抱、爱抚的表情或姿态，也无享受到爱抚时的愉快表情，甚至对父母和别人的拥抱、爱抚予以拒绝。患儿表现为极度孤独，亲情淡漠，与自己的家人及周围人都没有太多的情感联系，常常回避与他人的目光接触，对环境缺乏兴趣，也不与外界接触。

（二）语言交流障碍

患者语言发育明显落后于同龄儿童，这是多数患者就诊的主要原因。一般在 2～3 岁时还不能说出有意义的单词和最简单的句子，不能用语言进行人际交流。4～5 岁开始说单词、简单的句子，但仍然不会使用代词，或者错用代词，如常用"你"和"他"来代替自己，说话语句平淡，缺乏语调和感情，不会主动与人交谈，也不会向他人提出问题。

（三）兴趣狭窄、刻板重复动作

患儿对于正常儿童所热衷的游戏、玩具都不感兴趣，而喜欢玩一些非玩具性的物品，如瓶盖，或观察转动的电风扇等，并且可以持续数十分钟甚至几个小时而没有厌倦感。患者固执地要求保持日常活动程序不变，如每天吃同样的饭菜，出门走同样的路线，在固定的时间和地点解大小便，上床睡觉的时间、所盖的被子都要保持不变。若这些活动被制止或行为模式被改变，患者会表示出明显的不愉快和焦虑情绪，甚至出现反抗行为、发脾气。患者可有重复刻板动作，如反复拍手、转圈、用舌舔墙壁、跺脚等。

（四）智力障碍

75%～80% 患者伴有不同程度的智力障碍。智能损害模式具有特征性，即智能的各方面发展不平衡，智力测验显示患儿的操作智商高于语言智商，一些患儿有较好的机械记忆力、空间视觉能力，能熟记日历、火车时刻表、汉字、车牌号、广告词等。50% 左右的患儿为中度以上智力缺陷（智商小于 50），25% 为轻度智力缺陷（智商为 50～69），25% 智力正常（智商大于 70）。智力水平正常或接近正常者被称为高功能型孤独症谱系障碍，有明显智力损害者被称为低功能型孤独症谱系障碍。

（五）其他症状

多数患者有注意缺陷和多动症状，约 20% 合并抽动症状，30% 有脑电图异常，12%～20% 伴有癫痫发作并以大发作类型居多。其他症状有强迫行为、自伤行为（如咬手腕）、攻击破坏行为、违拗、作态、拔毛行为、偏食、拒食、怪癖，视觉、听觉迟钝或过分敏感，对疼痛和外界刺激麻木而对狗叫声和光线敏感。

三、治 疗 要 点

迄今为止,儿童孤独症谱系障碍尚无特效治疗方法,但综合治疗对多数患儿都有所帮助,其中少数可获得明显好转。

(一)教育训练

教育训练是治疗儿童孤独症谱系障碍最有效、最主要的方法,目标是促进患者语言发育,提高社会交往能力,掌握基本生活技能和学习技能。

(二)心理治疗

多采用行为治疗。方法有:

1. 强化训练 以正性强化为主,促进患儿各项能力发展。训练强调高强度、个体化、系统化。

2. 儿童治疗教育课程训练 根据孤独症谱系障碍儿童能力和行为特点设计个体化的训练内容,针对患儿语言交流及感知觉、运动等各方面所存在的缺陷进行教育,核心是增进孤独症谱系障碍儿童对环境、教育和训练内容的理解和服从。

3. 人际关系训练 包括格林斯潘(Greenspan)建立的地板时光疗法和葛斯汀(Gutstein)博士建立的人际关系发展干预疗法。

(三)药物治疗

目前尚无特异性治疗药物,药物治疗也无法改变孤独症谱系障碍的自然病程,但药物可以改善患者的一些情绪和行为症状,如情绪不稳、注意缺陷和多动、冲动行为、攻击行为、自伤和自杀行为、抽动和强迫症状及精神病性症状等。有利于维护患者自身或他人安全、顺利实施教育训练及心理治疗。药物治疗应遵从小剂量、短疗程原则。

第三节 注意缺陷多动障碍

案例分析

邢某,男,6岁。平时性格外向、胆大、多动,上学期间经常注意力不集中,东张西望,不停转动手中的铅笔,将橡皮滚来滚去,不停地翻书并将书本撕成一条一条的,坐在椅子上来回扭动,并且爱发出怪异的声音,扰乱课堂秩序,经常忘记完成老师布置的作业。做事丢三落四,经常遗失自己的随身物品。

请思考:

1. 该患儿的临床诊断是什么?

2. 如何对该患儿及其家属进行健康教育?

注意缺陷多动障碍(attention deficit/hyperkinetic disorder,ADHD)又称儿童多动症,是最常见的神经发育障碍,主要表现为与年龄不相称的注意力不集中、过度活动、行为冲动,通常智力正常或接近正常,但常伴有学习困难及多种共病,导致社会功能受损,是物质依赖、反社会人格、违法犯罪的高危人群。

一、病因与发病机制

本病的病因与发病机制尚不清楚,目前认为由遗传和环境等多因素相互作用所致。相关病因与发病机制如下：

（一）遗传因素

家族研究、双生子研究、领养研究和分子遗传学研究支持遗传因素是 ADHD 的重要发病因素。遗传度平均为 80%。

（二）神经生化

目前公认的有多巴胺、去甲肾上腺素及 5- 羟色胺假说，发现患者中枢神经系统多巴胺和去甲肾上腺素神经递质的功能低下，5- 羟色胺功能亢进。

（三）神经解剖和神经生理结构

磁共振成像（MRI）发现患者额叶发育异常和双侧尾状核头端不对称。功能 MRI 还发现 ADHD 患者存在脑功能缺陷，如额叶功能低下，在额叶特别是前额叶、基底节区、前扣带回皮质、小脑等部位功能异常激活。

（四）环境因素

患者母亲妊娠年龄大、吸烟和饮酒，患者早产、产后出现缺血缺氧性脑病或有甲状腺功能障碍，儿童期病毒感染、脑炎、脑膜炎、癫痫及接触某些毒素和药物等均与 ADHD 的发生有关。

（五）社会、家庭和心理因素

家庭破裂，父母教养方式不当，父母性格不良，家庭经济困难，住房拥挤，童年与父母分离、受虐待，学校的教育方法不当等。

二、临 床 表 现

（一）注意障碍

注意障碍是本病的最主要症状。表现为听课、做作业或其他活动时注意难以持久，容易因外界刺激而分心，或常常不断从一种活动转向另一种活动。患者在活动中不能注意到细节，经常因为粗心发生错误。与成人交谈时心不在焉，似听非听。经常有意回避或不愿意从事需要较长时间持续集中精力的任务，如做课堂作业或家庭作业，也不能按时完成作业或指定的其他任务。经常遗失玩具、学习用具，忘记日常的活动安排，做事拖拉、丢三落四。

（二）活动过多和冲动

与年龄不相称的活动过多为特征性表现。活动过多开始于幼儿早期，进入小学后因受到各种限制，表现得更为显著。表现为不论在家还是在学校都格外兴奋，不能安静听课，小动作多，坐不住，常干扰别人。

（三）学习困难

由于注意缺陷和多动症状影响患者在课堂上的听课效果、完成作业的速度和质量，致使学习成绩低于其智力所应该达到的水平。

（四）神经和精神发育异常

患儿精细动作、协调动作、空间位置觉等发育较差，如翻掌、对指运动、系鞋带和扣纽扣不灵便，分辨左右亦困难。少数患儿还可伴有言语发育迟滞、言语异常等。

（五）品行障碍

约半数患儿合并品行障碍，表现为攻击行为，如辱骂、打人、性攻击、破坏物品等，或一些不符合道德规范及社会准则的行为。

三、治 疗 要 点

根据患者及其家庭的特点制定综合性治疗方案。药物治疗能够短期缓解症状，对于疾病导致患者及其家庭的一系列不良影响则更多地依靠非药物治疗方法。

（一）心理治疗

主要有行为治疗和认知治疗。行为治疗是根据患儿的主要症状进行具体分类,对于不良的心理社会因素,常用正性强化、行为矫正、观察学习或消退法。认知治疗用于大龄患儿,帮助其认识造成不良行为的原因及用正确的认知来纠正错误的认知行为。

（二）药物治疗

常用药物为中枢神经兴奋剂,如哌甲酯或匹莫林,能改善注意缺陷,减轻多动及冲动,在一定程度上提高其学习成绩,改善患者与家庭成员的关系。也可小剂量使用抗抑郁药。

（三）家庭教育与学校培训

主要包括对家长的心理教育和教养技巧训练。采用单个家庭或小组的形式,内容包括:给父母提供良好的支持性环境,让其学会解决家庭问题的技巧,学会与孩子共同制定明确的奖惩协议,有效避免与孩子之间的矛盾和冲突,正确使用阳性强化方式鼓励孩子的良好行为。教师需要针对患者的特点进行教育,避免歧视、体罚或其他粗暴的教育方法,恰当运用表扬和鼓励的方式提高患者的自信心和自觉性,通过语言或中断活动等方式否定患者的不良行为。

第四节　抽动障碍

案例分析

患儿,男,8岁,小学三年级学生。因"不自主发出清嗓声和耸肩2年"就诊。患儿2年前无原因出现无法克制地清嗓,持续3个月后自行缓解。2个月前开始不自主耸肩、点头、歪嘴、清嗓、叫喊,因在课堂上无法克制而十分苦恼和自责。考试前或家长特别关注时发生频率明显增加,严重时每1~4分钟发生1次。患儿幼年生长发育正常。无神经精神障碍家族史。躯体检查无其他阳性发现。

请思考:

1. 该患儿的临床诊断是什么?

2. 如何对该患儿及其家庭进行健康教育?

抽动障碍(tic disorder,TD)是一种起病于儿童和青少年时期,以不自主地突发、快速、重复、非节律、刻板的单一或多部位运动抽动和/或发声抽动为特点的慢性神经精神障碍。根据病程和临床表现分为短暂性抽动障碍、慢性运动或发声抽动障碍、发声和多种运动联合抽动障碍(Tourette syndrome,TS)三种临床类型。TD多数起病于学龄期,流行病学调查显示,5%~20%的学龄儿童曾有短暂性抽动障碍史。

一、病因与发病机制

抽动障碍的具体病因不清,其发病机制可能是遗传、免疫、心理和环境因素共同作用的结果。发声和多种运动联合抽动障碍、慢性运动或发声抽动障碍以生物学因素,特别是遗传因素为主要病因。短暂性抽动障碍可能以生物学因素或心理因素之一为主要发病原因,也可能两者皆有。若以生物学因素为主,则容易发展成慢性运动或发声抽动障碍和多种运动联合抽动障碍;若以心理因素为主,则可能是暂时性应激或情绪反应,短期内自然消失。

二、临 床 表 现

（一）基本症状

主要症状是运动抽动和发声抽动，两类症状又可分别表现为简单或复杂性抽动两种形式，抽动症状发生在单个部位或多个部位。运动抽动的简单形式是眨眼、耸鼻、歪嘴、耸肩、转肩或斜肩等，复杂形式如蹦跳、跑跳和拍打自己等。发声抽动的简单形式是清理喉咙、吼叫、嗤鼻子、学犬叫声等，复杂形式是重复语言、模仿言语、秽语（骂脏话）等。抽动症状的特点是短暂、快速、突然、非节律性不随意运动，受意志控制在短时间内可以暂时不发生抽动症状，但却不能较长时间地控制。在受到心理刺激、情绪紧张、躯体疾病或其他应激情况时发作较频繁，睡眠时症状减轻或消失。

（二）临床类型

1. 短暂性抽动障碍（transient tic disorder）　又称一过性抽动障碍，为最常见的类型。主要表现为简单的运动抽动症状。起病于学龄早期，男性多见。患者多表现为简单的运动抽动，症状部位从头面部开始，如眨眼、挤眉、吸鼻、伸舌、点头等。少数患者可表现为简单的发声抽动症状，如清嗓、吼叫、学犬叫或发出"啊"等单调的声音。有些患者的抽动可固定同一部位，而有些患者的抽动部位可发生转化。抽动症状在一天内多次发生，持续2周以上，但不超1年。

2. 慢性运动或发声抽动障碍（chronic motor or vocal tic disorder）　多数患者症状为简单或复杂的运动抽动，少数患者症状为简单或复杂的发声抽动，在病程中不会同时有运动抽动和发声抽动。慢性抽动障碍病程持续，往往超过1年。

3. 发声和多种运动联合抽动障碍（combined vocal and multiple motor tic disorder）　又称图雷特综合征（Tourette syndrome）或抽动秽语综合征（Gilles de la Tourette syndrome）。以进行性发展的多部位运动抽动和发声抽动为主要特征。一般首发症状为简单运动抽动，以面部肌肉的抽动最多，呈间断性，少数患者的首发症状为简单的发声抽动。随病程进展，抽动的部位增多，逐渐累及肩、颈、四肢或躯干等部位，表现形式也由简单抽动发展为复杂抽动。其中约30%出现秽语症或猥亵行为。部分患者伴有重复语言和重复动作、模仿言语和模仿动作。40%～60%合并强迫性格和强迫症状，50%～60%合并注意缺陷与多动障碍。病程持续迁延，对患者的社会功能影响很大。

三、治 疗 要 点

根据临床类型和严重程度选择治疗方法。对于短暂性抽动障碍或症状较轻者可只采用心理治疗；对于慢性运动或发声抽动障碍、发声和多种运动联合抽动障碍或抽动症状严重者，则在药物治疗的同时采用心理治疗。

（一）心理治疗

主要包括家庭治疗、认知治疗和行为治疗等方法，调整家庭系统，减轻患者因心理应激因素所产生的抑郁、焦虑等不良情绪，并使患者掌握应对心理应激事件的方式，提高患者的社会适应能力。

（二）药物治疗

包括氟哌啶醇、硫必利、可乐定及非典型抗精神病药等。短暂性抽动障碍经治疗后症状可在短期内逐渐减轻或消失，预后良好。慢性运动或发声抽动障碍病程较长，但对日常生活、学习和社会适应能力影响不大。发声和多种运动联合抽动障碍的症状需服药较长时间才能控制，病情反复，预后较差。

第五节　神经发育障碍患者的护理

一、护 理 诊 断

1. 进食、沐浴、穿着、如厕自理缺陷　与神经发育障碍、认知障碍有关。
2. 有受伤的危险　与智力低下、认知及心境障碍、运动抽动症状有关。
3. 营养失调：低于机体需要量　与食欲减退、消化不良及能量消耗过多等有关。
4. 言语沟通障碍　与语言发育障碍和听力障碍有关。
5. 有对他人／自己实施暴力的危险　与易冲动、情绪不稳、控制力差有关。
6. 社交孤立　与学习能力下降、社会适应能力不足、注意缺陷、品行障碍等有关。
7. 执行治疗缺陷（家庭）　与监护人缺乏疾病知识有关。

二、护 理 措 施

（一）生活护理

首先要保证患儿的正常生活需求，评估患儿的生活自理能力，按程度分别进行进食、排泄、个人卫生等方面的不同方式的照顾护理。保证营养和入量，培养按时就餐的饮食习惯；合理安排作息时间，保证充足的睡眠和良好的生活规律。观察患儿的饮食、睡眠及大小便的次数、性质、量是否正常，并进行针对性护理干预。做好晨晚间护理，定期为患儿洗澡、更衣、理发、修剪指（趾）甲，保证良好的个人卫生，随季节变化增减衣物。

（二）安全护理

提供安全、安静的治疗环境，保护患儿的安全。特别是对情绪不稳、注意缺陷和多动、冲动行为、攻击行为、自伤和自杀行为、抽动和强迫症状及精神病性症状等有可能出现暴力行为时，护理人员应密切观察暴力行为发生的特点，对有兴奋躁动征兆者及时处理，减少兴奋躁动引起的伤害事故。已出现兴奋躁动者，给予保护性护理措施，减少不良刺激，积极治疗，尽量缩短兴奋过程，防止过度兴奋导致患儿脱水、躯体衰竭和并发症的发生。患儿的居住环境应简单实用，随时检查有危险隐患的物品和设施，如锐器、火柴、药品等；房间窗户应有相应的安全措施，禁止患儿进行攀爬、打闹等危险活动。在护理过程中，护理人员一定要保持耐心、态度和蔼，避免激惹患儿，减少对患儿的不良刺激。

（三）教育训练

教育训练对神经发育障碍的患儿来说具有很大的实际意义，应在专业人员指导下对患儿进行针对性训练和教育。

1. 生活技能训练　根据患儿智力水平及现有的生活技能状况，制定明确的可行性训练计划。首先从自我生活能力培养开始，如洗脸、穿衣、吃饭、扫地等，逐渐培养社会劳动技术。在实际的劳动中进行日常工具的性能和使用方法的教育，进而到职业技术教育，并根据患者的心理、生理和疾病差异，选择性进行职业指导。

2. 劳动技能训练　通过劳动技术的教育和训练使患者能自食其力，以减轻社会和家庭的负担。劳动和技术教育必须适合患者的智力水平和动作发展水平，注重现实性和适应性，重视安全教育及个别差异性。

3. 语言能力训练　语言障碍和缺陷常常成为神经发育障碍患者思维和智力发展的桎梏，要重视对言语障碍和缺陷的矫正，通过生活活动进行语言缺陷的矫正训练，使患儿能较好地使用语言进行社会交往和交流。根据患儿语言能力的水平,选择适当的语言训练内容。在日常生活中边做边学,将语言训练渗透到生活的每个环节。从认物、命名到表述,从简单的音节到完整的句子,训练患儿用语言表达自己的需要,达到一定程度时,让其参加语音交流游戏。此外,经常带领患儿接触社会、自然环境,如动物园、公园等,使其在感知事物中进行语言功能强化,扩大语言范围。训练时学校教育和家庭教育要密切配合,协同进行。

4. 注意力训练 寻找患者的兴趣点,逐渐增加注意力持续的时间。如通过游戏比赛的方式,让患者积极地参与其中,尽可能地渲染游戏比赛的气氛,不给患者分散注意的时间。在制定游戏内容时要考虑到患者平时注意力可持续的时间,慢慢增加游戏的时间,让患者逐渐提高控制注意力的能力。当患者能够按照要求完成游戏时,要给予积极的鼓励和表扬,必要时可以奖励患者一些所喜欢的小礼品。

5. 人际交往能力训练 可改善患儿对社会的适应能力,帮助患儿自立。训练可从以下几方面入手:

(1)眼神对视训练与情感表现相应行为训练:如父母见到患儿立即给予热情的拥抱,并给予亲切、温暖的语言,即使孩子根本不注意父母的言语,也要坚持在其耳边低声说话;当患儿出现执行命令的行动时,立刻给予鼓励。

(2)姿势性语言的学习和表情动作的理解:帮助患儿学习姿势性语言,如点头、摇头等,给患儿做出示范,要求其模仿,然后反复训练,直到能理解为止。此后可利用实际动作或动画片训练患儿理解身体动作及表情,并对患儿的正确回答及时予以强化,逐渐减少提示,直到正确辨别和理解为止。

(3)提高语言交往能力:观察和关心患儿的兴趣、爱好,选择其感兴趣的事物,待患儿能参加集体游戏时,游戏内容要逐渐注入购物、乘车等日常活动,让患儿扮演不同角色,掌握各种角色的行为方式,学习各种社会规范,逐渐学会如何与他人交往、如何完成日常活动,之后反复强化训练,使患儿能主动与他人建立关系,改善交往。

6. 行为矫正训练 利用阴性强化法、阳性强化法、系统脱敏法、作业疗法等方法,从简单到复杂,方法要形象生动、具体直观,针对不同行为采取不同的矫正方法。

(1)发脾气、尖叫和自伤行为矫正:尽快找出原因,或带患儿离开原环境,或采取不理睬的态度;待患儿情绪平息后给予关心和爱抚,对其停止发脾气和尖叫加以表扬;当患儿出现自伤行为时,立即给予制止,如马上抓紧患儿的手,或给患儿戴上手套。

(2)孤独行为矫正:父母应熟悉患儿的兴趣和爱好,尽量融入其生活中,让患儿逐步接受大人的帮助,逐步接受外面的世界,同时进行语言训练和社会交往训练,并利用情景或在患儿提出要求时进行语言训练,使患儿在想满足某种要求时能用语言表达自己的愿望。利用游戏改善交往,走出孤独。

7. 品德教育 由于患者认知水平低,对事物的分析能力差,常常不能预见自己行为的后果,会做出一些不自觉或不符合社会要求的行为和活动,甚至是犯罪行为,因此要注重对患者的品德教育,遵循普通学校品德教育的基本原则。尊重与严格要求相结合,集体教育与个别教育相结合,同时还要注意患者的生理、心理特点,充分了解每位患者的缺陷,对不同情况不同处理,爱护和保护患者的自尊心,把缺陷行为和不道德行为严格区别开来,对患者尽量少批评、少惩罚,多给予表扬和鼓励。

三、健 康 指 导

1. 对患儿家属进行疾病知识的宣教和患儿训练的培训,让父母了解本病的性质,消除其恐惧心理和忧郁情绪。

2. 帮助家长了解正常儿童心理发育规律,对儿童的动作、行为、语言进行早期观察。帮助家长判断孩子是否与同龄儿童有比较大的差异,如果发现落后,则需做智力测验。

3. 指导家长按照医嘱护理患儿进食、排泄、如厕、洗漱和穿着、服药、活动、安全,并传授行为矫正、语言训练的方法,帮助患儿保持生活功能的训练。

4. 指导家庭成员了解患者所服药物的名称、剂量、服药方法及药物的常见不良反应,不能随意停药或更换其他精神药物,发现问题及时处理;理解坚持治疗的重要意义。

（吕文艳）

扫一扫,测一测

❓ 复习思考题

1. 简述智力发育障碍的临床表现。
2. 简述注意缺陷多动障碍的临床表现。
3. 案例思考题

患儿,8岁,经常自己玩一些小瓶子,并反复排列,不与其他儿童交往,也不与任何伙伴一起玩耍,父母叫他的名字时常常没有反应,从不与他人分享快乐,也不愿与人接近,8岁还不会与人摆手再见,也不会提出话题主动与人交谈。患儿对玩具和动画片不感兴趣,却经常看天气预报,有时专注于旋转的风车,风车不旋转时就哭闹不安。目前不会用勺子吃饭,也不会穿脱衣服。

请思考:

（1）该患儿可能的医疗诊断是什么?

（2）如何进行生活自理能力、情感交流、语言沟通的训练?

第十五章　心理治疗及其在护理中的应用

学习目标

掌握心理治疗的概念和形式。熟悉心理护理的原则。了解临床护理心理治疗技术。

案例分析

　　王某，女，小学五年级学生，身高156cm，体重55kg，性格活泼。一次上课偷吃零食被老师发现，老师非常生气，随口说："你是猪呀，上课还吃东西。"课后，同学们纷纷称她为猪。放学后，她拒绝进食，理由是她不想成为猪。如果父母强迫她吃，她就吃完找地方吐掉，久而久之出现神经性厌食，父母将她送往当地精神病医院，用药治疗1个月，症状未缓解，体重持续下降至28kg。医生建议送省级医院救治。

　　临床诊断：神经性厌食。

　　请思考：哪种心理治疗方法适合该患儿？

第一节　概　　述

一、心理治疗的概念

　　心理治疗（psychotherapy）指通过沟通来处理精神障碍、行为适应不良和其他情绪问题的治疗，即一名训练有素的治疗者与患者建立工作关系，旨在减轻症状、纠正不良行为和促进健全人格发展。

　　治疗者通过言语、表情、举止行为及特意安排的情境，使患者或来自健康人群的"来访者"在思想、情绪、意志行为等方面发生变化，帮助其采取正确的方式解决学习、工作、生活、健康等方面的心理问题，以更好地适应内外环境变化，保持心理和生理健康。心理治疗对躯体生理功能产生影响的基础在于心理功能与生理功能是人的生命过程中对立统一的两个方面。

知识链接

新森田疗法

　　"森田疗法"又称禅疗法、根治的自然疗法，由日本东京慈惠会医科大学森田正马教授（1874—1938）创立，取名为神经症的"特殊疗法"。1938年，森田正马教授病逝后，他的弟子将其命名为"森田疗法"。森田正马的继承者在传承的同时进行了不断修改，称为"新森田疗法"。其中森田正马的高徒高良武久是新森田疗法的先驱者。他指出神经质者由于疑病情绪使之对事实的判断失去真实性或歪曲事实，所以患者的主诉与事实有很大的差距，高良武久将其称为"神经质者的虚构性"，高良武久的学说更易理解。

二、心理治疗的形式

（一）个别心理治疗
个别心理治疗是最常见的心理治疗形式，一对一进行心理治疗。

（二）小组心理治疗
将多名具有相似问题的患者或疾病不同但对某一疗法有共同适应证的患者共同进行治疗。

三、心理护理的原则

心理护理是在护理程序中，由护理人员通过各种方式和途径（包括应用心理学理论和技术），积极影响患者的心理活动，从而达到护理目标的方法。心理护理的原则包括以下几点：

（一）和谐性
和谐的护患关系对心理护理至关重要。在整个干预中，护理人员需要对患者保持尊重、关心、共情和支持的态度，取得患者的信任，建立良好的治疗联盟，才能发现患者的心理问题，为患者提供有针对性的建议。

（二）保密性
心理护理往往会涉及患者隐私、人际关系和社会问题等，治疗者不得随意泄密，应做好保密工作，包括在学术活动或教学等工作中需引用时，都须隐去患者姓名。

（三）计划性
实施心理护理前，应依据收集的患者资料设计程序及对各种变化的应对措施等，详细记录工作变化，形成完整病案资料。

（四）灵活性
干预中密切观察患者的身心变化，灵活地应对新情况，结合社会文化、自然环境等因素，对不同的患者灵活选用行之有效的治疗方法。

（五）中立性
护理人员不替患者做任何选择与决定。

（六）科学性
通过收集资料了解病因，应用科学的分析，制定科学的计划来缓解患者心理的焦虑、抑郁等。

第二节　临床护理心理治疗技术

一、常见的临床护理心理治疗技术

（一）认知重建技术
在人际交往中，有人会产生理性信念，利于采取适应性的方式应对生活的各种刺激和创伤，但也有人会产生非理性信念，出现情绪和行为障碍等不适应性反应。非理性信念有：①非黑即白思维：对事件的评价只有非此即彼两个范畴，如认为一件事要么都是好的，要么都是坏的；②绝对化思维：即以偏概全、以个别代表全部、以局部代表整体、以暂时代表永远的思维，如现在贫困就代表一生贫困、一次考试失败就代表一生都失败；③灾难化思维：将一些琐碎的小事当作天大的事，惶惶不可终日；④情绪化推理：以为自己的消极情绪就是对真实事情的反映，如认为消极情绪是压力直接产生的，其实消极情绪的产生是人脑对压力的观点所致，同样的事，不同的观点可能会产生不同情绪，因此情绪是能通过改变观点而改变的；⑤戴有色眼镜看事物：看不到事物积极的一面，面对任何事情想到的都是消极悲观的一面；⑥自我指向：问题发生后，即使与自己无关，也会将事物的原因往自己主观上联系，自寻烦恼。

认知重建技术（recognition restoration technique）就是找到、识别患者的非理性信念，并加以纠正，从而帮助其更好地适应环境变化，正确应对各种生活事件。

（二）处理躯体不适和情绪障碍的技术

在受到各种精神或躯体创伤后，人们或多或少会产生某种不良情绪和躯体不适，有些心理治疗可以提高整体治疗的依从性，使患者减少或免于药物或物理治疗。以下几种心理治疗方法主要对失眠、高血压、恐惧、疼痛、愤怒、心悸、胸闷、胃肠不适、肌肉颤动等躯体疾病有确切的效果。

1. 放松训练（relaxation training）　主要包括呼吸放松、想象放松、肌肉渐进性放松等。

2. 冥想（meditation）　常用的方法是坐禅、祈祷等。基本机制是经过一段时间专业人员指导后进行自我催眠，诱导出生理 - 心理性放松反应，包括进入催眠性的"出神"或"入境"状态。这种方法需要安静的环境，头脑中有一定的意念、想象作为注意对象，态度被动、自然，采取舒适的体位。

3. 系统脱敏治疗（systematic desensitization treatment）　属于行为治疗方法。通过让患者循序渐进地接触和适应以前会引起焦虑、恐惧的负性体验情景，对负性体验的情景产生"习惯化"或"消退"。该疗法的机制是"适应"和"习惯"。如一患者怕上高楼，害怕从高楼上向外看去，因会出现一种想跳下去的恐惧感，这种心理导致其时常害怕不已。对该患者可采用系统脱敏治疗：第一周患者每天登至二楼向外看一次，指导患者通过深呼吸放松，缓解惊恐反应，下楼后可以写治疗日记进行记录。第二周患者已不恐惧二楼的高度，便要求其每天登至三楼一次，以后每隔3～4天增加一层楼，都运用松弛疗法来克服紧张感。最终经过8周，患者不再恐惧高空。

4. 生物反馈治疗（biofeedback therapy）　利用现代生理科学仪器，将人体的生理或病理的变化信号反馈给患者自己，患者在经过特殊训练后，有意识地进行"意念"控制及心理训练，由此消除病理过程，从而使身心得到恢复的心理治疗方法。生物反馈治疗仪能够把通常情况下个体无法意识到的体内生理功能（如皮温、皮电、脑电、肌电）进行描记，并转化为数据、图形或声、光等信号进行反馈，指导患者根据反馈信号的变化有意识地利用调整呼吸的方式进行放松，了解并学习调节自己体内不随意内脏功能和其他躯体功能，以防治疾病。

（三）支持性心理治疗

支持性心理治疗（supportive psychotherapy）是非指导性的治疗方法，临床应用广泛，可用于各种精神障碍，该治疗方法是以护患关系为中心，取得患者信任、激发患者的积极情绪，使患者重新树立信心、热爱生活、适应社会，干预的内容主要取决于患者的具体问题，强调移情、倾听，主张积极地接纳他人。与其他心理治疗方法存在着重叠的部分，被称为"非特异性因素"，是建立医患/护患联盟所必需的，是任何心理干预成功的前提条件。

（四）认知行为治疗

认知行为治疗（cognitive behavioral therapy，CBT）是基于思维、感觉和行为之间存在联系而发展的一种心理治疗方法，行为的产生是基于人脑对感知到的刺激的认知，认知的改变才能改变人的行为。和其他心理干预一样，认知行为治疗首先取决于医患/护患联盟的有效建立，在此基础上，其治疗目标是帮助患病个体认知正常化，并使之了解自身的精神症状，从而减少相应痛苦及对功能的影响。认知行为治疗是根据患者当前和既往的症状和功能，在思维方式、感觉和行为之间建立良好的模式，同时重新评估其对目标症状的感知、信念或推理。此外，它的后续干预应包括根据患者的症状或症状的复发情况，监测其自身想法、感觉或行为。

（五）家庭治疗

家庭治疗（family therapy）属于集体治疗的一种形式，指以整个家庭为治疗对象，注意家庭各成员之间人际关系的治疗方法。适用范围较广，可用于儿童、青少年期的各种心理障碍、各种心身障碍、躯体疾病的调适及精神病性障碍恢复期等。

（六）正念疗法

正念疗法（mindfulness therapy）是以正念为基础的疗法的总称，紧密融合了现代心理学理论与方法，并不含有宗教的思想及仪式，其目的在于通过正念相关的呼吸、瑜伽、冥想等训练让患者更多关注当下自身的思想、感觉、情感等内在世界，从而帮助患者放松思想，提高对疾病的自我接受度。

二、新兴的临床护理心理治疗技术——虚拟现实技术

虚拟现实（virtual reality，VR）是利用计算机模拟产生一个三维空间的虚拟世界的技术，通过一些特殊的设备（如头戴式显示器、立体声耳机、数据手套、图形眼镜、跟踪系统、三维空间传感器装置等）与环境进行交互，根据体验者的意愿去改造虚拟环境，获得与真实世界一样的感受。自1993年起，该技术开始应用于精神科领域。采用该技术应用于心理治疗有以下优势：

（一）沉浸感及互动感

这是虚拟现实技术应用于心理治疗的最大优点，患者的感受与真实情境一致，能充分放下心理负担，最大限度地放松自己，表达自己的真情实感。也有助于医护更好地观察患者，利于治疗的开展。此外，患者体验到的情境都是在特定环境中发生的，会让患者有强烈的互动感。

（二）可控性

虚拟现实技术由专业人员操纵，因此具有相当程度的可控制性。心理医生能够合理控制虚拟情境中刺激因素的数量、产生的速度及呈现的方式，能够根据实际情况随时调整治疗方案及策略，实现个性化治疗。

（三）安全性

在心理治疗中应用虚拟现实技术，创造一个感受真实但实际无任何危险的情境，虽然患者的精神已经进入虚拟情境，但其人身却是绝对安全的。

三、中医临床护理心理治疗技术

（一）情志疗法

情志疗法是以患者情志为操作对象的一类传统心理治疗方法。中医学非常重视人的情志活动，有许多行之有效的情志疗法，并且有情志相胜等独特的疗法。从当代的观点看，情志疾病包括心理疾病、心身疾病、精神疾病等，所以在对这些疾病的治疗过程中便发展出相应的心理治疗方法，这些方法至今在心身疾病、某些精神疾病治疗中仍有应用价值，也可用于心理咨询门诊。

1. 情志相胜疗法　情志相胜的理论依据为五行相克，用一种情志有效地抵消或制约原有的过盛情志，从而治愈疾病。中医将情志活动归于五志，五志之间有相胜相克的规律，即：悲胜怒、怒胜思、思胜恐、恐胜喜、喜胜悲。但需要注意灵活运用这些方法，并把控好情志刺激的"度"，才可取得良好疗效。我国历史上有很多利用情志相胜疗法的病案记载，如《南部县志·人物志·李建昂医事》记载：青龙桥王某，患病喜独居暗室，不近灯火，偶出则病愈甚，遍延名医皆不能治，乃延建昂诊。诊毕，并不处方，索取王所著文章，乱其句读，朗声而诵。王叱问为谁声，李则声益高。王忿然夺其文曰：客非此道中人，不解句读，何其狂妄。因就灯而坐，顿忘畏明之习。后李释曰：此病郁也，得怒则郁解，故有此为。

2. 激情刺激疗法　指医生有意识地激发患者强烈且短暂的情绪使得患者处于激情或应激状态，借势治疗疾病。人的情志改变，特别是在激情和应激情况下可引起生理、病理的突然改变，如果能恰当运用到治疗上，可获得立竿见影的疗效，但难度较大。具体方法有惊恐应激法、愤怒应激法、羞辱应激法。

3. 顺情从欲疗法　顺从患者的意念或情绪，满足患者的身心需要，从而解除患者心理病因的一种心理治疗方法。主要适用于情志、意愿不遂而引起的身心疾病。

（二）说理开导疗法

说理开导疗法是利用良好的语言作用，通过语言交流使患者明白事理、树立信心、安稳情绪，变消极的心理为积极的心理，从而影响人的生理活动，达到促进疾病康复的目的。这是一类以患者的认识为操作对象的心理治疗方法。中医很早就认识到了语言对于心、身存在积极作用，并将其作为心理治疗的基本方法。运用时要注意患者的个性差异。

（三）习以平惊疗法

习以平惊疗法是让患者逐步增加接触、慢慢适应习惯，不再敏感。主要用于因情志因素而引发的精神过敏性病症。

（林　琳）

扫一扫，测一测

？ 复习思考题

1. 简述心理治疗的形式。
2. 简述中医临床护理有哪些心理治疗技术。

第十六章　精神科护理相关的伦理及法律

PPT 课件

知识导览

学习目标

掌握精神障碍患者、精神科护理人员的权利和义务。熟悉精神科护理伦理的基本原则。了解精神科护理工作中常见的伦理、法律问题。

案例分析

张某，女，29岁，曾因"妄想型精神分裂症"入院治疗，1年前出院回家。患者现已妊娠7周，其母亲与丈夫皆因担心妊娠和分娩的痛苦对她的精神状态有不良影响，于是都劝她终止妊娠，但她坚决要求继续妊娠。患者和家属来医院咨询。

请思考：

1. 本案例涉及哪些精神科伦理问题？
2. 应如何解答患者咨询？

临床护理工作中，护士每天要面对各种患者，应对患者的各种需要，从而面临大量的伦理和法律问题。因此，学习和掌握精神科护理相关伦理和法律内容，不仅有助于提高精神科护理质量，同时对提高精神科护理人员的道德修养和规范职业行为也具有重要意义。

第一节　精神科护理与伦理

伦理指在处理人与人、人与社会相互关系时应遵循的道理和准则。精神科护理工作相对于其他专业有更高的伦理道德要求，一方面，疾病给患者及家人带来深重的伤害，其身心承受巨大压力；另一方面，患者希望医护人员治疗其疾病的同时理解其痛苦，给予更多的尊重和关怀。在这个过程中，有很多伦理要求需要护理人员了解并严格遵守。

一、精神科护理伦理的基本原则

伦理原则为伦理决策提供基本的指导原则。护理伦理基本原则指护理实践中处理各种人与人、人与社会之间关系的行为准则。护理人员在伦理决策时广泛应用的伦理原则包括不伤害原则、有利原则、尊重原则、公正原则。

（一）不伤害原则

不伤害原则的前提是珍惜人的生命，尊重人的生命价值。医务人员在医疗活动中应特别珍惜患者的生命，绝不可人为原因造成患者的身心伤害；尽量将治疗过程中不可避免的毒副作用减少到最低限度，更要防止本可避免的伤害发生等。

（二）有利原则

有利原则是不伤害原则的最高形式，强调一切为患者的利益着想、尽量实施对患者有益的事；同时也强调尽量避免伤害患者。在实践中护理人员应做到：凡是对患者有益的事情，就应该积极主动地付诸行动；凡是对患者有害的事情，就应该尽量避免。

（三）尊重原则

即尊重患者的人格和尊严。包括尊重患者的人格及自主权两个方面，即尊重患者的尊严、隐私、生命。精神障碍患者由于其特殊性，可以由家属或合法监护人代为行使自主权。

（四）公正原则

公正即公平或正义，指在医疗服务中公平、正直地对待每一位患者。当代倡导的医学服务公正观是形式公正与内容公正的有机统一，即具有同样医疗需要以及同等社会贡献和条件的患者，应得到同样的医疗待遇，不同的患者则分别享受有差别的医疗待遇，在基本医疗保健需求上要求做到绝对公正，在特殊医疗保健需求上要求做到相对公正，即对有同样条件的患者给予同样满足。

知识链接

《护士伦理准则》

从 2010 年起，由国内外的护理专家和医学伦理学专家及部分临床一线护士等 100 多人组成研究团队，历经 4 年多的时间撰写修改 28 稿，最终形成 7 章 23 条的我国《护士伦理准则》。2020 年历经两个多月，对《护士伦理准则》进行了 20 多版次的修改，由原 7 章 23 条修改为 7 章 24 条。该伦理准则明确了护士职责和应遵循的伦理原则，旨在指导护士在专业行为、专业实践中做出符合伦理的决策，促进专业品格和人文素养的全面提升。

二、精神科护理工作中常见的伦理问题

（一）知情同意

根据我国有关法律法规，对患者实施临床治疗或试验性临床医疗等医疗、科研活动时，应如实向患者或家属告知病情、措施、风险等，在取得患者或家属同意后方可进行。因此，知情同意（informed consent）是医疗护理工作中必不可少的行为准则。

由于精神障碍的影响，有些患者在疾病的某些阶段正确做出决定的能力受到损害。精神障碍患者在接受医疗护理或参与医学研究的知情同意过程中，有两点特别值得注意：有做决定能力的精神障碍患者，自己完成知情同意过程；没有做决定能力的精神障碍患者，由合法的代理人完成知情同意过程，合法代理人的等级一般为配偶、父母、其他直系亲属、一般亲属等。在国外，有些国家认可患者指定的代理人，如律师、雇主等。

知识链接

知情同意中医务人员的特殊干预权

护理人员可从以下 4 个方面判断患者对知情同意过程有无做决定的能力：①患者能否正确地理解相关信息；②患者是否明了自己的状况；③患者能否理性分析接受医疗过程的后果；④患者能否正确表达自己的决定。知情同意中医务人员的特殊干预权指医务人员权衡患者利益或他人和社会利益，对患者自主权进行干预和限制，主要适用于：①患者缺乏理智的决定，拒绝治疗会给患者带来严重后果的情况下；②讲真话会给心理承受能力差的患者造成沉

重的精神压力，不得不隐瞒真相的情况下；③面对丧失或缺乏自主能力的急危重症患者，且联络不上其法定代理人的情况下；④为了他人、社会利益免受伤害，由医生决定对传染病患者、精神障碍患者实施的治疗手段等。

（二）非自愿住院治疗

精神障碍患者非自愿住院涉及的伦理问题由来已久且复杂多样，主要是因为精神障碍患者缺乏自知力或自知力受损所致。

我国 2013 年颁布的《中华人民共和国精神卫生法》中明确规定："精神障碍的住院治疗实行自愿原则。"从这个角度讲，非自愿住院明显违背了尊重患者自主性和为患者谋利益的伦理原则，但重型精神障碍患者由于缺乏自知力，对自身健康状况或外界客观现实不能完整、正确地认识，或存在严重的自杀、自伤、伤人等行为、风险，若不能及时住院治疗，可能发生不利于患者或他人的严重后果，因此《中华人民共和国精神卫生法》为非自愿治疗的使用条件做出了明确规定："诊断结论、病情评估表明，就诊者为严重精神障碍患者并有下列情形之一的，应当对其实施住院治疗：①已经发生伤害自身的行为，或者有伤害自身的危险的；②已经发生危害他人安全的行为，或者有危害他人安全的危险的。"精神科医护人员必须严格遵守该项规定，避免非自愿住院治疗的滥用，最大限度维护患者的合法权益，同时也避免纠纷甚至违法事件的出现。

（三）治疗界限的维持

精神障碍患者与护理人员之间治疗关系的建立对于疾病的治疗、康复作用非常重大，良好的护患关系有利于护理人员更好地判断病情，同时也可能因知晓过多患者个人隐私或未能守住伦理底线而导致越过治疗界限，这种超出正常专业关系界限的行为对患者可能是有害的，因此应该避免发生。

（四）通信和会客

目前我国医疗机构中精神障碍住院治疗场所主要分为开放式病房和封闭式病房两类。开放式病房管理方式与躯体疾病病房相同，患者与外界、社会保持接触，社会功能基本不因住院而受影响；封闭式病房则采用封闭式管理，患者住院期间，除必要的检查、治疗及每天定时的集体外出活动，基本不能外出，与外界接触明显减少，通信、会客等受到限制。为此《中华人民共和国精神卫生法》规定：医疗机构及其医务人员应当尊重住院精神障碍患者的通信和会见探访者等权利。除在急性发病期或者为了避免妨碍治疗可以暂时性限制外，不得限制患者的通信和会见探访者的权利。

（五）约束和隔离

根据《中华人民共和国精神卫生法》第四十条规定："精神障碍患者在医疗机构内发生或者将要发生伤害自身、危害他人安全、扰乱医疗秩序的行为，医疗机构及其医务人员在没有其他可替代措施的情况下，可以实施约束、隔离等保护性医疗措施。实施保护性医疗措施应当遵循诊断标准和治疗规范，并在实施后告知患者的监护人。禁止利用约束、隔离等保护性医疗措施惩罚精神障碍患者。"在临床实际工作中，患者入院时需由监护人签署患者保护性约束知情同意书，一般情况下护理人员可根据医嘱执行约束，在紧急情况下也可先实施约束，但需要立即通知医生在 3 小时内补开医嘱。

第二节　精神科护理与法律

法律通常有广义和狭义两种含义。广义的法律是由国家制定或认可并以国家强制力保证实施的行为规范总和；狭义的法律指拥有立法权的国家机关依照法定程序颁布的规范性文件。在我国，由全国人大和全国人大常委会制定和颁布的规范性文件，称为法律。精神科护理工作常涉及一些法律问题，精神科护理人员在从事临床护理工作中为了合理决策、避免违法行为的发生，应该对相关法律知识有所了解，并严格遵守各项法律法规要求。

一、相关概念

（一）权利

法律上的权利指法律关系主体依法享有的某种权能或利益，它表现为权利享有者可以自己做出一定的行为，也要求他人做出或不做出一定的行为。权利的核心是能够"自主决定"。患者权利是公民健康权利的一种，可以理解为法律所允许的患者特有的、为满足自己的利益而采取的、由其他人的法律义务所保障的一种可能的法律手段。

（二）义务

义务与权利相对应，指法律上和道德上应尽的责任。法律上的义务指法律关系主体依法承担的某种必须履行的责任，违反法律义务就要承担法律责任。道德范畴的义务指人们按内心的信念，自觉履行社会责任，其履行的好坏成为衡量一个人道德水平高低的尺度。精神科护理人员在临床工作时，根据法律规定具有为患者提供与疾病护理相关的各种服务的义务，必须严格履行。

（三）行为能力

行为能力即民事行为能力，指自然人能够以自己的行为依法行使权利和承担义务。精神障碍患者的行为能力分为三级：无行为能力、限制行为能力和完全行为能力。《中华人民共和国民法典》第二十一条、第二十二条规定：不能辨认自己行为的成年人为无民事行为能力人，由其法定代理人代理实施民事法律行为。不能完全辨认自己行为的成年人为限制民事行为能力人，实施民事法律行为由其法定代理人代理或者经其法定代理人同意、追认；但是，可以独立实施纯获利益的民事法律行为或者与其智力、精神健康状况相适应的民事法律行为。

精神障碍患者受疾病影响，一般属于无民事行为能力人或限制民事行为能力人，其民事活动由其法定代理人代理。

（四）责任能力

责任能力指刑事责任能力，指行为人辨认和控制自己行为的能力。对一般公民来讲，只要达到一定的年龄，生理和智力发育正常，就具有相应的辨认和控制自己行为的能力，从而具有刑事责任能力。精神障碍患者辨认力和控制力受损，是否应负刑事责任关键在于行为时是否具有辨认或控制自己行为的能力。

《中华人民共和国刑法》对精神障碍患者的责任能力有明确规定，将其分为三级：完全责任能力、限制责任能力和无责任能力。严重的精神障碍（如精神分裂症、情感性障碍）患者，在疾病的发作期一般为无责任能力；某些器质性精神障碍（如精神发育迟滞）患者，根据实际情况可能为限制责任能力或无责任能力；对无器质性损害的精神障碍（如神经症）患者，一般认为有完全责任能力。

《中华人民共和国刑法》规定："精神病人在不能辨认或者不能控制自己行为的时候造成危害结果，经法定程序鉴定确认的，不负刑事责任，但是应当责令他的家属或者监护人严加看管和医疗；在必要的时候，由政府强制医疗。间歇性的精神病人在精神正常的时候犯罪，应当负刑事责任。尚未完全丧失辨认或者控制自己行为能力的精神病人犯罪的，应当负刑事责任，但是可以从轻或者减轻处罚。"

二、精神障碍患者的权利与义务

（一）精神障碍患者的权利

根据我国现行法律法规条例的规定,精神障碍患者享有的基本权利包括生命权、医疗保障权、知情同意权、人身自由权、自主权、隐私权、医疗监督权、获取赔偿权等。

1. 生命权　生命权是最基本的人权,指以自然人的生命维持和安全利益为内容的人格权,即自然人维持生命和维护生命安全利益的民事权利。生命权包括生命享有权、生命维护权、生命利益支配权。生命权具有平等性。精神障碍患者在发病期间可能出现伤人、自伤、毁物等冲动攻击行为,可能危害个人、他人、社会的安全,但其享有的生命权依然在法律上受到平等保护。

2. 医疗保障权　医疗保障权是公民生命权的特殊社会表现形式,指无论患者性别、国籍、民族、信仰、社会地位、病情轻重,都有接受合理、连续诊疗的权利。《中华人民共和国宪法》中有相关规定,对公民特别是患者的医疗保障权加以确认和保护,如:"中华人民共和国公民在年老、疾病或者丧失劳动能力的情况下,有从国家和社会获得物质帮助的权利。"

3. 知情同意权　知情同意包括两个部分,一是知情,二是同意,两者都是患者的权利。精神障碍患者与其他患者一样具有知情同意权。临床护理人员应不断评估患者的知情同意能力,依此决定是接受患者的决定还是转而寻求其监护人的知情同意。

4. 人身自由权　人身自由权包括身体自由权和精神自由权,指公民在法律规定的范围内依据自己的意志和利益进行思维和行动,不受外在力约束控制或妨碍的人格权。人身自由权是精神障碍患者的一项基本权利。《中华人民共和国精神卫生法》第五条规定:"任何组织或者个人不得歧视、侮辱、虐待精神障碍患者,不得非法限制精神障碍患者的人身自由。"这对维护精神障碍患者的人身自由权提供了有力保障,违背患者意愿限制其人身自由的行为及强制性治疗有可能产生侵权行为,需要护理人员特别注意。

知识链接

《中华人民共和国精神卫生法》

《中华人民共和国精神卫生法》于 2013 年 5 月 1 日正式实施,该法以发展精神卫生事业、规范精神卫生服务、维护精神障碍患者的合法权益为宗旨,通过明晰政府和社会职责、体现预防为主、严格诊断和治疗程序、强化康复和保障措施等,全方位规范精神卫生相关的各项工作及服务的各个环节,使中国精神疾病患者合法权益的保护进入了一个崭新的历史时期。

5. 自主权　患者自主权指患者对与自己身体、生命相关的事项,有自己决定的权利。精神障碍患者的行为能力和自主性受到疾病不同程度的影响,因此患者的自主权在行使过程中表现出一定的特殊性。为更好地维护精神障碍患者的自主权,应该在坚持公正、规范的原则下对患者的自主行为能力进行全面、连续的评估,并在必要的时候进行复核;主动尊重患者的自主权,尽到告知义务;对医护人员的干涉权进行规范限制,以免滥用。

6. 隐私权　隐私权指公民享有私生活安宁、私人兴趣依法受到保护,不被他人非法侵扰、知悉、搜集、利用和公开的权利。患者具有其个人隐私不受医方不法侵犯的权利,同时对于医护人员已经知悉的患者隐私,在得到本人同意前医护人员不得将其公开。

7. 医疗监督权　医疗监督权指患者在整个诊疗护理过程中,有权对自己所接受的服务进行监督。精神障碍患者行使医疗监督权的能力可能受疾病影响而减弱或消失,但患者的该项权利并不消失,而是由其监护人代为行使。

8. 获取赔偿权　患者在就医过程中因医方的侵权行为或违法行为受到损害时有权获得赔偿。

（二）精神障碍患者的义务

1. 如实陈述病情　患者及家属应如实提供与疾病和诊疗相关的信息，不得故意隐瞒事实或提供与事实相悖的信息。精神障碍患者及家属可能因为某些特殊原因，在提供病情相关资料时有所隐瞒或提供虚假信息，对因提供虚假信息而产生的不良后果应由其自身承担。

2. 遵守医嘱　患者应配合医生、护士及其他医务人员的治疗、检查、护理、指导。精神障碍患者可能因疾病的影响而出现拒绝治疗、检查等行为，精神科护理人员应该耐心与其沟通，了解患者不遵守医嘱行为背后的原因和动机。

3. 自我保健　患者有责任为自己的健康负责，应主动改变不良的生活习惯，发挥自身在预防疾病、促进健康中的能动作用。精神障碍患者，特别是慢性衰退期的患者，履行自我保健义务的能力受到很大限制，监护人应协助其做好自我保健。

4. 尊重医护人员　医患双方应该相互尊重。精神障碍患者在疾病影响下，可能发生冲动、攻击行为或辱骂工作人员，医护人员应该理解这是患者在疾病状态下的表现，包容并从疾病角度观察处理和对待。

5. 遵守医疗机构规章制度　患者和家属应该认真遵守医疗机构制定的相关规章制度，任何违反相关制度的行为均应被制止。

6. 爱护公共财物　医疗机构的公共财物是为患者提供医疗护理服务的基本条件，任何人都应爱护，无论有意还是无意损坏都应赔偿。因此，精神障碍患者即使在发病期间造成公共财物损坏也应做出相应赔偿。

三、精神科护理人员的权利与义务

（一）精神科护理人员的权利

1. 诊疗护理权　护理人员有权对与疾病相关的生理、心理、社会等信息进行收集，从而更好地评估患者病情、制定相应的护理计划和护理措施。精神科护理工作涉及很多患者隐私，护理人员在行使诊疗护理权时一定要注意把握好界限，对与疾病治疗、护理不相关的内容，不因好奇心或其他原因而继续挖掘。

2. 医疗干涉权　指在医疗活动中，医方对患者疾病治疗的过问和干预的权利。精神科医护人员使用的医疗干涉权较多，如强制住院、保护性约束和隔离等，但必须有明确的前提条件，否则可能导致滥用。

3. 人格尊严权　医护人员无论是作为社会自然人还是行业工作人员，其人格尊严都应该得到患者和家属的主动尊重。精神障碍患者在病情发作时，可能出现攻击、辱骂护理人员的行为，这是疾病的表现，不能归入不尊重护理人员人格尊严的范围，但护理人员应该及时采取有效措施，对患者的病情进行控制。

4. 维护医疗机构正常秩序权　对于扰乱医疗秩序、破坏诊疗行为的患者或家属，医护人员有权对其进行干涉、劝说、制止或提起诉讼。

（二）精神科护理人员的义务

1. 注意义务　医疗注意义务指医护人员在医疗、护理过程中，应当依据法律、法规、规章、操作规程及职务和业务上的习惯和常理，保持足够的小心谨慎，以预见医疗行为的危害结果、有效防止危害结果发生的义务。医护人员违反注意义务属于侵权行为，要承担相应责任。

2. 告知义务　护理人员的告知义务指从患者入院到出院或死亡的全过程中，护士有义务向患者及家属介绍护理程序、护理操作的目的及注意事项、可能发生的不良后果，并解答咨询，给予技术专业指导。我国对医疗护理活动中医护人员必须履行告知义务有相应规定。护理人员在临床工作中若不履行告知义务或履行告知义务不当而为患者带来不良后果时,需要承担相应的法律责任。

3. 保密义务　医护人员在医疗活动过程中应遵循保密的原则,同时在某些特殊情况下也有义务对患者保守秘密。精神科护理人员应该为患者保密的内容包括:疾病诊疗相关信息,患者不愿向外宣告的自身缺陷、不愿向外泄露的病史、不愿让人知道的与疾病无关的其他个人隐私等。

4. 诊疗义务　指医护人员根据患者要求,运用医学技术、知识或手段正确地诊断疾病并给予适当治疗、护理的义务。

5. 制作、保存、提供病历资料义务　医护人员书写的病历资料在医疗侵权诉讼中是极为关键的证据,也是维护医患双方权益的有力工具。《医疗机构病历管理规定(2013年版)》中要求医疗机构必须按照各项规定书写病历,同时按相应要求保管病历,并对门急诊、住院病历的保存年限做出了明确规定。

6. 转诊义务　当医疗机构现有技术水平和医疗条件无法满足患者抢救、治疗需求时,医护人员有及时为患者提供转诊的义务,以免延误病情。在患者转诊之前,医护人员应为其提供必要的抢救、治疗和护理。

(张要珍)

? 复习思考题

1. 简述精神科护理伦理的基本原则。
2. 护士应如何保障精神障碍患者的权利?
3. 简述精神科护理人员的权利和义务。

ER-16-3

扫一扫,测一测

附　　录

附录一　护理诊断训练

【目的】

熟练掌握精神分裂症患者的常见护理诊断及诊断依据；学会通过收集和分析整理资料发现异常资料，并能与护理诊断的诊断依据进行比较，得出正确的护理诊断。

【准备】

1. 患者　典型精神分裂症患者或典型病例。

2. 学生　按护士标准穿戴整齐。态度真诚，调整好语音和语速，在沟通前掌握患者的基本情况，以便掌控谈话内容，进行有效的交流。

3. 场所　医院、教室等。

4. 时间　1学时。

【方法与过程】

1. 带教老师讲解精神分裂症的常用护理诊断。

2. 选择当地医院，抽取2~3名典型患者（或典型病例）。

3. 每组若干名学生，每组选1名组长，每组对1名患者或1个典型病例进行护理评估，观察并识别异常精神活动的典型症状，同时记录。

4. 各组汇报评估结果，组织学生讨论，提出护理诊断并给出诊断依据。

【小结】

1. 带教老师将各组的护理评估、护理诊断汇总、小结。

2. 布置作业

病例1：男，28岁，精神分裂症偏执型

患者在家时一直感觉同父异母的妹妹爱慕自己，并对此坚信不疑，所以每天敲妹妹的门，吓得妹妹不敢出来。（钟情妄想）

病例2：女，40岁，精神分裂症偏执型

患者入院后常对护士说："饭菜里有浓烈刺鼻的药物气味。"坚信是坏人故意放的。表现为捏鼻动作并拒食。（幻嗅、被害妄想）

（1）为以上2个病例做出相应的护理诊断。

（2）各组写出患者（病例）的典型精神症状。

（3）写出本次实践课后的体会。

附录二　焦虑自评量表

　　焦虑是一种比较普遍的精神体验，长期存在焦虑反应者易发展为焦虑症。本量表包含 20 个项目，分为 4 级评分，请您仔细阅读以下内容，根据最近一星期的情况如实回答。

　　填表说明：所有题目均共用答案，请在 A、B、C、D 下划"√"，每题限选一个答案。

姓名＿＿＿＿＿＿＿＿＿　　　　　　　　　　　　　　　性别：　□男　　□女

自评题目：

答案：A 没有或很少时间；B 小部分时间；C 相当多时间；D 绝大部分或全部时间。

1. 我觉得比平时容易紧张或着急	A	B	C	D
2. 我无缘无故在感到害怕	A	B	C	D
3. 我容易心里烦乱或感到惊恐	A	B	C	D
4. 我觉得我可能将要发疯	A	B	C	D
*5. 我觉得一切都很好	A	B	C	D
6. 我手脚发抖打颤	A	B	C	D
7. 我因为头疼、颈痛和背痛而苦恼	A	B	C	D
8. 我觉得容易衰弱和疲乏	A	B	C	D
*9. 我觉得心平气和，并且容易安静坐着	A	B	C	D
10. 我觉得心跳得很快	A	B	C	D
11. 我因为一阵阵头晕而苦恼	A	B	C	D
12. 我有晕倒发作，或觉得要晕倒似的	A	B	C	D
*13. 我吸气呼气都感到很容易	A	B	C	D
14. 我的手脚麻木和刺痛	A	B	C	D
15. 我因为胃痛和消化不良而苦恼	A	B	C	D
16. 我常常要小便	A	B	C	D
*17. 我的手脚常常是干燥温暖的	A	B	C	D
18. 我脸红发热	A	B	C	D
*19. 我容易入睡并且一夜睡得很好	A	B	C	D
20. 我做噩梦	A	B	C	D

　　评分标准：正向计分题 A、B、C、D 按 1、2、3、4 分计；反向计分题（标注 * 的题目题号：5、9、13、17、19）按 4、3、2、1 计分。总分乘以 1.25 取整数，即得标准分。低于 50 分为正常；50～60 分为轻度焦虑；61～70 分为中度焦虑；70 分以上为重度焦虑。

附录三　抑郁自评量表

本量表包含 20 个项目，分为 4 级评分，为保证调查结果的准确性，务请您仔细阅读以下内容，根据最近一星期的情况如实回答。

填表说明：所有题目均共用答案，请在 A、B、C、D 下划"√"，每题限选一个答案。

姓名＿＿＿＿＿＿＿＿　　　　　　　　　　性别：　□男　□女

自评题目：

答案：A 没有或很少时间；B 小部分时间；C 相当多时间；D 绝大部分或全部时间。

1. 我觉得闷闷不乐，情绪低沉	A	B	C	D
*2. 我觉得一天之中早晨最好	A	B	C	D
3. 我一阵阵哭出来或想哭	A	B	C	D
4. 我晚上睡眠不好	A	B	C	D
*5. 我吃得跟平常一样多	A	B	C	D
*6. 我与异性密切接触时和以往一样感到愉快	A	B	C	D
7. 我发觉我的体重在下降	A	B	C	D
8. 我有便秘的苦恼	A	B	C	D
9. 我心跳比平时快	A	B	C	D
10. 我无缘无故地感到疲乏	A	B	C	D
*11. 我的头脑跟平常一样清楚	A	B	C	D
*12. 我觉得经常做的事情并没困难	A	B	C	D
13. 我觉得不安而平静不下来	A	B	C	D
*14. 我对将来抱有希望	A	B	C	D
15. 我比平常容易生气激动	A	B	C	D
*16. 我觉得做出决定是容易的	A	B	C	D
*17. 我觉得自己是个有用的人，有人需要我	A	B	C	D
*18. 我的生活过得很有意思	A	B	C	D
19. 我认为如果我死了别人会生活得更好些	A	B	C	D
*20. 平常感兴趣的事我仍然照样感兴趣	A	B	C	D

评分标准：正向计分题 A、B、C、D 按 1、2、3、4 分计；反向计分题（标注 * 的题目，题号：2、5、6、11、12、14、16、17、18、20）按 4、3、2、1 计分。总分乘以 1.25 取整数，即得标准分。53～62 分为轻度抑郁；63～72 分为中度抑郁；72 分以上为重度抑郁。

主要参考书目

[1] 吴学华. 精神科护理学[M].2 版. 北京：中国医药科技出版社，2019.

[2] 冯怡. 精神障碍护理学[M].2 版. 杭州：浙江大学出版社，2018.

[3] 郝伟，于欣. 精神病学[M].7 版. 北京：人民卫生出版社，2013.

[4] 刘哲宁，杨芳宇. 精神科护理学[M].4 版. 北京：人民卫生出版社，2017.

[5] 郝伟，陆林. 精神病学[M].8 版. 北京：人民卫生出版社，2018.

[6] 杜文东. 中医心理学[M]. 北京：中国医药科技出版社，2005.

[7] 高健群，马文华. 精神科护理学[M].2 版. 北京：人民卫生出版社，2020.

[8] 庄田畋，王玉花. 中医心理学[M]. 北京：人民卫生出版社，2019.

[9] 王俊杰，高静. 中医护理学基础[M]. 北京：人民卫生出版社，2022.

[10] 井霖源. 精神科护理[M].3 版. 北京：人民卫生出版社，2018.

[11] 褚梅林，井霖源. 精神科护理学[M]. 北京：北京大学医学出版社，2019.

[12] 熊黎. 精神科护理[M].2 版. 北京：中国中医药出版社，2018.

[13] 李清福，刘渡舟. 中医精神病学[M]. 天津：天津科学技术出版社，1989.

[14] 余雨枫. 精神科护理学[M].3 版. 北京：人民卫生出版社，2022.

[15] 雷慧，曾芳丽. 精神科护理学[M]. 北京：科学技术文献出版社，2018.

[16] 赵靖平，张聪沛. 临床精神病学[M].2 版. 北京：人民卫生出版社，2021.

[17] 雷慧，岑慧红. 精神科护理学[M].4 版. 北京：人民卫生出版社，2021.

[18] 刘哲宁，杨芳宇. 精神科护理学[M].5 版. 北京：人民卫生出版社，2022.

[19] 许冬梅，马莉. 精神卫生专科护理[M]. 北京：人民卫生出版社，2018.

[20] 杨甫德，刘哲宁. 社区精神病学[M].2 版. 北京：人民卫生出版社，2017.

复习思考题答案要点

模拟试卷

《精神科护理》教学大纲